综合护理技术与专科实践

赵雪莲 主 编

中国纺织出版社有限公司

图书在版编目（CIP）数据

综合护理技术与专科实践 / 赵雪莲主编. -- 北京：中国纺织出版社有限公司, 2022.7
ISBN 978-7-5180-9541-4

Ⅰ. ①综… Ⅱ. ①赵… Ⅲ. ①护理学 Ⅳ. ①R47

中国版本图书馆CIP数据核字（2022）第084288号

责任编辑：樊雅莉　　责任校对：高　涵　　责任印制：王艳丽

中国纺织出版社有限公司出版发行
地址：北京市朝阳区百子湾东里A407号楼　邮政编码：100124
销售电话：010—67004422　传真：010—87155801
http://www.c-textilep.com
中国纺织出版社天猫旗舰店
官方微博 http://weibo.com/2119887771
唐山玺诚印务有限公司印刷　各地新华书店经销
2022年7月第1版第1次印刷
开本：889×1194　1/16　印张：11.25
字数：341千字　定价：78.00元

编 委 会

主　编　赵雪莲　杨　静　张　丽　沈玉美　张慧君

副主编　杜　妍　郭诗博　杨　宏　杜　红
王国华　孟凡宇　张海英　袁　园

编　委　(按姓氏笔画排序)

丁相瑜　哈尔滨医科大学附属第一医院
马　驰　佳木斯大学附属第一医院
王　爽　哈尔滨医科大学附属第四医院
王国华　哈尔滨医科大学附属第二医院
王思思　哈尔滨医科大学附属第二医院
王雪娇　佳木斯大学附属第一医院
王景佳　佳木斯大学
尹春华　哈尔滨医科大学附属第二医院
邓　红　佳木斯大学附属第一医院
杜　红　哈尔滨医科大学附属第四医院
杜　妍　佳木斯大学附属第一医院
李文娟　青海省西宁市第二人民医院
杨　宏　佳木斯大学附属第一医院
杨　静　哈尔滨医科大学附属第四医院
邹　运　哈尔滨医科大学附属第四医院
沈玉美　中国人民解放军海军第九〇五医院
张　丽　哈尔滨医科大学附属第一医院
张海英　哈尔滨医科大学附属第二医院
张慧君　徐州矿务集团总医院　徐州医科大学第二附属医院
陆莉莉　哈尔滨医科大学附属第二医院
陈　娟　佳木斯大学附属第一医院
周欣欣　河南中医药大学第一附属医院
郑　雪　佳木斯大学附属第一医院
孟凡宇　佳木斯大学附属第一医院
赵　波　哈尔滨医科大学附属第四医院
赵雪莲　佳木斯大学附属口腔医院
袁　园　佳木斯大学附属第一医院
高文凯　哈尔滨医科大学附属第二医院
郭诗博　佳木斯大学附属第一医院
黄　澜　哈尔滨医科大学附属第一医院

前　言

随着医学模式的转变，护理学已经成为现代医学的重要组成部分。本书编者在总结国家级护理规划教材建设经验的基础上，与国内多所医院护理专家共同探讨商榷，结合创新型护理人才培养目标，吸取护理教育发展成果，迎合新时期护理人才的需要，结合自身专业特长及多年丰富的临床经验，并参考了大量文献编写了本书。

本书首先介绍静脉输血、输液的相关技术，静脉输液及各种注射技术操作并发症的预防及处理；然后阐述临床常见病的诊治与护理，具体包括儿科疾病专科护理、产科疾病专科护理、妇科疾病专科护理、肿瘤科疾病专科护理以及康复科专科护理等内容。全书内容丰富，资料新颖，实用性强，适合以上各科的临床护理人员参考，也可供医药院校护理专业学生阅读。

本书编写过程中，由于编写经验和组织能力所限，写作方式和文笔风格不一，再加上时间和篇幅有限，难免存在疏漏和不足之处，望广大读者提出宝贵的意见和建议，谢谢。

编　者

2022 年 4 月

目 录

第一章

静脉输血、输液的相关技术

第一节　外周静脉通路的建立与维护

一、外周静脉留置针的置入

（1）经双人核对医嘱，对患者进行评估，告知患者用药的要求，征得患者同意后，开始评估血管，血管应首选粗直、弹性好的前臂静脉，注意避开关节。

（2）按六步法洗手、戴口罩。按静脉输液，进行物品准备，包括利器盒、6 cm×7 cm 透明贴膜、无菌贴膜、清洁手套，22～24G 留置针，注意观察准备用物的有效期。

（3）将用物推至床边，协助患者取舒适体位。再次选择前臂显露好、容易固定的静脉。

（4）核对液体后，开始排气排液。连接头皮针时，要将头皮针针尖插入留置针肝素帽前端，进行垂直排气，待肝素帽液体注满后再将头皮针全部刺入，回挂于输液架，准备无菌透明敷料。

（5）将止血带扎于穿刺点上方 10 cm 处。戴清洁手套。再次排气，双向核对，调松套管及针芯。

（6）用含碘消毒剂，以穿刺点为中心进行螺旋式、由内向外皮肤消毒 3 次，消毒范围应大于固定敷料尺寸。

（7）穿刺时，将针头斜面向上，一手的拇指、示指夹住两翼，在血管上方与血管成 15°～30°进针，见到回血后，压低穿刺角度，再往前推进 0.2 cm，右手固定针芯，左手同时送软管拔出针芯，注意勿将已抽出的针芯再次插入套管内。

（8）穿刺后要及时松止血带、打开松调节器。

（9）以穿刺点为中心，无张力方法粘贴透明敷料，要保证穿刺点在敷料中央。脱手套，在粘贴条上注明穿刺的时间和姓名，然后覆盖于白色隔离塞。脱去手套，用输液贴以 U 形方法固定延长管。

（10）调节滴速，填写输液卡。核对并告知患者注意事项。

二、外周静脉留置针封管

（1）按六步法洗手、戴口罩。

（2）准备治疗盘，无菌盘内备有 3～4 mL 肝素稀释液、无菌透明敷料（贴膜）、棉签、含碘消毒液、弯盘。

（3）显露穿刺部位，关闭调节器。

（4）分离头皮针与输液导管后，用肝素稀释液以脉冲式方法冲管，当剩至 1 mL 时，快速注入，夹闭留置针，拔出针头。用输液贴以 U 形方法固定延长管。

（5）整理床单位，取下输液软袋及导管按要求进行处理。

三、外周静脉留置针置管后再次输液

（1）经双人核对医嘱后，按六步法洗手、戴口罩。准备用物，包括 75% 乙醇、小纱布、输液贴、

头皮针、输入液体、弯盘。

（2）查对床号及姓名，向患者说明操作目的，观察穿刺局部，查对液体与治疗单，排气排液。

（3）揭开无菌透明敷料，反垫于肝素帽下，用75%乙醇棉球（棉片）摩擦消毒接口持续10秒（来回摩擦10遍）。

（4）再次排气排液后，将头皮针插入肝素帽内，打开留置针及输液调节器，无菌透明敷料固定肝素帽、头皮针导管。

（5）调节滴速，填写输液卡。整理好患者衣被，整理用物并做好观察记录。

四、外周静脉留置针拔管

（1）按六步法洗手后，准备治疗盘，内装棉签、无菌透明敷料、含碘消毒液、弯盘。

（2）显露穿刺部位，去除固定肝素帽的无菌透明敷料，轻轻地将透明敷料边缘揭起，以0°揭开敷料，用含碘消毒液消毒穿刺点2遍。

（3）用干棉签按压局部，拔出留置针，无渗血后用输液贴覆盖穿刺点。

（4）整理床单位并做好拔管记录。

（赵雪莲）

第二节　中心静脉通路的建立与维护

一、中心静脉穿刺置管术

中心静脉穿刺置管术是监测中心静脉压（CVP）及建立有效输液给药途径的方法，主要是经锁骨下静脉或颈内静脉穿刺，将静脉导管插到上腔静脉，用于危重患者、休克患者、大手术患者，以及静脉内营养、周围静脉穿刺困难、需要长期输液及需经静脉输入高渗溶液或强酸强碱类药物的患者。局部皮肤破损、感染，有出血倾向者是其禁忌证。

（一）锁骨下静脉穿刺

锁骨下静脉是腋静脉的延续，起于第一肋骨的外侧缘，成年人长3～4 cm。

1. 选择穿刺点

穿刺点包括锁骨上路、锁骨下路，后者临床常用。

2. 穿刺部位

为锁骨下方胸壁，该处较为平坦，可进行满意的消毒准备，穿刺导管易于固定，敷料不易跨越关节，易于清洁和更换；不影响患者颈部和上肢的活动，利于置管后护理。

3. 置管操作步骤

以右侧锁骨下路穿刺点为例。

（1）穿刺点为锁骨与第一肋骨相交处，即锁骨中1/3与外1/3交界处，锁骨下缘1～2 cm处，也可由锁骨中点附近进行穿刺。

（2）体位：患者平卧位，去枕、头后仰，头转向穿刺对侧，必要时肩后垫高，头低位15°～30°，以提高静脉压使静脉充盈。

（3）严格遵循无菌操作原则，局部皮肤常规消毒后铺无菌巾。

（4）局部麻醉后用注射器细针做试探性穿刺，使针头与皮肤成30°～45°向内、向上穿刺，针头保持朝向胸骨上窝的方向，紧靠锁骨内下缘徐徐推进，可避免穿破胸膜及肺组织，边进针边抽动针筒使管内形成负压，一般进针4 cm可抽到回血。若进针4～5 cm仍见不到回血，不要再向前推进，以免误伤锁骨下动脉，应慢慢向后退针并边退边抽回血，在撤针过程中仍无回血，可将针尖撤至皮下后改变进针方向，使针尖指向甲状软骨，以同样的方法徐徐进针。

（5）确定锁骨下静脉的位置后，即可换用导针穿刺置管，导针穿刺方向与试探性穿刺相同，一旦进入锁骨下静脉位置，即可抽得大量回血，此时再轻轻推进 0.1～0.2 cm，使导针的整个斜面在静脉腔内，并保持斜面向下，以利导管或导丝推进。

（6）让患者吸气后屏气，取下注射器，以一只手固定导针并以手指轻抵针尾插孔，以免发生气栓或失血，将导管或导丝自导针尾部插孔缓缓送入，使管腔达上腔静脉，退出导针。如用导丝，则将导管引入中心静脉后再退出导丝。

（7）抽吸与导管相连接的注射器，如回血通畅说明管端位于静脉内。

（8）取下输液器，将导管与输液器连接，先滴入少量等渗液体。

（9）妥善固定导管，无菌透明敷料覆盖穿刺部位。

（10）导管放置后需常规行 X 线检查，以确定导管的位置。插管深度左侧不宜超过 15 cm，右侧不宜超过 12 cm，以能进入上腔静脉为宜。

（二）颈内静脉穿刺

颈内静脉起自颅底，上部位于胸锁乳突肌的前缘内侧，中部位于胸锁乳突肌锁骨头前缘的下面和颈总动脉的后外侧，下行至胸锁关节处与锁骨下静脉汇合成无名静脉，继续下行与对侧的无名静脉汇合成上腔静脉进入右心房。

1. 选择穿刺部位

颈内静脉穿刺的进针点和方向，根据颈内静脉与胸锁乳突肌的关系，分为前路、中路、后路 3 种。

2. 置管操作步骤

（1）以右侧颈内中路穿刺点为例，确定穿刺点位，锁骨与胸锁乳突肌的锁骨头和胸骨头所形成的三角区的顶点，颈内静脉正好位于此三角区的中心位置，该点距锁骨上缘 3～5 cm。

（2）体位：患者平卧位，去枕、头后仰，头转向穿刺对侧，必要时肩后垫一薄枕，头低位 15°～30°使颈部充分外展。

（3）严格遵循无菌操作原则，局部皮肤常规消毒后铺无菌巾。

（4）局部麻醉后用注射器细针做试探性穿刺，使针头与皮肤成 30°，与中线平行直接指向足端。进针深度一般为 3.5～4.5 cm，以进针深度不超过锁骨为宜。边进针边抽回血，抽到静脉血即表示针尖位于颈内静脉。如穿入较深，针已对穿颈静脉，则可慢慢退出，边退针边回抽，抽到静脉血后，减少穿刺针与额平面的角度（约 30°）。

（5）试穿：确定颈内静脉的位置后，即可换用导针穿刺置管，导针穿刺方向与试探性穿刺相同。当导针针尖到达颈静脉时旋转取下注射器，从穿刺针内插入引导钢丝，插入时不能遇到阻力。有阻力时应调整穿刺位置，包括角度、斜面方向和深浅等。插入导丝后退出穿刺针，压迫穿刺点同时擦净钢丝上的血迹。需要静脉扩张器的导管，可插入静脉扩张器扩张皮下或静脉。将导管套在引导钢丝外面，导管尖端接近穿刺点，引导钢丝必须伸出导管尾端，用手抓住，右手将导管与钢丝一起部分插入，待导管进入颈静脉后，边退钢丝、边插导管。一般成年人从穿刺点到上腔静脉右心房开口处约 10 cm，退出钢丝。

（6）抽吸与导管相连接的注射器，如回血通畅说明管端位于静脉内。

（7）用生理盐水冲洗导管后即可接上输液器或 CVP 测压装置进行输液或测压。

（8）妥善固定导管，用无菌透明敷料（贴膜）覆盖穿刺部位。

二、外周静脉置入中心静脉导管

外周静脉置入中心静脉导管，是指经外周静脉穿刺置入的中心静脉导管，其导管尖端的最佳位置在上腔静脉的下 1/3 处，临床上常用于 7 天以上的中期和长期静脉输液治疗，或需要静脉输注高渗性、有刺激性药物的患者，导管留置时间可长达 1 年。

（一）置管操作步骤

（1）操作前，要先经双人核对医嘱。再对患者进行穿刺前的解释工作，得到患者的理解及配合。

（2）对患者的穿刺部位静脉和全身情况进行评估。血管选择的标准：在患者肘关节处，取粗而直、静脉瓣少的贵要静脉、正中静脉或头静脉，注意避开穿刺周围有皮肤红肿、硬结、皮疹和感染的情况。当血管选择好以后，再次向患者告知穿刺时可能发生的情况，以及穿刺配合事项，经患者同意，签署知情同意书。

（3）操作前，按六步法洗手、戴口罩。准备用物，治疗盘内装有75%乙醇、含碘消毒液、生理盐水100 mL、利多卡因1支，治疗盘外装有三向瓣膜PICC穿刺导管套件1个、PICC穿刺包（穿刺包内装有测量尺、无菌衣、无粉手套2副、棉球6个、镊子2～3把、止血带、大单1条、治疗巾2块、洞巾1块、20 mL空针2副、5 mL空针1副、1 mL空针1副、大纱布3块、小纱布2块、剪刀、10 cm×12 cm无菌透明敷料1张）、免洗手消毒液。

（4）查对患者床号与姓名，嘱患者身体移向对侧床边，手臂外展与身体成90°，打开PICC穿刺包，拉开患者袖管，测量置管的长度与臂围。具体测量方法是：从穿刺点沿静脉走行，到右胸锁关节，再向下至第三肋间，为置入导管的长度。接着，在肘横纹上10 cm处，绕上臂一圈，测出臂围值，做好测量的记录。

（5）戴无菌手套，取出无菌巾垫于穿刺手臂下方，助手协助倒消毒液。消毒皮肤要求是先用乙醇棉球，以穿刺点为中心，进行螺旋式摩擦消毒，范围为直径≥10 cm，当去除皮肤油脂后，再用碘剂以同样的方法，顺时针方向与逆时针方向分别交叉重复两次进行消毒。建立无菌屏障。铺治疗巾，将止血带放于手臂下方，为扩大无菌区域，还应铺垫大单，铺洞巾。

（6）穿无菌衣，更换无粉手套，先抽取20 mL生理盐水2次，再用2 mL，最后用1 mL注射器抽取利多卡因0.5 mL。打开PICC穿刺导管套件。用生理盐水预冲导管，用拇指和示指轻轻揉搓瓣膜，以确定导管的完整性。再分别预冲连接器、减压套筒、肝素帽和导管外部，最后，将导管浸入生理盐水中充分润滑导管，以减少对血管的刺激。打开穿刺针，去除活塞，将穿刺针连接5 mL注射器。

（7）扎止血带，并嘱患者握拳，在穿刺点下方，皮下注射利多卡因呈皮球状，进行局部麻醉。静脉穿刺时，一手固定皮肤，另一手持针以进针角度与皮肤成15°～30°的方向进行穿刺。见到回血后，保持穿刺针与血管的平行，继续向前推进1～2 mm，然后保持针芯位置，将插管鞘单独向前推进，要注意避免推进钢针而造成血管壁的穿透。

（8）松开止血带，嘱患者松拳，以左手拇指与示指固定插管鞘，中指压住插管鞘末端处血管，防止出血，接着从插管鞘内撤出穿刺针。一手固定插管鞘，另一手将导管自插管鞘内缓慢、匀速地以2 cm长度推进。当插入20 cm左右时，嘱患者头侧向穿刺方，转头并低头，以确保穿刺导管的通畅。在送管过程中，左手的中指要轻压血管鞘末端，以防出血。当导管置入预定的长度时，在插管鞘远端，用纱布加压止血并固定导管。将插管鞘从血管内撤出，连接注射器抽回血，冲洗导管。双手分离导管与导丝衔接处，一手按压穿刺点并固定导管，另一手将导丝以每次3～5 cm均匀的速度轻轻抽出，然后撤出插管鞘。当确认预定的置入长度后，在体外预留5～6 cm，以便于安装连接器。

（9）修剪导管长度，注意勿剪除毛茬，安装连接器。首先将减压套筒套到导管上，将导管连接到连接器翼形部分的金属柄上，使导管完全平整地套住金属柄，其次将翼形部分的倒钩和减压套筒上的沟槽对齐锁定。最后轻轻牵拉导管以确保连接器和导管完全锁定。用生理盐水，以脉冲式方法进行冲管，当推至所剩1 mL液体时，迅速推入生理盐水，连接肝素帽。

（10）导管的固定，是将距离穿刺点0.5～1 cm处的导管安装在固定翼的槽沟内。在穿刺点上方，放置一块小纱布吸收渗血，使导管呈弧形，用胶带固定接头，撤出洞巾，再用无菌透明敷料固定导管，要注意无菌透明敷料下缘与胶带下缘平齐。用第二条胶带以蝶形交叉固定于贴膜上，用第三条胶带压在第二条胶带上，将签有穿刺时间与患者姓名的胶带固定于第三条胶带上。用小纱布或输液贴，包裹导管末端，固定在皮肤上。为保护导管以防渗血，用弹力管状绷带加压包扎穿刺处。

（11）向患者交代注意事项。整理用物并洗手。摄胸部X线片，以确定导管末端的位置，应在上腔静脉下1/3处。

（12）最后在病历上填写置管情况并签名。

（二）PICC 置管后输液

（1）输液前，要先经双人核对医嘱和治疗单，按六步洗手法洗手、戴口罩。准备治疗盘，盘内装有：乙醇棉片，无菌贴膜，已经连有头皮针的含 20 mL 生理盐水的注射器，预输入的液体，弯盘，治疗单，以及免洗手消毒液。

（2）进入病房先查对床号及姓名，并向患者说明操作的目的，观察穿刺部位，必要时测量臂围。

（3）查对液体与治疗单，常规排气、排液。揭开输液无菌透明敷料反垫于肝素帽下。用 75% 乙醇棉球擦拭消毒接口约 10 秒。再接入头皮针，抽回血，确定导管在血管腔内后，以脉冲式方法冲洗导管，当推至所剩液体为 1 mL 时，快速推入。

（4）分离注射器，连接输液导管，松调节器。最后用无菌透明敷料固定肝素帽和头皮针，固定头皮针后，整理患者衣被，调节滴速，交代注意事项并做好记录。

（三）PICC 冲洗与正压封管

为了预防导管堵塞，保持长期使用，给药前后、使用血液制品、静脉采血后应冲管。休疗期应每周冲洗 1 次并正压封管。

（1）按六步法洗手、戴口罩。

（2）准备治疗盘，内装贴膜、含 10～20 mL 生理盐水注射器 1 副、弯盘。

（3）查对床号及姓名，观察穿刺部位，关闭输液调节器。

（4）揭开输液无菌透明敷料，反垫于肝素帽下，分离输液导管与头皮针，接 10～20 mL 生理盐水注射器，以脉冲式方法冲洗导管。推至最后 1 mL 时，进行正压封管。具体方法是：将头皮针尖斜面退至肝素帽末端，待生理盐水全部推入后，拔出头皮针，用无菌透明敷料固定肝素帽。

（5）整理患者衣被，做好观察记录。

（四）PICC 维护操作

为保证外周中心静脉导管的正常使用，应保证每天对患者进行消毒维护。

（1）按六步洗手法洗手、戴口罩。

（2）准备用物：治疗盘内装有石油烷、免洗手消毒液、棉签、皮尺、胶布、肝素帽、头皮针连接预冲注射器、弯盘、PICC 维护包（包内装有无菌手套 2 副，75% 乙醇棉棒、聚维酮碘棉棒各 3 根，乙醇棉片 3 块，小纱布 1 块，10 cm × 12 cm 高潮气通透率贴膜 1 张，胶带 4 条）。

（3）查对床号及姓名，向患者说明导管维护的目的。观察穿刺部位情况，必要时测量臂围。

（4）揭敷料时，要注意由下往上揭，以防带出导管，同时要避免直接接触导管。消毒双手，用石油烷擦除胶布痕迹。

（5）戴无菌手套，用消毒棉片消毒固定翼 10 秒。用 75% 的乙醇棉棒，去除穿刺点直径约 1 cm 以外的胶胨，再用聚维酮碘棉棒以穿刺点为中心进行皮肤消毒 3 次，消毒范围应大于无菌透明敷料范围，包括消毒导管。预冲肝素帽，去除原有肝素帽，用 75% 乙醇棉片擦拭导管末端。

（6）将注满生理盐水的肝素帽连接导管，用生理盐水以脉冲式方法进行冲管，当冲至剩 1 mL 液体时，将头皮针拔出，使针尖位于肝素帽内快速推入，然后拔出头皮针。

（7）更换无菌手套，安装固定翼，随后将导管呈弧形进行胶带固定接头。用透明敷料固定导管，固定时要保证贴膜下缘与胶带下缘平齐，第二条胶带以蝶形交叉固定于无菌透明敷料上，第三条胶带压在第二条胶带上，第四条签上姓名与时间后固定于第三条胶带上。用无菌小纱布包裹导管末端，用胶带固定于皮肤，做好维护记录。

三、植入式输液港建立与维护

（一）操作前准备

1. 置管部位的选择

置管部位的选择要综合考虑发生机械性并发症、导管相关性血流感染（CRBSI）的可能性。置管部位会影响发生继发导管相关性血流感染和静脉炎的危险度。置管部位皮肤菌群的密度是造成 CRBSI 的一个主要危险因素。由经过培训的医生依不同的治疗方式和患者体型来选输液港植入的途径：大静脉植入、大动脉植入、腹腔内植入，输液座放于皮下。输液港导管常用的植入部位主要为颈内静脉与锁骨下静脉。非随机实验证实了颈内静脉置管发生相关性感染的危险率高。研究分析显示，床旁超声定位的锁骨下静脉置管与其他部位相比，可以显著降低机械性并发症。对于成年患者，锁骨下静脉对控制感染来说是首选部位。当然，在选择部位时其他的一些因素也应该考虑。目前，临床应用较多的是锁骨下静脉，实际植入的位置要根据患者的个体差异决定。植入位置解剖结构应能保证注射座稳定，不会受到患者活动的影响，不会发生局部压力升高或受穿衣服的影响，注射座隔膜上方的皮下组织厚度以 0. 5 ~2 cm 为适宜厚度。

2. 经皮穿刺导管植入点选择

自锁骨中外 1/3 处进入锁骨下静脉，然后进入胸腔内血管。

（二）输液港的选择

由医生依不同的治疗方式和患者体型做出选择。标准型及急救凹形输液港适用于不同体型的成人及儿童患者。双腔输液港适用于同时输入不兼容的药物。术中连接式导管可于植入时根据需要决定静脉导管长度。

输液港种类有多种选择：①单腔末端开口式导管输液港或单腔三向瓣膜式导管输液港；②小型单腔末端开口式导管输液港或小型单腔式三向瓣膜式导管输液港；③双腔末端开口式导管输液港或双腔三向瓣膜式导管输液港。

输液港附件——无损伤针的选择：①蝶翼针输液套件适用于连续静脉输注；②直形及弯形无损伤针适用于一次性静脉输注。

（三）穿刺输液操作步骤

（1）向患者说明操作过程并做好解释工作。

（2）观察穿刺点和局部皮肤有无红、肿、热、痛等炎性反应，若有应更换穿刺部位。

（3）消毒剂及消毒方法。先用乙醇棉球清洁脱脂，向外用螺旋方式涂擦，半径为 10 ~12 cm。以输液港为圆心，再用聚维酮碘棉球消毒 3 遍。

（4）穿刺输液港。触诊定位穿刺隔，一手找到输液港注射座的位置，拇指与示指、中指呈三角形，将输液港拱起；另一手持无损伤针自三指中心处垂直刺入穿刺隔，直达储液槽基座底部。穿刺时动作要轻柔，感觉有阻力时不可强行进针，以免针尖与注射座底部推磨，形成倒钩。

（5）穿刺成功后，应妥善固定穿刺针，不可任意摆动，防止穿刺针从穿刺隔中脱落。回抽血液判断针头位置无误后，即可开始输液。

（6）固定要点。用无菌纱布垫在无损伤针针尾下方，可根据实际情况确定纱布垫的厚度，用无菌透明敷料固定无损伤针，防止发生脱落。注明更换无菌透明敷料的日期和时间。

（7）输液过程中如发现药物外渗，应立即停止输液，并立刻给予相应的处理。静脉连续输注。

（8）退针，为防止少量血液反流回导管尖端而发生导管堵塞，撤针动作应轻柔，当注射液剩下最后 0. 5 mL 时，为维持系统内的正压，以两指固定泵体，遍推注边撤出无损伤针，做到正压封管。

（9）采集血标本时，用 10 mL 以上注射器以无菌生理盐水冲洗，初始抽至少 5 mL 血液并弃置，儿童减半，在更换注射器抽出所需的血液量，诸如备好的血标本采集试管中。

（10）连接输液泵设定压力超过 25 psi（磅/平方英寸）时自动关闭。

（11）以低于插针水平位置换肝素帽。

（12）封管。以加压的形式从圆形注射港各角度边推注药液边拔针拔出直角弯针针头暂停输注，每月用肝素盐水封管 1 次即可。

（四）维护时间及注意事项

1. 维护时间

连续性输液，每 8 小时冲洗 1 次；治疗间歇期，正常情况下每 4 周维护 1 次；动脉植入、腹腔植入时，每周维护 1 次。

2. 注意事项

（1）冲、封导管和静脉注射给药时必须使用 10 mL 以上的注射器，防止小注射器的压强过大，损伤导管、瓣膜或导管与注射座连接处。

（2）给药后必须以脉冲方式冲管，防止药液残留于注射座。

（3）必须正压封管，防止血液反流进入注射座。

（4）不能用于高压注射泵推注造影剂。

（赵雪莲）

第三节 静脉输血的程序

一、输血前准备

（1）认真填写输血申请单，抽血送血库做血型鉴定和交叉配血试验。

（2）根据输血医嘱，凭提血单提血，并和血库人员认真做好“三查十对”。核对完毕，在交叉配血试验单上签上核对者姓名。

（3）血液从血库取出后，勿剧烈振荡，以免红细胞被大量破坏而引起溶血。库血不可加温，以免血浆蛋白凝固而引起反应。在输血量多时，可在室内放置 15 ~ 20 分钟后再输入。

二、间接输血术

操作者应仪表端庄、整洁，洗手、戴口罩。

（一）物品准备

1. 配血用物

治疗盘（安尔碘、棉签、一次性注射器、止血带）、输血申请单、普通干燥管、弯盘。

2. 取血用物

治疗盘（包括治疗巾）、病历、提血单。

3. 输血用物

一次性输血器、生理盐水、输血前用药、治疗盘（安尔碘、棉签、止血带）、弯盘、止血钳（视需要而定）、输液卡、静脉穿刺针、无菌透明敷料、输液架。

（二）操作步骤

1. 配血

（1）洗手、戴口罩，核对医嘱，准备用物。

（2）按照患者病历或电脑基本信息填写申请单、贴试管。

（3）两名护士至患者床边仔细核对患者姓名、性别、年龄、病案号、科室、床号、血型。核对无误后抽取血标本，抽血完毕，以核对者/执行者形式在申请单背面双签名。

（4）将血标本及申请单送至血库。

2. 取血

（1）洗手、戴口罩，核对医嘱，准备用物。

（2）根据医嘱及患者信息填写提血单。

（3）携带治疗盘和病历至血库，与血库人员做好交接查对：①交叉配血报告单，受血者科别、姓名、病案号、血型（包括 Rh 因子）、血液成分、有无凝集反应；②核对血袋标签、供血者姓名、血型（包括 Rh 因子）、血液有效期、血袋号；③检查血袋有无破损遗漏、血袋内血液有无溶血及凝块。核对无误后，在交叉配血报告单反面双签名后领回。

3. 输血

（1）洗手、戴口罩，核对医嘱，准备用物。

（2）核对，解释，根据医嘱输血前用药，按周围静脉输液技术进行穿刺，成功后先输入少量生理盐水。

（3）由两名护士至患者床边核对，确定无误后，以手腕旋转动作将血袋内血液轻轻摇匀。

（4）用安尔碘消毒血袋皮管 2 次，将生理盐水更换下来，再次核对。输血开始速度宜慢，观察局部及全身情况 15 分钟，无不良反应再根据病情调滴速；告知患者及其家属相关注意事项（滴速不可自行调节，如有不适及时告知医护人员）。

（5）输血结束，先滴入少量生理盐水，再拔针，按压片刻。

（6）协助患者取舒适体位，整理床单位，清理用物（血袋及输血器放在专用收集桶内保留 24 小时），将交叉配血报告单夹在病历中。

三、直接输血术

直接输血术是指在供血者与受血者血型（包括 Rh）及交叉配血试验确认后，将供血者的血液抽出，立即输给患者的技术，常用于婴幼儿、少量输血或无库血而患者急需输血时。

（一）输血准备

（1）向供血者和患者做好解释工作。

（2）洗手、戴口罩，核对医嘱。

（3）准备用物：静脉注射用物 2 盒，治疗盘（内铺无菌巾），4% 枸橼酸钠等渗盐水适量，50 mL 注射器及针头若干。

（二）操作步骤

（1）请供血者与受血者分别卧于床上，露出一侧手臂。

（2）用 50 mL 无菌注射器抽取抗凝血药 5 mL 后接套管针排气，抽取供血者血液至 55 mL。

（3）直接将血液缓慢推入受血者已穿刺好的静脉中。

（4）输血结束后，拔出套管针，用小纱布按压穿刺点片刻，用无菌透明敷料覆盖针眼。

（5）协助患者取舒适体位，整理床单位，清理用物。

四、自体血回输的护理配合

（一）输血准备

（1）输用预存的自体血与一般输全血的护理要求相同。

（2）手术中自体血的采集和回输。根据手术的要求，巡回护士提前准备好自体血回收机、负压吸引装置、3000 mL 的静脉用生理盐水、一次性使用储血滤血装置、肝素或其他抗凝血药等。

（二）操作步骤

（1）检查血液回收机的性能，在 500 mL 生理盐水溶液中加入 12 500 U 肝素。

（2）打开并安装血液回收的无菌用物，包括血液回收器、储血器、血袋、盐水袋、抗凝血药、废液袋以及各种管道等，连接好全套吸引装置。

（3）手术开始后，用负压吸引（负压 <100 mmHg）将血液吸入储血装置中（抗凝血药由抗凝血药袋的滴管滴入）。当储血装置的血液达到一定量后，驱动泵自动把血液和静脉用生理盐水按一定的比例注入血液回收器中，对红细胞进行洗涤、过滤、浓缩，经浓缩的红细胞经驱动泵注入血袋备用，洗涤后的液体进入废液袋中按医疗废弃液处理。

（4）将吸出的血液经带过滤网的输血器过滤，即可为患者输入。

（杨 静）

第四节　药物的配伍禁忌

一、静脉输注药物配制的要求

输液的特点是液体使用量大且直接进入血液循环，因此，对所输液体浓度、澄明度、pH 等要求均很严格。一般单糖、盐、高分子化合物溶液输液都比较稳定。静脉输液配制药物的相容性和稳定性较为复杂，不仅要考虑药物本身的性质，添加药物的配伍禁忌，还要考虑制剂中的附加剂，它们之间或它们与配伍药物之间可能出现的配伍变化。

静脉输液配制药物稳定性的影响因素如下。

1. 溶媒组成的改变

当某些含非水溶剂的制剂与输液配伍时，由于溶剂的改变会使药物析出。有关资料显示，现临床上应用注射用头孢哌酮舒巴坦钠过程中会出现双硫仑样反应，对 12 小时内有饮酒史者或使用含乙醇成分的药物或食物者，宜暂缓使用。举例如下：

（1）地西泮（安定）注射液含 40% 丙二醇、10% 乙醇，当与 5% 葡萄糖或 0.9% 氯化钠或乳酸钠注射液配伍时容易析出沉淀。

（2）间羟胺（阿拉明）加至葡萄糖生理盐水中，一般情况下无变化，但当间羟胺浓度加至 200 mg/L时，可产生沉淀。

（3）青霉素类用酸性输液葡萄糖注射液稀释，易导致药物稳定性下降。

（4）克林霉素 1.2 ~ 2.4 g 仅用 100 mL 输液稀释，浓度超过规定的 1 ~ 3 倍，不但容易发生静脉炎，而且给药速度过快易致心律失常甚至心搏骤停。

2. pH 的改变

pH 对药物稳定性影响极大，是注射的一个重要质控指标，不适当的 pH 会加速药物分解或产生沉淀。两药配制，一般两者 pH 差距越大，发生配伍变化的可能性也就越大。pH 变化也可以引起颜色的改变。输液本身的 pH 范围也是配伍变化的重要因素。各种输液都规定不同的 pH 范围，且范围较大。如乳酸环丙沙星 pH 为 3.5 ~ 4.5，在碱性条件下会析出环丙沙星结晶，而头孢拉定溶液 pH 为 8.0 ~ 9.6，两者混合会因 pH 发生变化而析出环丙沙星结晶。临床中已知氟喹诺酮类药物与多种碱性药物配伍后，均产生沉淀，因此建议临床需要先后接瓶滴注时，应更换输液管或在两种药物之间用输液间瓶冲管，以免药物在墨非滴管内混合而产生沉淀。举例如下：

（1）25% 葡萄糖注射液（pH 为 3.2 ~ 5.5）与硫喷妥钠（pH 为 10.0 ~ 11.0）配伍时可产生浑浊。

（2）红霉素在 pH 为 4 以下时效价迅速降低，故与 pH 偏低的药液配伍时，其效力呈逐步下降的趋势。当红霉素与生理盐水或林格液配合时，放置 3.5 小时效价不变。当与 pH 为 4.5 的葡萄糖液配伍时，放置 3.5 小时则减效 15%。

3. 缓冲剂

有些药物会在含有缓冲剂的注射液或具有缓冲能力的弱酸溶液中析出沉淀，如注射用头孢哌酮钠舒巴坦钠与酸制剂、含胺、胺碱制剂配伍会发生沉淀。

4. 离子作用

离子能加速药物的水解反应。通常阳离子药物和阴离子药物配伍时较易发生变化，如氨茶碱、氯丙嗪、四环素等阳离子型药物与碱性较强或具有较大缓冲容量的弱碱性溶液配伍时，可发生沉淀或结晶。而阴、阳离子型药物与非离子型药物（葡萄糖液、右旋糖酐等）配伍时，很少发生变化。

5. 直接反应

药物可直接与输液中的一种成分反应。一般在两种药物混合时产生新的化学物，如氯化钙注射液与碳酸氢钠注射液混合后，可生成难溶性碳酸钙沉淀。

6. 盐析作用

主要指胶体溶液的药物（两性霉素 B）中不宜加入盐类药物，否则会发生沉淀。通常可用葡萄糖溶液稀释后静脉滴注。

7. 配制量

配制量的多少影响浓度，药物在一定的浓度下才出现沉淀。

8. 混合顺序

药物制剂配伍时的混合顺序极为重要，可用改变混合顺序的方法来克服有些药物配伍时产生沉淀的现象。输液中同时加入两种药物如氨茶碱与四环素，采取先加入氨茶碱，经摇匀后再加入四环素的方法，可避免因 pH 大幅度改变所发生的沉淀。

9. 反应时间

许多药物在溶液中反应很慢，个别注射液混合几小时才出现沉淀，故在短时间内使用是完全可以的。注射用头孢哌酮钠舒巴坦钠、普鲁卡因胺、氨茶碱、丙氯拉嗪、细胞色素 C、喷他佐辛（镇痛新）、抑肽酶混合后 6 小时发生外观变化。但也有例外的，已知临床在使用的奥美拉唑钠在室温下必须现配现用，否则溶解后药物会出现红色的改变。

10. 氧气的影响

药物制备输液时，需排除氧气，防止药物被氧化。

11. 光敏感性

对光敏感的药物如注射用水溶性维生素（V 佳林、水乐维他）、依诺沙星注射液（诺佳、依诺沙星）、硫辛酸注射液、注射用顺铂、盐酸吡柔比星、两性霉素 B 等。如硫辛酸不能与葡萄糖溶液、林格溶液及所有可能与硫基或二硫键起反应的溶液配伍使用，由于其活性成分对光敏感，应在使用前才将安瓿从盒内取出，配好的输液需要避光，6 小时内可保持稳定。

12. 成分的纯度

制剂在配伍时发生的异常现象，并不是由于成分本身而是由于成分的纯度不够而引起的。

二、产生配伍禁忌的一般规律

药物相互配伍应用，受许多因素的影响，会产生物理或化学的配伍禁忌，情况是复杂多样的，但一般说来也有其大体的规律。

（1）静脉注射的非解离性药物常见的是一些糖类，主要是单糖，如葡萄糖等，这些药物很少有配伍禁忌，但应注意其溶液的 pH。

（2）无机离子中的 Ca^{2+} 和 Mg^{2+}，常常会形成难溶性物质而沉淀。阴离子不能与生物碱配伍。已知临床中使用的头孢曲松钠与含钙盐会生成颗粒状的沉淀物。

（3）阴离子型的有机化合物如芳香有机酸、巴比妥酸类、青霉素类的盐等，这些有机化合物的游离酸溶解度均比较小，与 pH 较低的溶液或具有较大缓冲容量的弱酸性溶液配合时会产生沉淀。

（4）阳离子型的有机化合物如生物碱类、拟肾上腺素类、盐基性抗组胺药类、盐基性抗生素类、局部麻醉药等，其游离盐基大都溶解度较小，如与高 pH 溶液或具有大缓冲容量的弱碱性溶液配伍时可能产生沉淀。

（5）阴离子型的有机化合物与阳离子型的有机化合物的溶液配合时，也可能出现沉淀。

（6）两种高分子化合物可能形成不溶性化合物，常见的如两种电荷相反的大分子物质相遇时会产生沉淀。高分子化合物如抗生素类、水解蛋白、胰岛素、肝素等。

（7）使用某些抗生素时要注意溶液的 pH，如青霉素类、红霉素等，溶液 pH 应与这些抗生素的稳定 pH 相近，差距越大，分解失效越快。

（8）不要忽略换药时输液管中的配伍禁忌，已知临床使用中奥硝唑注射剂与头孢菌素类注射液前后接瓶滴注，会发生颜色变化。如临床中序贯配伍使用时须在两种药物溶液转接过程中，接用一定量的隔离液或生理盐水，将输液器中原药液冲洗干净后，才进行更换。

三、避免配伍禁忌发生的方法

药物配伍是在药剂制造或临床用药的过程中，将两种或两种以上药物混合在一起，在配伍时发生不利于质量或治疗的变化则称为配伍禁忌。

1. 避免药理性配伍禁忌

除药理作用互相对抗的药物，如中枢兴奋药与中枢抑制药、升压药与降压药、泻药与止泻药、止血药与抗凝血药、扩瞳药与缩瞳药等一般不宜配伍外，还需要注意遇到的一些药理性配伍禁忌。例如，吗啡与阿托品联合使用时会消除吗啡对呼吸中枢的抑制作用，使药效降低。

2. 避免理化性配伍禁忌

须注意酸碱性药物的配伍问题。已知临床中使用依诺沙星（诺佳）后接瓶滴注丹参酮Ⅱ、磺酸钠（诺新康），输液器的墨菲滴管有较多的砖红色沉淀析出，患者前臂注射部位周围出现皮疹，停止输液约 15 分钟，皮疹渐消退。丹参酮与不少的氟喹诺酮类的药物存在配伍禁忌，提示在临床用药过程中，当需要丹参针剂与氟喹诺酮类药物治疗时，应使用不同输液器，避免直接配伍使用。阿司匹林与碱类药物配成散剂，在潮湿时易引起分解；生物碱盐（如盐酸吗啡）溶液，遇碱性药物可使生物碱析出；维生素 C 溶液与苯巴比妥钠配伍，能使苯巴比妥析出，同时维生素 C 部分分解；在混合静脉滴注的配伍禁忌上，主要也是酸碱的配伍问题，四环素族（盐酸盐）与青霉素钠（钾）配伍，可使后者分解，生成青霉素酸而析出；青霉素与普鲁卡因、异丙嗪、氯丙嗪等配伍，可产生沉淀等。

（杨　静）

第五节　静脉药物配制中心的质量控制

一、环境的质量控制

静脉药物配制中心（PIVAS）的空气净化采用层流净化，各区域分别达到十万级、万级、百级。配置中心的核心部分是洁净度达万级的配置室，每个配置室放置超净台，每个超净台开启后，操作区域的洁净度达百级。其中，放置带有活性炭过滤的生物安全柜的配置室用于配制抗生素和抗肿瘤药物；配置室为水平层流操作台，用于配制营养药物。

为了保证静脉药物配制质量，静脉药物配置中心要远离各种污染源。中心周围的地面、路面、植物等不应对配制过程造成污染。洁净区采风口设在无污染的相对高处。有防止昆虫和其他动物进入的有效设施。PIVAS 的环境管理要求如下。

（1）私人衣物和物品不得带入洁净室。

（2）食物与饮料不得带入洁净区或存放在洁净区的冰箱。

（3）药品和配好的输液需及时转移至指定的储存区。

（4）工作人员工作前和每天工作结束后，清洁和整理工作台及工作架，保持工作台整洁。

（5）在工作区域内应严禁存放可能导致溢漏或破碎的危险物，对于有毒废物或被污染的设备在收集时要同一般废弃物严格地区分开来。

（6）输液注射剂及其他药品的外包装必须在无菌配置区外的缓冲间拆开，以免微粒散落造成污染。

二、配制过程的质量控制

不正确地配制无菌制剂会对患者造成伤害，因此无菌和配制准确是配制质量控制的关键因素。要求做到以下几点。

1. 制度制订与操作规程

（1）制订质量管理制度以及配制操作规程。

（2）操作人员应及时填写操作规程所规定的各项记录，填写字迹清晰、内容真实、数据完整。更改时，更改人要在更改处签字，并使被更改部分清晰可辨。

2. 洁净区的质量管理

（1）定期检查设施与设备是否处于正常状态，温度、湿度等是否符合要求，并有检查记录。

（2）定期检测洁净区内空气中的尘粒数、菌落数并有记录。

（3）严格控制进入洁净区操作人员的数目，以保证洁净区内的清洁度。

3. 药品和器具的质量管理

（1）药品应分类按批号、有效期摆放；需冷藏的药品按要求冷藏放置；药品按有效期采取近期先用原则。

（2）配制过程使用的注射器等器具要符合静脉用药要求。

（3）静脉药物配制所用的药品应符合静脉注射要求，不符合静脉注射规格的药品不得参与配制。

（4）注射剂液体出现沉淀、浑浊、变色、分层、有异物的不得使用。

（5）药品有破损、泄漏、无标签或标签不清的不得使用。

（6）定期检查药品有效期，有效期前使用不完的药品要及时退库；不得使用超过有效期的药品，应将其退库销毁并记录。

4. 配制过程的质量管理

（1）临床药师应仔细审查处方，对有疑问的处方，应进行查核确定；有配伍禁忌的、超剂量的处方，应与处方医生联系，更正后方可进行配制。

（2）静脉药物的配制应严格遵守相应的操作规程。

（3）在配制过程中，应防止药液喷溅、渗漏而引发交叉污染。

（4）对操作台面摆放的多份药品要有有效的阻隔措施，防止药品混淆。

（5）严格按照药品说明书进行配制，如有疑问，报主管领导或上级技术人员协助解决。

（6）配制过程中出现异常的应立即停止配制，待查明原因后再配制。如不能马上查明原因，应及时建议医生修改处方，改为各药分别配制。

（7）肠外营养液等多种药物混合的静脉药物要严格按规定的加药顺序进行配制，不得随意改变。

（8）需避光的药品必须加避光罩。

（9）发生配制错误的输液不得使用，必须纠正或重新配制。

（10）配制好的输液成品经质量检查人员检查合格并签字后方可放行。配制好的输液成品如有异物、出现沉淀、变色等异常现象者不得使用。

（11）配制好的输液成品应立即进行包装，并用经消毒的专用封闭式输送车，专人运送到护士站，由主班护士签字验收。

（12）各种原因退回的未使用的已配制好的药品应销毁，不得再使用。

（13）静脉药物配置中心所配制药物出现热原反应者经查明原因，若属于该批药品的问题，应停止使用该批药品并上报主管部门。

（14）定期抽检，进行热源检查、药物含量测定等，以确保所配制药品的质量。

（15）经常与临床联系，改进不合理处方，不断提高用药质量，并做好记录。

（张　丽）

第二章

静脉输液及各种注射技术操作并发症的预防及处理

第一节 周围静脉输液法操作并发症的预防及处理

周围静脉输液法是将一定量的无菌溶液或药液经周围静脉输入体内的方法。可能发生的并发症包括发热反应、急性肺水肿、静脉炎、空气栓塞、微粒污染、疼痛等。

一、发热反应

（一）临床表现

患者输液过程中出现发冷、寒战和发热等。

1. 轻者

体温38℃左右，伴头痛、恶心、呕吐、心悸，停止输液数小时后多可自行缓解。

2. 重者

高热、呼吸困难、烦躁不安、血压下降、抽搐、昏迷，甚至危及生命。

（二）预防措施

（1）严格执行查对制度。液体使用前仔细检查，查看瓶签是否清晰、液体是否过期、瓶盖有无松动及缺损、瓶身瓶底及瓶签处有无裂纹。检查药液有无变色、沉淀、杂质及透明度的改变。输液器使用前查看包装袋有无破损，禁止使用不合格的输液器具。

（2）严格遵守无菌技术操作原则。安瓿锯痕后需用酒精棉签消毒一次方可折断，以达到消毒的目的；瓶塞、皮肤穿刺部位规范彻底消毒；重复穿刺要更换针头。

（3）严格执行消毒隔离制度。采用一次性注射器加药，严格执行一药一具，不得重复使用。

（4）加药时斜角进针，以减少胶塞碎屑和其他杂质落入瓶中的机会；加药应避免使用大针头及多次刺穿瓶塞。

（5）两种以上药物配伍时，注意配伍禁忌，配制后观察药液是否变色、沉淀、浑浊。配制粉剂药品时充分摇匀，药物完全溶解后方可使用；药液配制好后检查无可见微粒方可加入液体中。液体现用现配。

（6）配液、输液时保持治疗室、病房的环境清洁，减少探陪人员，避免灰尘飞扬。

（三）处理措施

（1）评估发热程度，给予心理安慰。

（2）发热反应轻者，减慢输液速度，发冷、寒战者给予保暖。

（3）高热者立即减慢或停止输液，予物理降温，观察生命体征，并按医嘱给予抗过敏药及激素治疗。

（4）发热反应严重者即刻停止输液，遵医嘱予对症处理，并保留输液器具和溶液进行检查。如需继续输液，更换液体及输液器、针头并重新选择注射部位进行穿刺。

二、急性肺水肿

（一）临床表现

（1）输液过程中患者突然出现胸闷、气促、呼吸困难、咳嗽、咳泡沫样痰或咳粉红色泡沫样痰。

（2）严重者稀痰液可从口鼻涌出，听诊肺部布满湿性啰音，心率变快伴心律不齐。

（二）预防措施

（1）输液过程中，注意控制输液速度，尤其是老年人、小儿、心脏病患者输液速度不宜过快，输液量不宜过多。

（2）输液过程中加强巡视，避免因体位或肢体改变而使输液速度加快。

（三）处理措施

（1）立即减慢或停止输液，并立即通知医生，进行紧急处理。

（2）病情允许的情况下协助患者取端坐位，两腿下垂，以减少下肢静脉回心血量，从而减轻心脏负荷。

（3）高浓度给氧（6～8L/min），湿化瓶中加入30%～50%乙醇溶液，以减低肺泡内泡沫表面张力，从而改善肺部气体交换，缓解缺氧症状。

（4）遵医嘱给予强心药、利尿药、扩血管药、镇静药、平喘药。

（5）必要时四肢轮流扎止血带或血压计袖带，以减少静脉回心血量。

三、静脉炎

（一）临床表现

（1）沿静脉走向出现条索状红线，局部组织发红、肿胀、灼热、疼痛，常伴有畏寒、发热等全身症状。

（2）发病后可因炎性渗出、充血水肿、管腔变窄而致静脉回流不畅，甚至阻塞。

（二）预防措施

（1）严格遵守无菌技术操作原则，严防输液微粒进入血管。穿刺部位严格消毒，保持针头无菌。

（2）正确选择输液工具，对需长期静脉输液者有计划地更换输液部位。避免同一部位反复穿刺。妥善固定防止针头摆动对静脉的损伤而诱发静脉炎。

（3）尽量避免下肢静脉输液，因其内有静脉窦可致血流缓慢而易产生血栓和炎症。如不可避免选择下肢静脉输液时，抬高下肢20°～30°，以加快血液回流。瘫痪肢体、手术肢体不宜行静脉输液。

（4）输入对血管壁刺激性强的药物时，尽量选用大血管；药物充分稀释并严格控制其输注的浓度和速度。

（5）严格掌握药物配伍禁忌，联合用药时每瓶药液中不宜超过2～3种药物。

（6）使用外周静脉留置针期间，加强对穿刺部位的理疗和护理，如输液时持续热敷穿刺肢体。静脉留置针留置时间在72小时以内。

（7）建议使用一次性精密输液器。连续输液者，每24小时更换1次输液器。

（三）处理措施

（1）停止患肢静脉输液并抬高患肢、制动。

（2）根据情况进行局部处理。包括：①局部热敷；②50%硫酸镁溶液进行湿热敷；③中药如意金黄散外敷；④云南白药外敷；⑤超短波理疗；⑥如并发全身感染，遵医嘱应用抗生素治疗。

四、空气栓塞

（一）临床表现

（1）输液过程中患者突感异常胸闷不适，胸骨后疼痛，眩晕，血压下降，随即呼吸困难，严重发绀伴濒死感。

（2）听诊心前区有持续、响亮的“水泡声”样杂音，重者因严重缺氧而立即死亡。

（二）预防措施

（1）输液前仔细检查输液器的质量及连接是否紧密，有无松脱。

（2）穿刺前排尽输液管及针头内空气。

（3）输液过程中加强巡视并及时更换或添加药液，输液完成后及时拔针。

（4）加压输液时，专人守护。

（三）处理措施

（1）发生空气栓塞时，立即置患者于左侧卧位和头低足高位，以利于气体浮向右心室尖部，避免阻塞肺动脉入口；随着心脏的跳动，空气被混成泡沫，分次小量进入肺动脉内以免发生阻塞。

（2）立即给予高流量氧气吸入，提高患者的血氧浓度，纠正缺氧状态；同时严密观察患者病情变化，如有异常及时对症处理。

（3）有条件者可通过中心静脉导管抽出空气。

五、微粒污染

（一）临床表现

不溶性微粒的大小、形状、化学性质，以及堵塞人体血管的部位、血运阻断的程度和人体对微粒的反应等不同，患者的表现不同。

（1）大于毛细血管直径的微粒可直接阻塞毛细血管，引起局部供血不足，组织缺血、坏死。

（2）红细胞聚集在微粒上，形成血栓，可引起血管栓塞和静脉炎。

（3）微粒进入肺、脑、肾等部位的毛细血管内时，可引起巨噬细胞增殖，形成肉芽肿，引起局部供血不足而影响其功能。

（4）微粒本身是抗原，可引起过敏反应和血小板减少。

（二）预防措施

（1）避免长期大量输液。

（2）配药室采用净化工作台，安瓿锯痕后以乙醇擦拭颈段再折断，忌用击、敲的方式开安瓿。

（3）抽吸药液时针头置于安瓿中部，且安瓿不宜倒置；注射器不可反复多次使用；针头不可反复穿刺橡胶瓶塞。

（4）向输液瓶内加药时，将针管垂直静止片刻后注入；输液中尽量避免摆动液体瓶；以减少微粒进入体内。

（5）选择有终端滤器的输液器输液可有效截留输液微粒。

（6）为患者行静脉穿刺时，应用随车消毒液洗手。

（三）处理措施

（1）发生血栓栓塞时，抬高并制动患肢，禁止在患肢输液。

（2）局部热敷、超短波理疗，或采用热量设计功耗（TDP）灯照射，每天 2 次，每次 30 分钟。

（3）严重者手术清除血栓。

六、疼痛

（一）临床表现

（1）药液输入后，患者感觉静脉穿刺部位及周围剧烈疼痛，有时甚至因疼痛难忍而停止输液。

（2）若因药液外漏引起，穿刺部位皮肤可见明显肿胀。

（二）预防措施

（1）注意药液配制的浓度，输注对血管有刺激性的药液时，宜选用大血管进行穿刺，并减慢输液速度。

（2）输液过程中加强巡视，若发现液体外漏、局部皮肤肿胀，拔针后选择其他部位重新穿刺。

（三）处理措施

（1）局部热敷，以减轻疼痛。

（2）疼痛难忍时可遵医嘱采用小剂量利多卡因静脉注射。

（3）因液体外渗引起的局部肿胀，予局部热敷或硫酸镁湿敷。如外渗药液易引起局部组织坏死，使用相应拮抗药物局部封闭治疗。

七、败血症

（一）临床表现

输液过程中患者突然出现畏寒、寒战、高热、恶心、呕吐、腰痛、发绀、呼吸及心率增快，部分患者出现四肢厥冷、血压下降、神志改变等，而全身各组织器官又未发现明确的感染源。

（二）预防措施

（1）配制药液或营养液、维护输液导管时严格遵守无菌技术操作原则。

（2）采用密闭式一次性输液器具。

（3）认真检查输入液体质量，检查瓶身有无裂痕、瓶盖有无松动、瓶签是否清晰及是否过期等。

（4）输液过程中，经常巡视，观察患者情况及输液管道有无松脱等。

（5）不可经输液导管取血化验。

（6）输液器每24小时更换1次。经静脉留置针或PICC导管输液时，严格按照规范进行维护。

（三）处理措施

（1）发生败血症后，立即弃用原药液，重新建立静脉通道。

（2）遵医嘱予以抗生素治疗。

（3）并发休克者，另外建立一静脉通道给予低分子右旋糖酐扩容，输注血管活性药以维持血压。

（4）并发代谢性酸中毒者，给予5%碳酸氢钠纠正酸中毒。

八、神经损伤

（一）临床表现

（1）穿刺时误刺神经、药液外漏损伤神经、夹板固定不当使神经受压等可使受损神经支配的相应肢体出现发冷、发麻、发热、无力、刺痛感等。

（2）重者根据损伤神经的部位，还可出现相应肢体、关节活动功能受限。

（二）预防措施

（1）输入对血管、神经刺激性强的药液前，先用等渗盐水行静脉穿刺，确定针头在血管内后再更换要输注的液体。

（2）输液过程中加强巡视，严密观察药液有无外漏。

（3）选择手背静脉输液时，应熟悉手部神经与血管的解剖结构与走向，进针深度应根据患者体型、胖瘦及血管显露情况而定，尽可能一次成功。长期输液患者应有计划地更换穿刺部位，保护好血管。

（4）使用夹板时，应注意松紧适宜。

（三）处理措施

（1）穿刺过程中肢体出现剧痛或触电感时，应立即拔针更换穿刺部位，并观察患肢有无麻木、疼痛、活动障碍等。

（2）穿刺部位发生红肿、硬结后，严禁热敷，可用冷敷，每天2次。

（3）神经损伤后，患肢不宜过多活动，可用理疗、红外线超短波照射，每天2次，也可遵医嘱予以营养神经的药物如维生素 B_{12}、维生素 B_1 肌内注射。

九、静脉穿刺失败

（一）临床表现

（1）针头未刺入静脉，无回血，滴注药物有阻力；输液点滴不畅，甚至不滴。

（2）针头斜面滑出血管外或一半在血管外，药液注入皮下，局部疼痛及肿胀。

（二）预防措施

（1）严格检查静脉留置针包装及质量，包装有破损或过期者不能使用。

（2）穿刺时动作要稳，进针要快、准，避免反复穿刺，妥善固定，防止穿刺过程中脱出。

（3）穿刺时观察有无回血，并体会针尖刺入血管时的“落空感”以判断是否进入血管，不要盲目进针或退针。

（4）见回血后平行缓慢顺血管的方向进针0.1～0.2 cm，使外套管的尖端进入血管，再轻轻边退针芯边向血管内送入外套管，但不能将外套管全部送入；如遇阻力，不要强行向内推送，观察静脉走向及有无静脉瓣等，如确定外套管在血管内，即可固定。

十、导管阻塞

（一）临床表现

静脉滴注不畅或不滴，有时可见导管内凝固的血块。

（二）预防措施

（1）穿刺前连接好输液装置，避免导管折叠。

（2）输液过程中加强巡视，防止因输液压力过小或输液管路弯曲、反折导致滴注不畅及血液回流时间过长而凝固在输液管内导致堵塞。

（3）如遇局部肌肉痉挛的患者，避免在痉挛部位输液；全身抽搐发作的患者静脉输液时应及时控制抽搐。

（三）处理措施

导管或针头阻塞时，重新选择静脉进行穿刺。

十一、注射部位皮肤损伤

（一）临床表现

胶贴周围皮肤发红、小水疱；部分患者皮肤外观无异常改变，但在输液结束揭去胶带时可见表皮撕脱。

（二）预防措施

（1）使用一次性输液胶贴。

（2）水肿及皮肤敏感者，穿刺成功后，针尖处压一无菌棉球，再改用消毒后的弹力自黏性绷带固定，松紧以针头不左右移动为宜。

（3）输液结束揭去胶贴时，动作宜缓慢、轻柔，一手揭胶贴，另一手按住与胶贴粘贴的皮肤慢慢分离，防止表皮撕脱。如揭除困难，用生理盐水浸湿后再揭。

（三）处理措施

（1）水疱直径小于5 mm时，保留水疱，用生理盐水将皮肤清洗干净，无菌干纱布擦干后覆盖水胶体敷料，每3~4日更换敷料1次。

（2）水疱直径大于5 mm时，0.5%聚维酮碘溶液消毒皮肤后用无菌针头抽出水疱内液体，用无菌干纱布擦干后覆盖水胶体敷料，每3~4日更换敷料1次。

（3）表皮撕脱时，用生理盐水清洗创面，并以水胶体敷料覆盖并封闭创面，每3~4日更换敷料1次。

（张　丽）

第二节　头皮静脉输液法操作并发症的预防及处理

头皮静脉输液法常适用于小儿。小儿头皮静脉丰富且分支多、互相沟通交错成网状、表浅易见，穿刺后易于固定，且便于患儿的肢体活动。头皮静脉输液法可能发生的并发症包括误入动脉、发热反应、静脉穿刺失败等。

一、误入动脉

（一）临床表现

（1）穿刺时患儿尖叫，呈痛苦貌。

（2）推药时阻力大，且局部迅速可见呈树枝分布状苍白。

（3）滴注时液体滴入不畅或不滴，甚至血液回流至输液管内造成堵塞。

（二）预防措施

（1）加强基本知识学习，熟悉解剖位置，加强技术操练。

（2）尽量在患儿安静或熟睡的情况下穿刺。

（3）输液过程中加强巡视，密切观察患儿反应。

（三）处理措施

发现误入动脉，立即拔针另选血管重新穿刺。

二、发热反应

（一）临床表现

输液过程中或输液后，患儿出现面色苍白、发冷、发热和寒战，体温可达40~42℃，伴有呼吸加快、脉速、皮肤出现花纹。

（二）预防措施

（1）严格掌握患儿输液指征。

（2）注意患儿体质，早产儿、体弱儿、重度肺炎、痢疾等患儿，输液前应采取适当的保护、隔离措施。

（3）其余参见本章第一节中发热反应的预防措施。

（三）处理措施

参见本章第一节中发热反应的处理措施。

（沈玉美）

第三节　输液泵输液法操作并发症的预防及处理

输液泵输液法是一种通过微计算机控制机械推动液体经输液管路进入体内的方法。输液泵是一种电子机械装置，可精确控制输入液体的速度和单位时间内的总量，并能对输液过程中出现的异常情况通过报警提示，且能及时自动切断输液通路。其临床应用提高了用药的安全性和准确性，减少了临床医护人员的工作强度，提高了工作效率和质量。根据输液泵控制原理可分为蠕动控制型输液泵与针筒微量注射式注射泵。对需快速补液或需严格控制输液量的患者可应用输液泵，其可能发生的并发症包括：导管堵塞、药液滴入失控、漏液、触电损伤等。

一、导管阻塞

（一）临床表现

输液泵的各种报警未及时处理而致输液泵停止工作时间较长，血液回流堵塞导管。此时液体不滴或输注不畅，导管内可见凝固的血块。

（二）预防措施

（1）熟练掌握各种报警指示标识、报警原因及处理方法。

（2）输液过程中加强巡视，及时处理各种报警状态。

（3）告知患者及其家属输液泵出现报警时应及时使用呼叫器通知医护人员。

（三）处理措施

（1）查找输液导管、输液泵、患者三方面原因，排除故障。

（2）导管或针头阻塞时，重新选择静脉进行穿刺。

二、药液滴入失控

（一）临床表现

药液滴入快于或慢于病情、药液所要求的速度。

（二）预防措施

（1）使用输液泵时先检查仪器的各项功能状态，确保各项功能良好后方可使用。

（2）告知患者不要随意触摸输液泵面板，以防改变输液速度。

（3）设置各参数后及时将面板锁定。

（4）输液过程中随时查看输液泵的工作状态，发现问题及时处理。

（三）处理措施

（1）检查输液泵或注射泵的功能是否完好，必要时予以及时更换输液泵。

（2）按要求重设输液速度。

（3）向患者及其家属讲解控制输液速度的重要性，嘱其不宜擅自调节控制面板。

三、漏液

（一）临床表现

患者穿刺部位、管路连接处有液体漏出。

（二）预防措施

（1）适当调节输液泵的注入压力，防止压力过高而致管道连接处漏液或管道破裂。

（2）因输液泵无漏液报警提示，较长时间使用输液泵输液加之患者翻身或其他活动易使管道连接处脱落，故应经常检查管路。

（3）输液前应仔细检查各管路及连接部位是否紧密连接。

（三）处理措施

（1）发生漏液后应先查找原因。

（2）更换输液管路。

（沈玉美）

第四节　皮内注射技术操作并发症的预防及处理

皮内注射技术是将小量药液注入表皮与真皮之间的方法，主要用于药物过敏试验、预防注射、镇痛治疗及局部麻醉的先驱步骤。皮内注射可能发生的并发症包括注射部位疼痛、局部组织反应、注射失败、虚脱、过敏反应等。

皮内注射操作并发症的主要临床表现、预防及处理措施如下。

一、疼痛

（一）临床表现

（1）注射部位疼痛，呈刺痛，推注药物时加重，注射后逐渐减轻。

（2）有时伴全身疼痛反应，如肌肉收缩、呼吸加快、出汗、血压下降，严重者出现晕针、虚脱。

（二）预防措施

1. 向患者进行注射前告知和心理护理

向患者说明注射的目的、可能出现的并发症及注意事项，消除其紧张心理，取得患者的配合。

2. 尽可能避免产生疼痛的因素

（1）避免使用对组织刺激性较强的药物。

（2）一般选用无菌生理盐水作为溶媒。

（3）准确配制药液，避免药液浓度过高刺激机体而产生疼痛。

（4）选用大小、型号适宜的注射器和针头。

（5）注射在皮肤消毒剂干燥后进行。

（6）提高注射技巧，实施无痛注射。

（三）处理措施

1. 评估疼痛

如与注射进针的角度、手法等有关，及时调整手法、角度等。

2. 疼痛轻者

嘱患者全身放松、深呼吸，帮助患者分散注意力，减轻疼痛。

3. 疼痛剧烈者

立即报告医生，予以对症处理。发生晕针或虚脱者，按晕针或虚脱处理。

二、局部组织反应

（一）临床表现

注射部位红肿、疼痛、瘙痒、水疱、溃烂、破损及色素沉着。

（二）预防措施

嘱咐患者，注射后不可随意搔抓或揉按局部皮丘，如有异常不适，随时告知医护人员。

（三）处理措施

（1）局部皮肤瘙痒者，交代患者勿抓、挠，用0.5%聚维酮碘溶液外涂。

（2）局部皮肤出现水疱者，先用1%聚维酮碘溶液消毒，再用无菌注射器将水疱内液体抽出。

（3）注射部位发生溃烂、破损，则按外科换药处理。

（4）发生其他局部组织反应者，进行对症处理，预防感染。

三、注射失败

（一）临床表现

注射部位无皮丘或皮丘过大、过小，药液外漏，断针，注射针眼出血，或皮肤上产生两个针眼。

（二）预防措施

1. 评估患者的合作程度

对不合作者，肢体要充分约束和固定，以免发生断针、注射失败等。

2. 充分暴露注射部位

穿衣过多或袖口狭窄者，可在注射前协助患者将选择注射的一侧上肢衣袖脱出；婴幼儿可选用前额皮肤进行皮内注射。

3. 评估和选择合适的注射部位

避免在硬结、瘢痕、血管丰富、神经末梢多的部位注射。

（三）处理措施

（1）注射部位无皮丘，皮丘过大、过小，药液外漏，注射部位两个针眼，可重新进行注射。

（2）注射针眼出血，用无菌干棉签轻拭血迹，切不可用力压迫。

四、虚脱

（一）临床表现

患者出现头晕、面色苍白、心悸、出汗、乏力、眼花、耳鸣、心率加快、脉搏细弱、血压下降，严重者意识丧失，多见于体质衰弱、饥饿和情绪高度紧张的患者。

（二）预防措施

询问患者饮食情况，避免在饥饿状态下进行治疗。对以往有晕针史、体质衰弱、饥饿、情绪紧张的患者，注射时宜采用卧位。

（三）处理措施

（1）一旦发现患者出现虚脱的临床表现，应及时停止注射，立即判断，区别是药物过敏还是虚脱。如果是药物过敏，按过敏处理。

（2）确认患者发生虚脱，将患者取平卧位、保暖，一般休息片刻后缓解，恢复正常。如与饥饿有关，清醒后给予口服糖水等。如休息片刻后未缓解，则给予吸氧，必要时静脉注射50%葡萄糖注射液等措施，症状可逐渐缓解。

（3）安抚患者及其家属，保持情绪镇定，减轻恐惧心理。

五、过敏反应

（一）临床表现

（1）患者胸闷、气促、哮喘与呼吸困难，与喉头水肿、支气管痉挛、肺水肿有关。

（2）患者面色苍白、出冷汗、口唇发绀、脉搏细弱、血压下降，因周围血管扩张而导致有效循环血量不足引起。

（3）患者意识丧失、抽搐、大小便失禁等表现，因脑组织缺氧导致。

（4）其他过敏反应表现：荨麻疹、恶心、呕吐、腹痛及腹泻等。

（二）预防措施

（1）注射前充分了解拟注射药物的性质、作用及可能的不良反应。

（2）详细询问患者药物过敏史，避免使用过去引发过敏反应的药物，尤其是有青霉素、链霉素等过敏史者，禁止做青霉素或链霉素过敏试验。有其他药物过敏史或变态反应疾病史者应慎用。进行过敏试验时，应携带装有肾上腺素、砂轮等的急救盒。

（3）注射过程中随时观察患者病情变化；皮试期间，嘱患者不可随意离开；注意观察患者有无异常不适反应，正确判断皮试结果；若过敏试验结果为阳性，则不可使用该药（破伤风抗毒素除外，可采用脱敏注射）。

（三）处理措施

（1）一旦确认患者发生过敏性休克，立即停药，将患者平卧，就地抢救。同时报告医生。

（2）立即皮下或肌内注射0.1%肾上腺素0.5～1 mg，小儿酌减。症状不缓解，遵医嘱20～30分钟后再皮下或静脉注射肾上腺素0.5 mg，直至脱离危险期。

（3）建立静脉输液通道。保暖，防止寒冷加重致循环衰竭。

（4）吸氧，改善缺氧状况；呼吸受抑制时，遵医嘱注射尼可刹米（可拉明）、洛贝林；呼吸停止，行人工呼吸；有条件者可插入气管导管，借助人工呼吸机辅助通气；喉头水肿引起窒息时，应尽快施行气管切开。

（5）遵医嘱静脉注射地塞米松5～10 mg或氢化可的松琥珀酸钠200～400 mg加入5%或10%葡萄糖注射液500 mL内静脉滴注；应用抗组胺类药物，如肌内注射盐酸异丙嗪25～50 mg或苯海拉明40 mg。

（6）遵医嘱静脉滴注10%葡萄糖注射液或平衡溶液扩充血容量，如血压仍不回升，可按医嘱加入多巴胺或去甲肾上腺素静脉滴注。如为链霉素引起的过敏性休克，可同时使用钙剂，如10%葡萄糖酸钙或稀释5%氯化钙注射液静脉注射。

（7）若心搏骤停，应立即给予心肺复苏术。

（8）密切观察病情，记录患者呼吸、脉搏、血压、神志和尿量变化。

（9）不断评估治疗与护理的效果，为进一步处置提供依据。

六、疾病传播

（一）临床表现

传播不同的疾病出现相应的症状。如细菌污染反应，患者出现畏寒、发热等症状；又如乙型病毒性肝炎，患者出现厌油、上腹饱胀不适、精神不振、乏力等症状。

（二）预防措施

严格遵循无菌技术操作原则及消毒隔离要求。

（1）严格执行一人一针一管，不可共用注射器、注射液和针头。

（2）使用活疫苗时，防止污染环境。用过的注射器、针头及用剩的疫苗均采取焚烧处理。

（3）操作者为一个患者完成注射后，需进行手消毒后方可为下一个患者进行注射治疗。

（三）处理措施

对已出现疾病传播者，报告医生，对症治疗。

（张慧君）

第五节　皮下注射技术操作并发症的预防及处理

皮下注射技术是将少量药液注入皮下组织的方法。适用于不宜口服给药、要求较口服给药作用快或较静脉注射吸收慢的情况，如胰岛素注射、局部麻醉、术前给药、预防接种。皮下注射可发生疼痛、出血、局部组织反应、硬结形成、低血糖反应、虚脱等并发症。由于疼痛、局部组织反应、虚脱的临床表现、预防及处理措施与皮内注射的同类并发症基本相同，在此不重复叙述，请参考本章第一节相关内容。

一、出血

（一）临床表现

（1）拔针后少量血液自注射部位针口处流出。

（2）对于迟发性出血者，可见注射部位皮下血肿、肿胀、疼痛、皮肤瘀血。

（二）预防措施

（1）注射前，评估患者凝血状况，做好注射后按压准备；正确选择注射部位，避免刺伤血管。

（2）注射时，如针头刺破血管，立即拔针，按压注射部位。更换注射部位重新注射。

（3）注射完毕后，做好局部按压。按压部位要准确、时间要充分，尤其对凝血机制障碍者，适当延长按压时间。

（三）处理措施

（1）拔针后，注射部位少量出血者，再次延长按压时间。

（2）皮下血肿者，可根据血肿的大小采取相应的处理措施。皮下小血肿早期采用冷敷促进血液凝固；48 小时后应用热敷，促进瘀血的吸收和消散；血肿较大者，早期可采取消毒后无菌注射器穿刺抽出血液，加压包扎；血液凝固后，可行手术切开清除血凝块。

二、硬结形成

（一）临床表现

1. 轻者

注射局部稍隆起，皮下可扪及硬结。

2. 重者

注射局部皮下可扪及硬性肿块，因皮下纤维组织变性、增生，脂肪萎缩引起，更严重者，可出现肿块部位坏死。

（二）预防措施

（1）注射前，仔细评估注射部位，避免于皮肤硬结、瘢痕、炎症以及破损处注射。

（2）选择注射点要分散，轮流使用，避免在同一处多次反复注射。

（3）严格执行无菌技术原则，做好皮肤消毒，严格执行一人一针一管，不可共用注射器、注射液和针头，防止注射部位感染。

（4）熟练掌握注射技术，注射时，针头斜面向上与皮肤成 30°～40°角快速刺入皮下，深度为针梗的 1/2～2/3。

（5）注射药量以少于 2 mL 为宜。推药时，速度缓慢，用力均匀，以减少对局部的刺激。

（三）处理措施

（1）对有硬结形成倾向者，注射后可给予局部热敷或按摩，以促进局部血液循环，加速药物吸收，防止硬结形成（胰岛素注射除外）。

（2）对已形成硬结者，可给予局部热敷，如 50% 硫酸镁溶液湿热敷。

三、低血糖反应

（一）临床表现

患者突然出现饥饿感、头晕、心悸、出冷汗、软弱无力、心率加快，重者虚脱、昏迷，甚至死亡。

（二）预防措施

（1）注射前，做好患者进餐及餐饮准备的评估，避免因进食不及时致低血糖反应。尤其对于糖尿病患者，做好胰岛素注射有关知识指导。

（2）严格遵守给药时间、剂量、方法。

（3）根据患者注射部位的局部组织状况，正确把握进针深度，避免误入肌肉组织。对于体质消瘦、局部皮下脂肪少的患者，应捏起注射部位皮肤并减少进针角度注射。

（4）避免注入皮下血管，推药前要回抽，无回血方可推注。

（5）注射后勿剧烈运动、按摩、热敷、日光浴、洗热水澡等。

（6）注射胰岛素后，密切观察患者情况。

（三）处理措施

（1）如发生低血糖症状，立即监测血糖，同时口服糖水、食用馒头等易吸收的糖类。

（2）反应严重者，报告医生，遵医嘱静脉注射50%葡萄糖注射液40～60 mL。

（3）症状仍不改善者，积极进行抢救。

四、针头弯曲或针体折断

（一）临床表现

（1）患者感觉注射部位疼痛。

（2）若针体折断，部分针体遗留于注射部位，患者出现情绪紧张、恐惧。

（二）预防措施

（1）注射前，仔细评估注射部位，避免于皮肤硬结、瘢痕处注射。

（2）选择型号合适、质量可靠的针头，严格执行针头一次性使用。

（3）协助患者取舒适体位。

（4）熟练掌握皮下注射技术，避免用力过度、进针过深、进针方向不妥等。

（三）处理措施

1. 出现针头弯曲的处理措施

（1）终止使用弯针继续注射。

（2）分析引起针头弯曲的原因，采取避免再次发生的措施。

（3）更换针头，重新注射。

2. 发生断针的处理措施

（1）医护人员保持镇静，安抚患者，避免紧张。

（2）立即用一手捏紧局部肌肉，嘱患者放松，保持原体位，勿移动肢体或做肌肉收缩动作，以免残留的针体随肌肉收缩而移动。

（3）迅速用止血钳将断针拔出。

（4）若针体已完全没入体内，需在X线定位后通过手术将残留针体取出。

（张慧君）

第六节　肌内注射技术操作并发症的预防及处理

肌内注射技术是将少量药液注入肌肉组织内的方法。主要用于由于药物或病情因素不宜口服给药者；要求药物在短时间内发生疗效而又不适于或不必采用静脉注射者；药物刺激性较强或药量较大，不适于皮下注射者。肌内注射可发生的并发症有疼痛、神经性损伤、局部或全身感染、疾病传播、硬结形成、针头堵塞及过敏性休克等，有关过敏性休克、虚脱、疾病传播、硬结形成、针头弯曲或断针等并发症与皮内注射、皮下注射的同类并发症基本相同，其临床表现、预防和处理措施请参考本章第一、第二节相关内容。

一、疼痛

（一）临床表现

注射局部疼痛、酸胀，肢体无力、麻木。可引起下肢及坐骨神经疼痛，严重者可引起足下垂或跛行，甚至可出现下肢瘫痪。

（二）预防措施

（1）注射前，评估和选择好注射部位，避开神经、血管丰富之处。

（2）尽可能避免产生疼痛的因素。

1）避免使用对组织刺激性强的药物。

2）一般选用无菌生理盐水作为溶媒。

3）选用大小、型号适宜的注射器和针头。

4）一次注射量以 2 mL 为宜，最多不超过 5 mL。

5）熟练掌握无痛注射技术，做到“两快一慢”。

（三）处理措施

1. 注射过程中评估疼痛

如与注射技术有关，应及时改进注射技术，减轻注射时的疼痛。

2. 疼痛轻者

嘱患者全身放松、深呼吸，帮助患者分散注意力，减轻疼痛。

3. 疼痛严重者

注射后，给予湿热敷、局部按摩，缓解疼痛。

二、神经损伤

（一）临床表现

（1）注射过程中，出现神经支配区麻木、放射痛。

（2）注射后，除局部麻木外，可出现肢体功能部分或完全受损，下肢受累可发生下肢活动受限或跌倒，上肢受累可出现局部红肿、疼痛，肘关节活动受限，手部有运动和感觉障碍。

（二）预防措施

（1）注射前，评估和选择好注射部位，避开神经、血管丰富之处。

（2）避免注射刺激性强的药物，尽量选用刺激性小、等渗、pH 接近中性的药物。

（3）熟练掌握注射技术，杜绝进针部位、深度、方向等不当的现象。

（三）处理措施

（1）注射过程中，及时评估患者的反应，若发现神经支配区麻木或放射痛，应考虑注入神经内的可能性，须立即改变进针方向或停止注射。

（2）对可能有神经损伤者，早期行理疗、热敷，促进炎症消退和药物吸收，同时可使用神经营养药物治疗，促进神经功能的恢复。

（3）对理疗、热敷一段时间无改善，中度以上完全性神经损伤，则采用外科治疗，如手术探查、神经松解术。

三、局部或全身感染

（一）临床表现

（1）在注射后数小时局部感染，局部出现红、肿、热、痛。

（2）若感染扩散，导致全身菌血症、脓毒血症，患者出现高热、畏寒、谵妄等。

（二）预防措施

预防措施与皮下注射相同。

（三）处理措施

若有全身感染的可能，进行血培养及药物敏感试验，而后选用敏感抗生素抗感染。

四、针口渗液

（一）临床表现

推注药液阻力大，注射时有液体自针眼流出，拔针后液体流出更明显。

（二）预防措施

（1）注射前，选择合适注射部位，避开硬结、瘢痕、皮损等部位。多次注射者，每次轮换部位，避免同一部位反复注射。

（2）一次注射量接近 5 mL 时，可采用“Z”字形途径注射法预防药物渗漏至皮下组织或表皮，以减轻疼痛及组织受损。

（三）处理措施

（1）注射后立即用无菌干棉签轻压注射部位数秒，至不渗为止。

（2）对于有硬结的注射部位，注射前后适当给予热敷，加速局部血液循环，促进药液吸收。

五、针头堵塞

（一）临床表现

推药阻力大，无法将注射器内的药液推入体内。

（二）预防措施

（1）根据药液的性质选用粗细合适的针头和肌肉丰富的注射部位。

（2）对于需要混合的注射药物，注射前充分混合药液，检查针头是否通畅。

（3）注射有可能发生针头堵塞的药物，注射时保持一定的速度，避免停顿导致药液沉积在针头内。

（三）处理措施

注射过程中，发现推药阻力大或无法将药液注入体内，应拔针，更换针头另选部位进行注射。

（杜 妍）

第七节 静脉注射技术操作并发症的预防及处理

静脉注射技术是指用无菌注射器将一定量的无菌药液注入静脉的方法。因药物可直接进入血液而达到全身，所以是作用最快的给药方法。静脉注射法适用于：药物不宜口服、皮下或肌内注射，需迅速发生药效时；药物浓度高、刺激性大、量多而不宜采取其他注射方法；药物注入静脉进行诊断试验检查；输液和输血；静脉营养治疗。静脉注射可能出现的并发症有：静脉穿刺失败、药液外渗性损伤、血肿、过敏性休克、静脉炎等。其中，药物过敏性休克并发症的预防及处理措施参考本章第四节相关内容。

一、静脉穿刺失败

（一）临床表现

（1）针头未进入静脉，无回血，推注药物时有阻力，局部疼痛、肿胀。

（2）针头斜面一半在血管内、一半在血管外，有回血，推注药物时有阻力，局部疼痛、肿胀。

（3）针头穿破血管且针头在血管外，无回血，推注药物有或无阻力，局部疼痛、肿胀。

（二）预防措施

1. 做好注射前评估

（1）选择暴露好、较直、弹性好、清晰的浅表静脉进行静脉注射。

（2）适用型号合适、质量可靠的针头。

（3）评估患者的合作程度，取得患者的配合。

2. 熟练掌握静脉注射技术，提高穿刺成功率

（1）穿刺时，当感觉针头进入血管不见回血时，可试抽回血，以防进针过度刺穿血管壁。

（2）对于静脉硬化、弹性差者，穿刺时应压迫静脉上下端，固定后于静脉上方成30°斜角直接进针，回抽见回血后，轻轻松开止血带，避免弹力过大、针头脱出造成失败。

（3）对于四肢末梢循环不良者，注射前可行局部热敷、饮热饮料等保暖措施，促进血管扩张。

（4）对于水肿患者，应先行局部顺血管方向轻柔推压，使血管暴露后穿刺。

（5）对于肥胖患者，应用手摸清血管方向或按解剖方位，沿血管方向穿刺。

（6）对血液呈高凝状态或血液黏稠的患者，可以连接有肝素盐水的注射器，试穿刺时注射器应保持负压，一旦刺入血管即可有回血，因针头内充满肝素，不易凝血。

（7）对于小儿，行头皮静脉穿刺时，选择较小的针头，采取二次进针法，见回血后不松止血带，推药少许，使静脉充盈，再稍进0.5 cm后松止血带，妥善固定。

（三）处理措施

（1）评估穿刺失败为针头未进入静脉，无回血时，可将针头稍退出但不退出皮肤，调整进针角度和方向，穿刺入血管，见回血，无肿胀，则穿刺成功。

（2）评估穿刺失败为针头斜面一半在血管内、一半在管腔外，或者穿破血管，针头在血管外时，立即拔针，局部按压止血。重新选择合适血管穿刺。

二、药液外渗性损伤

（一）临床表现

注射部位出现局部肿胀、疼痛，皮肤温度低。

（二）预防措施

（1）选择合适的血管，避免注射药物外渗。

（2）熟练掌握静脉注射技术，避免因穿刺失败而造成药液外渗。

（三）处理措施

（1）注射时，注意观察有无药液外渗，如发生药液外渗，立即停止注射，拔针后局部按压。另选血管重新穿刺。

（2）因外渗造成局部疼痛、肿胀者，应根据注射药液的性质不同分别进行处理。

1）血管收缩药（如去甲肾上腺素、多巴胺、间羟胺）外渗：可采用肾上腺素拮抗药酚妥拉明5～10 mg溶于20 mL生理盐水中做局部浸润，以扩张血管；同时给3%醋酸铅局部湿热敷。

2）高渗药液（20%甘露醇、50%葡萄糖注射液）外渗：可用0.25%普鲁卡因5～20 mL溶解透明质酸酶50～250 U，注射于渗液局部周围，因透明质酸酶有促进药物扩散、稀释和吸收作用。

3）抗肿瘤药外渗：应尽早抬高患肢，局部冰敷，使血管收缩并减少药物吸收。

4）阳离子（氯化钙、葡萄糖酸钙）溶液外渗：可用0.25%普鲁卡因5～10 mL做局部浸润注射，可减少药物刺激，减轻疼痛。同时用3%醋酸铅和50%硫酸镁溶液交替局部湿热敷。

5）药物外渗超过24小时未恢复，局部皮肤由苍白转为黯红，禁止热敷。

（3）如上述处理无效，组织发生坏死，则由外科处理，预防感染。

三、血肿

（一）临床表现

皮下肿胀、疼痛，2~3天后皮肤变青紫，1~2周后血肿开始吸收。

（二）预防措施

（1）注射前评估患者有无凝血功能障碍。

（2）选择合适的血管，避免注射药物外渗。

（3）熟练掌握静脉注射技术，避免因穿刺失败而造成药液外渗。

（4）拔针后，注意用无菌棉签或纱布按压注射部位3~5分钟。对新生儿、血液病患者、有出血倾向者，适当延长按压时间，以不出现青紫为宜。

（三）处理措施

（1）血肿早期（24小时内）予以冷敷，以减少出血。

（2）抬高患肢。

（3）24小时后局部给予50%硫酸镁溶液湿热敷，每天2次，每次30分钟，以加速血肿的吸收。

（4）若血肿过大难以吸收，可常规消毒后，用注射器抽吸不凝血液或切开清除血块，防止感染。

四、静脉炎

（一）临床表现

沿静脉走向出现条索状红线，局部组织发红、肿胀、灼热、疼痛，全身畏寒、发热等。

（二）预防措施

（1）选择合适的血管，避免采用同一血管反复注射。

（2）掌握药物的性能，尽可能减少药物对血管的不良刺激，如稀释成合适的浓度后注射，缓慢注射，注射刺激性强的药物前后用生理盐水或5%葡萄糖注射液快速输注，冲洗静脉等。

（3）输注化疗药物过程中，常规给予硫酸镁沿血管方向湿敷，持续时间7~8小时。湿敷应距穿刺处上方2~3 cm，每4小时更换1次，预防静脉炎。

（4）熟练掌握静脉注射技术，严格无菌技术原则，避免药液外渗、感染等。

（三）处理措施

（1）一旦发生静脉炎，停止在患肢静脉输液并将患肢抬高、制动。

（2）根据情况行局部湿热毛巾或药物热敷，如50%硫酸镁溶液行湿热敷、中药如意黄金散外敷等。

（3）使用微波治疗仪，局部外涂复方七叶皂苷凝胶（利百素）、多磺酸黏多糖乳膏（喜辽妥）等防治静脉炎。

（4）如并发全身感染，遵医嘱应用抗生素治疗。

（杜　妍）

第三章

儿科疾病专科护理

第一节　急性上呼吸道感染

一、概述

急性上呼吸道感染（AURI）简称上感，是小儿最常见的疾病，主要指鼻、鼻咽和咽部的急性感染。若上呼吸道某一部位炎症特别突出，即按该炎症处命名，如急性鼻炎、急性咽炎、急性扁桃体炎等，而急性上呼吸道感染主要用于上呼吸道局部感染部位不确切者。该病一年四季均可发生，但以冬春季节多见。

二、病因

本病90%以上由病毒引起，如呼吸道合胞病毒（RSV）、流感病毒、副流感病毒、腺病毒、鼻病毒、柯萨奇病毒等。在病毒感染的基础上也可继发细菌感染，常见有溶血性链球菌、肺炎球菌等。婴幼儿时期由于上呼吸道的解剖生理和免疫特点易患呼吸道感染，若有疾病影响（如维生素D缺乏性佝偻病、营养不良、贫血、先天性心脏病等）、环境因素（如居室拥挤、通风不良、冷热失调）及护理不当则易发生反复上呼吸道感染或使病程迁延。

三、临床表现

症状轻重不一，与年龄、病原体和机体抵抗力有关。

（一）一般类型上感

1. 症状

婴幼儿局部症状不明显而全身症状重；年长儿全身症状轻，以局部症状为主。

（1）局部症状：流涕、鼻塞、喷嚏、咳嗽、咽部不适和咽痛等。

（2）全身症状：发热、畏寒、头痛、烦躁不安、拒奶、乏力等，可伴有呕吐、腹泻、腹痛，甚至高热、惊厥。部分患儿发病早期可有脐周阵发性腹痛、无压痛，与发热所致肠痉挛或肠系膜淋巴结炎有关。

2. 体征

可见咽部充血、扁桃体肿大，颌下淋巴结肿大、触痛。肠道病毒感染者可出现不同形态皮疹。肺部听诊一般正常。

（二）特殊类型上感

1. 疱疹性咽峡炎

病原体为柯萨奇A组病毒，好发于夏秋季。此类型主要表现为急起高热、咽痛、流涎、拒食等。体检可见咽充血，咽腭弓、悬雍垂、软腭等处黏膜上有2～4 mm大小的灰白色疱疹，周围有红晕，疱疹破溃后形成小溃疡。病程1周左右。

2. 咽-结合膜热

病原体为腺病毒（3、7型），好发于春夏季，可在集体小儿机构中流行。临床以发热、咽炎、结膜炎为特征，主要表现为高热、咽痛，眼部刺痛、畏光、流泪等。体检可见咽充血，一侧或双侧滤泡性眼结膜炎，可有球结合膜充血、颈部及耳后淋巴结肿大。病程1~2周。

（三）并发症

婴幼儿上感可并发中耳炎、鼻窦炎、咽后壁脓肿、颈淋巴结炎、喉炎、支气管炎及肺炎等。年长儿可因链球菌感染而并发急性肾小球肾炎及风湿热。

四、辅助检查

病毒感染者白细胞正常或偏低；细菌感染者白细胞增高，中性粒细胞百分比增高。

五、治疗

以支持疗法及对症治疗为主，注意预防并发症。抗病毒药物常用利巴韦林，中药治疗有一定效果。有继发细菌感染或发生并发症者可选用抗生素，如确为链球菌感染者应用青霉素，疗程为7~14小时。

六、常见护理诊断

1. 体温过高

与上呼吸道感染有关。

2. 舒适度的改变

与疼痛、鼻塞有关。

3. 潜在并发症

惊厥。

七、护理措施

1. 维持体温正常

（1）注意环境温度，防止闷热，保持室内温度为18~22℃，湿度为50%~60%，每日通风两次以保持室内空气清新。

（2）保证营养和水分的摄入，鼓励患儿多饮水，给予易消化和富含维生素的清淡饮食，必要时按医嘱静脉补液。

（3）松解衣被，衣服和被子不宜过多、过紧，以免影响散热，出汗后应及时更换衣服。

（4）密切观察体温变化，当体温超过38.5℃时给予物理降温，如头部冷湿敷或枕冰袋、腋下及腹股沟处放置冰袋、温水擦浴或冷盐水灌肠等。

（5）按医嘱给予退热剂，如口服对乙酰氨基酚或肌内注射柴胡注射液等。

2. 促进舒适

（1）及时清除鼻腔及咽喉部分泌物，保持呼吸道通畅。

（2）鼻塞严重时应先清除鼻腔分泌物，后用0.5%麻黄碱液滴鼻，每天2~3次，每次1~2滴，对因鼻塞而妨碍吮奶的婴儿，宜在哺乳前15分钟滴鼻，使鼻腔通畅，保证吸吮。

（3）加强口腔护理，保持口腔清洁，咽部不适或咽痛时可用温盐水或复方硼砂液漱口、含服润喉片或应用咽喉喷雾剂等。

3. 病情观察

密切观察患儿体温变化，警惕高热、惊厥的发生。在护理患儿时应经常检查口腔黏膜及皮肤有无皮疹，注意咳嗽的性质及神经系统症状等，以便能早期发现麻疹、猩红热及流行性脑脊髓膜炎等急性传染病。在疑有咽后壁脓肿时，应及时报告医师，同时要注意防止脓肿破溃后脓液流入气管引起窒息。

4. 健康指导

居室要经常通风，保持室内空气清新。在集体小儿机构中，应早期隔离患儿，如有流行趋势，可用食醋熏蒸法消毒。呼吸道疾病流行期间，尽量避免去人多拥挤的公共场所。保持合理饮食起居，保证充足的营养和睡眠。提倡母乳喂养，加强体育锻炼，多进行户外活动，以增强体质。气候变化时及时增减衣服，避免过热或过冷。积极防治营养不良、佝偻病、贫血和各种传染病，按时预防接种。

（郭诗博）

第二节　小儿肺炎

一、概述

肺炎是由不同致病源或其他因素所引起的肺部炎症，临床以发热、咳嗽、气促、呼吸困难及肺部固定湿啰音为各型肺炎的共同表现。肺炎是婴幼儿时期的常见病，肺炎死亡占小儿死亡的第一位，被卫健委列为小儿重点防治的四病之一（肺炎、腹泻、佝偻病、贫血）。一年四季均可发病，以冬春季节多见。

二、分类

目前，小儿肺炎的分类尚未统一，常用的分类方法如下。

1. 按照病理分类

可分为大叶性肺炎、小叶性肺炎（支气管肺炎）、间质性肺炎等。

2. 按照病因分类

（1）感染性肺炎：如病毒性肺炎、细菌性肺炎、真菌性肺炎、支原体肺炎、衣原体肺炎、原虫性肺炎。

（2）非感染性肺炎：如吸入性肺炎、变应性肺炎、坠积性肺炎等。

3. 按照病程分类

（1）急性肺炎：病程 <1 个月。

（2）迁延性肺炎：病程 $1\sim3$ 个月。

（3）慢性肺炎：病程 >3 个月。

4. 按照病情分类

（1）轻症肺炎：主要是呼吸系统受累，其他系统无或仅轻微受累，无全身中毒症状。

（2）重症肺炎：除呼吸系统受累外，其他系统也受累，且全身中毒症状明显。

5. 按照临床表现典型与否分类

（1）典型性肺炎：指由肺炎链球菌、金黄色葡萄球菌、流感嗜血杆菌、大肠杆菌等引起的肺炎。

（2）非典型性肺炎：指由肺炎支原体、衣原体、军团菌、病毒等引起的肺炎。2003 年春季在我国发生的一种传染性非典型性肺炎，世界卫生组织（WHO）将其命名为严重急性呼吸道综合征（SARS），初步认定由新型冠状病毒引起，以肺间质病变为主，传染性强、病死率高。

临床上若病原体明确，则以病因分类命名，否则按病理分类命名。

支气管肺炎为小儿最常见的肺炎，故本节重点介绍。

三、病因

引起肺炎的病原体有病毒、细菌、支原体、真菌等。发达国家小儿肺炎病原体以病毒为主，如呼吸道合胞病毒、腺病毒、流感病毒等；发展中国家小儿肺炎病原体以细菌为主，如肺炎链球菌、葡萄球菌、链球菌等。近年来支原体、衣原体和流感嗜血杆菌引起的肺炎有增多趋势。营养不良、维生素 D 缺乏性佝偻病、先天性心脏病等患儿易患本病，且病情严重，易迁延不愈。

四、临床表现

1. 轻症肺炎

仅表现为呼吸系统症状和相应的肺部体征。

（1）症状：大多起病较急，主要表现为发热、咳嗽、气促和全身症状。①发热：热型不定，多为不规则热，新生儿和重度营养不良儿可不发热，甚至体温不升。②咳嗽：较频，初为刺激性干咳，以后咳嗽有痰，新生儿则表现为口吐白沫。③气促：多发生在发热、咳嗽之后。④全身症状：精神不振、食欲减退、烦躁不安、轻度腹泻或呕吐。

（2）体征：呼吸加快，频率为40～80次/分钟，可有鼻翼扇动、点头呼吸、三凹征、唇周发绀。肺部可听到较固定的中、细湿啰音，以背部、两肺下方、脊柱两旁较易听到，深吸气末更为明显。

2. 重症肺炎

除呼吸系统症状和全身中毒症状加重外，常有循环、神经和消化系统受累的表现。

（1）循环系统：常见心肌炎、心力衰竭，前者主要表现为面色苍白、心动过速、心音低钝、心律不齐，心电图显示ST段下移、T波低平或倒置；后者主要表现为呼吸困难加重，呼吸加快（>60次/分钟），烦躁不安，面色苍白或发绀，心率增快（婴儿>180次/分钟，幼儿>160次/分钟），心音低钝或出现奔马律，肝脏迅速增大等。重症革兰阴性杆菌肺炎还可发生微循环障碍、休克甚至DIC。

（2）神经系统：发生脑水肿时出现烦躁或嗜睡、意识障碍、惊厥、前囟隆起、瞳孔对光反射迟钝或消失、呼吸节律不齐甚至停止、脑膜刺激征等。

（3）消化系统：表现为食欲减退、呕吐或腹泻。发生中毒性肠麻痹时出现明显腹胀、呼吸困难加重、肠鸣音消失；发生消化道出血时呕吐物为咖啡样，大便潜血试验阳性或有柏油样便。

若延误诊断或金黄色葡萄球菌感染者可引起并发症。如在肺炎的治疗过程中，中毒症状及呼吸困难突然加重，体温持续不退或退而复升，应考虑脓胸、脓气胸、肺大泡等并发症的可能。

五、辅助检查

1. 血常规检查

病毒性肺炎白细胞总数大多正常或降低；细菌性肺炎白细胞总数及中性粒细胞百分比常增高，并有核左移。

2. 病原学检查

可做病毒分离或细菌培养，以明确病原体。血清冷凝集试验在50%～70%的支原体肺炎患儿中可呈阳性。

3. 胸部X线检查

早期肺纹理增粗，以后出现大小不等的斑片状阴影，可融合成片，可伴有肺不张或肺气肿。

六、治疗

治疗主要为控制感染，改善通气功能，对症治疗，防治并发症。①根据不同病原体选用敏感抗生素控制感染；使用原则为早期、联合、足量、足疗程，重症患儿宜静脉给药；用药时间应持续至体温正常后5～7小时，临床症状消失后3小时。抗病毒可选用利巴韦林等。②止咳，平喘及纠正水、电解质与酸碱平衡紊乱、改善低氧血症。③中毒症状明显或严重喘憋、脑水肿、感染性休克、呼吸衰竭者，可应用糖皮质激素，常用地塞米松，疗程3～5小时。④发生感染性休克、心力衰竭、中毒性肠麻痹、脑水肿等，应及时处理。脓胸和脓气胸者应及时进行穿刺引流。

七、护理评估

1. 健康史

评估发病情况、患儿食欲情况及生长发育史，既往有无反复呼吸道感染史，家族中有无呼吸道疾病史，病前有无呼吸道传染病，如麻疹、百日咳等。

2. 身体状况

评估患儿有无发热、咳嗽、气促、呼吸困难、鼻扇、三凹征、唇周发绀及肺部啰音等症状和体征，并注意热型及痰液情况；观察有无循环、神经、消化系统受累的临床表现。及时了解血常规、胸片等结果及意义。根据病原学检查结果评估用药效果、药物敏感程度及不良反应。

3. 心理-社会状况

评估患儿及其家长对疾病的心理反应，对疾病的病因和防护知识的了解程度，居住环境及经济状况如何，了解患儿既往有无住院经历，家长对患儿有无照顾能力等。

八、常见护理诊断

1. 清理呼吸道无效

与呼吸道分泌物过多、痰液黏稠、咳嗽无力有关。

2. 气体交换受损

与肺部炎症致通气、换气功能障碍有关。

3. 体温过高

与肺部感染有关。

4. 潜在并发症

心力衰竭、中毒性脑病、中毒性肠麻痹等。

九、预期目标

（1）患儿能顺利有效地咳痰，呼吸道通畅。

（2）患儿呼吸困难、发绀消失，呼吸平稳。

（3）患儿体温恢复正常。

（4）患儿住院期间不出现并发症。

十、护理措施

1. 保持呼吸道通畅

（1）保持室内空气新鲜，定时开窗通风，避免直吹或对流风。保持适宜的温湿度，室温维持在18～22 ℃，湿度以50%～60%为宜。

（2）饮食宜给予易消化、营养丰富的流质、半流质饮食，多喂水。少食多餐，避免过饱影响呼吸。喂哺时应耐心，哺母乳者应抱起哺喂，防止呛咳。重症不能进食时，给予静脉输液，输液时应严格控制输液量及滴注速度，最好使用输液泵，保持均匀滴入。

（3）及时清除口鼻分泌物，分泌物黏稠者应用超声雾化或蒸汽吸入；分泌物过多影响呼吸时，应用吸引器吸痰。

（4）帮助患儿取合适的体位并经常更换，翻身拍背，帮助痰液排出，防止坠积性肺炎。方法是五指并拢，稍向内合掌，由下向上、由外向内地轻拍背部。

（5）指导和鼓励患儿进行有效的咳嗽。

（6）根据病情或病变部位进行体位引流。

（7）按医嘱给予祛痰剂。

2. 改善呼吸功能

（1）凡有缺氧症状，如呼吸困难、口唇发绀、烦躁、面色灰白等情况时应立即给氧。一般采用鼻前庭给氧，氧流量为0.5～1.0 L/min，氧浓度不超过40%，氧气应湿化，以免损伤呼吸道黏膜。缺氧明显者可用面罩给氧，氧流量为2～4 L/min，氧浓度为50%～60%。若出现呼吸衰竭，则使用人工呼吸器。

（2）病室环境安静、空气新鲜、温湿度适宜。做好呼吸道隔离，为防止交叉感染，不同病原引起的肺炎应分别收治。

（3）护理操作应集中完成，以减少刺激，避免哭闹。

（4）按医嘱使用抗生素治疗肺部炎症、改善通气，并注意观察药物的疗效及不良反应。

3. 维持体温正常

发热者应注意体温的监测，警惕高热、惊厥的发生，并采取相应的降温措施。

4. 密切观察病情

（1）若患儿出现烦躁不安、面色苍白、呼吸加快（>60 次/分钟）、心率增快（婴儿 180 次/分钟，幼儿 160 次/分钟）及心音低钝或奔马律、肝脏短期内迅速增大时，考虑肺炎并发心力衰竭，应及时报告医生，立即给予吸氧，并减慢输液速度。若患儿突然口吐粉红色泡沫痰，应考虑肺水肿，可给患儿吸入经 20%～30% 乙醇湿化的氧气，间歇吸入，每次吸入不宜超过 20 分钟。

（2）若患儿出现烦躁、嗜睡、惊厥、昏迷、呼吸不规则等，应考虑脑水肿、中毒性脑病的可能，应立即报告医生并配合抢救。

（3）若患儿病情突然加重，体温持续不降或退而复升，咳嗽和呼吸困难加重，面色青紫，应考虑脓胸或脓气胸的可能，及时报告医生，配合进行胸穿或胸腔闭式引流，并做好术后护理。

5. 健康指导

向患儿家长解释疾病的有关知识和防护知识。指导家长合理喂养患儿，婴儿期提倡母乳喂养。指导患儿多进行户外活动；注意气候变化，及时增减衣服，避免着凉，一旦上感，及时治疗，以免继发肺炎。让患儿家长了解所用药物名称、剂量、用法及不良反应。指导患儿不随地吐痰，咳嗽时应用手帕或纸巾捂住嘴，尽量使痰飞沫不向周围喷射。

（郭诗博）

第三节　急性呼吸衰竭

一、概述

急性呼吸衰竭（ARF）是由于呼吸功能异常，使肺通气和换气功能障碍，导致动脉血氧下降和二氧化碳潴留，并由此引起生命器官功能障碍的临床综合征。ARF 的病因很多，小儿以呼吸道疾病多见，其次为神经肌肉疾病。呼吸衰竭的基本病理生理变化为低氧血症和高碳酸血症。

二、临床表现

1. 呼吸系统

早期呼吸增快，可达 40～60 次/分钟以上，伴有鼻扇、三凹征、呼气性呻吟。后期呼吸变浅、变慢、不规则，出现点头样呼吸、双吸气、下颌呼吸。肺部呼吸音减低或有干、湿啰音。中枢性呼吸衰竭主要表现为呼吸节律和频率的改变，如快慢深浅不匀，可呈潮式呼吸、抽泣样呼吸、双吸气等。

2. 心血管系统

缺氧早期心率加快、心音有力、心排出量增加、血压上升，晚期心率减慢、血压下降、心律失常、脉搏细弱，并可发生心力衰竭、休克。

3. 神经系统

早期兴奋、烦躁，以后转入精神萎靡、反应差、意识障碍，甚至昏迷、惊厥等。

4. 消化系统

可出现消化道出血，吐出咖啡样液体。

5. 其他

缺氧严重者可出现发绀、尿量减少、肾功能不全及代谢紊乱，如酸中毒、低钠血症、高钾血症等。

三、护理评估

1. 健康史

详细询问有无呼吸系统疾患、异物梗阻、颅内感染、多发性神经根炎、脊髓灰质炎等病史。

2. 症状、体征

注意呼吸频率、节律，呼吸困难（三凹征、发绀）的程度，是否有烦躁不安、意识模糊、昏迷、惊厥等神经系统的表现，是否有血压、心率、心律改变，有无消化道出血、有无肾功能不全及代谢紊乱的表现，如尿量减少、酸中毒、低钠、高钾血症等。

3. 心理-社会状况

评估患儿及其家长的应对状态，有无焦虑、恐惧或其他不良情绪，家庭经济状况、支持体系。

4. 辅助检查

了解血气分析、酸碱平衡、电解质的检查结果。

四、常见护理问题

1. 气体交换功能受损

与肺通气及换气功能障碍有关。

2. 清理呼吸道无效

与呼吸道分泌物黏稠、咳痰无力、呼吸功能受损有关。

3. 活动无耐力

与呼吸困难有关。

4. 营养失调——低于机体需要量

与摄入不足有关。

5. 焦虑

与病情危重有关。

6. 合作性问题

心力衰竭、脑水肿。

五、护理措施

（一）急救处理

1. 改善通气功能

迅速清除呼吸道分泌物，平卧、抬高头肩部，易呕吐者侧卧，吸痰一次时间不超过10秒。

2. 给氧

给氧方式有鼻导管、面罩、头罩、皮囊加压、持续气道正压及机械通气。有自主呼吸者采用鼻导管或面罩或头罩给氧，头罩给氧氧流量 >4 L/min。呼吸浅弱、呼吸暂停或紧急复苏时可用皮囊加压给氧，RDS（呼吸窘迫综合征）可用呼吸道持续正压（CPAP）给氧。经以上处理缺氧严重程度无改善应考虑改用呼吸机给氧。给氧原则以能缓解缺氧而不抑制颈动脉窦和主动脉体化学感受器对低氧血症的敏感性为宜。应注意给氧只能提高 PaO_2，不能根本解决 CO_2 排出问题，因此在改善缺氧的同时，必须注意改善通气功能。

3. 气管插管

当出现下列任一情况时应给予气管插管。

（1）呼吸困难加重：呼吸频率减慢（婴儿 <15 次/分钟，儿童 <10 次/分钟）。

（2）吸入氧浓度（FiO_2）为0.4，而 $PaO_2 \leqslant 6.67$ kPa（50 mmHg）、$PaCO_2 \geqslant 6.67$ kPa（50 mmHg）。

（3）中枢性呼吸衰竭，凡出现呼吸节律不齐、呼吸深浅快慢不等、反复呼吸暂停等均应插管。

4. 解除支气管痉挛

支气管痉挛者，遵医嘱应用支气管解痉剂，常用地塞米松、氨茶碱、沙丁胺醇气雾剂。氨茶碱每次为3～5 mg/kg，稀释后静脉滴注；沙丁胺醇气雾剂0.25～1.00毫升/次，加生理盐水2 mL雾化吸入。

5. 建立静脉通路

适当补液，维持水、电解质平衡，补液量控制在60～80 mL/(kg·d)，并发脑水肿者为30～60 mL/(kg·d)，且边补边脱，常用甘露醇每次0.25～0.50 g/kg静脉推注，每日3～4次。

6. 纠正酸中毒

单纯呼吸性酸中毒改善通气即可纠正，并发代谢性酸中毒，且pH＜7.2，BE为－8 mmol/L以上时可用碳酸氢钠纠正，应在有效的通气下使用。纠正酸中毒公式：5% $NaHCO_3$（mL）＝(－BE)×0.5×体重，先用1/2量，以5%～10%葡萄糖注射液将5%碳酸氢钠稀释成1.4%浓度后静脉滴注。

7. 应用正性肌力药

有心功能不全时可用正性肌力药，常用多巴胺或多巴酚丁胺，剂量为5～10 μg/(kg·min)。也可使用洋地黄类，但缺氧严重、心肌损害者应减量使用。

（二）一般护理

1. 保持呼吸道通畅

（1）平卧，抬高头肩部。

（2）胸部物理治疗，包括吸痰、翻身、拍背、清除呼吸道分泌物。

（3）雾化吸入，雾化所产生的细雾粒进入下气道可达到局部给药的目的，有稀释痰液、减轻水肿充血、消炎及解除支气管痉挛作用，每次10分钟左右。

2. 合理用氧

给氧方式、氧流量及氧浓度依患者缺氧程度而定，一般氧浓度不超过60%，以防氧中毒。若缺氧严重给60%以上的氧不可超过24小时，给纯氧不可超过6小时。给氧应加温湿化，吸入氧气温度应在32～34 ℃，以达到稀释痰液及减少不显性失水的目的，并可保护黏膜不因干燥引起损害。

3. 营养支持

根据病情给营养丰富饮食，少量多餐。危重者给予鼻饲，必要时遵医嘱给静脉营养，满足患儿热能所需。

4. 维持体温正常

高热者物理降温，低温时应保暖，以减少氧耗。

5. 病情观察

（1）心肺监护：密切观察患者面色，肢端皮肤颜色、温度，呼吸频率、节律、类型及心音、心律、血压、意识等。

（2）监测血气和电解质：注意pH、PaO_2、$PaCO_2$、SaO_2等指标的变化。

（3）并发症观察：注意观察患者心率、心音、呼吸、肝脏大小、面色等。当出现呼吸急促＞60次/分钟，心率增快＞160次/分钟，听到奔马律，肝脏增大达肋下3 cm以上或短期内较前增大1.5～2.0 cm，烦躁不安，面色苍白或发绀，应考虑心力衰竭可能。注意观察患儿反应、意识、前囟（前囟未闭者）、有无抽搐等，当出现反应差或烦躁、前囟饱满、嗜睡甚至昏迷、抽搐，应考虑脑水肿可能。

6. 情绪支持

向患儿及其家长解释疾病过程和治疗过程。关心患儿，给患儿以抚摸、握手、眼神交流等，护理操作前做好必要解释，尽可能使患儿有安全感。认真听取患儿家长的陈述，耐心解答疑问。

（杨　宏）

第四节　化脓性脑膜炎

一、概述

化脓性脑膜炎简称化脑，是小儿时期常见的由化脓性细菌引起的中枢神经系统急性感染性疾病。临床以急性发热、惊厥、意识障碍、颅内压升高、脑膜刺激征及脑脊液脓性改变为特征。如未及时治疗，神经系统后遗症较多，病死率较高。

二、分类及临床表现

1. 分类

化脓性脑膜炎的发病可分为两种。

（1）暴发型：骤起发病，一般由脑膜炎双球菌引起，若不及时治疗，可在 24 小时内死亡。

（2）亚急型：由其他化脓菌引起，于发病前数日常有上呼吸道炎症或胃肠道症状。

2. 典型临床表现

可简单概括为 3 个方面。

（1）感染中毒及急性脑功能障碍症状：包括发热、烦躁、进行性意识障碍，患儿逐渐从精神萎靡、嗜睡、昏睡、浅昏迷到深度昏迷。30% 患儿有反复的全身或局限性惊厥发作。部分患儿出现Ⅱ、Ⅲ、Ⅵ、Ⅶ、Ⅷ对脑神经受损或肢体瘫痪症状。脑膜炎双球菌感染者可骤起发病，迅速出现进行性休克、皮肤出血点、瘀斑、意识障碍和弥散性血管内凝血的症状。

（2）颅内压升高：剧烈头痛、喷射性呕吐，婴儿有前囟饱满、颅缝增宽的症状，并发脑疝时，则有呼吸不规则、突然意识障碍加重、瞳孔不等大等征兆。

（3）脑膜刺激征：颈抵抗最常见，可有凯尼格征阳性、布鲁津斯基征阳性。

3. 婴儿和新生儿化脑表现

多不典型，主要差异在于：①体温可高可低，可不发热或体温不升；②颅内压升高表现可不明显，可能仅有吐奶、尖叫或颅缝裂开；③惊厥可不典型，如仅见面部、肢体局灶性或肌阵挛等发作；④脑膜刺激征不明显，与小儿肌肉不发达、肌力弱或反应低下有关。

4. 并发症

严重患儿可并发硬膜下积液、脑积水、脑室管膜炎、脑性低钠血症，脑神经受累可致耳聋、失明等，脑实质病变可产生继发性癫痫、智力障碍等。

三、辅助检查

（1）周围血白细胞增高，中性粒细胞百分比增高。

（2）脑脊液压力增高、外观浑浊、白细胞每升为数千万至数十亿，分类以中性粒细胞为主，蛋白质增多、糖降低。脑脊液涂片和培养可明确病原体。

四、护理评估

1. 健康史

询问患儿发病前有无呼吸道、胃肠道或皮肤等感染史，新生儿有无脐带感染史及出生时的感染史。

2. 症状、体征

评估患儿生命体征（尤其是体温及呼吸状况）、意识障碍及颅内高压程度，有无躯体受伤的危险因素。有并发症者，注意评估有无头痛、呕吐、发热不退，观察小婴儿前囟、颅缝等。

3. 心理－社会状况

评估患儿及其家长对疾病的了解程度，有无焦虑、恐惧，家长文化程度等。

4. 辅助检查

注意评估治疗前后患儿脑脊液的细胞数、分类、生化、培养等的变化，注意周围血常规改变、CT检查结果等。

五、常见护理问题

1. 体温过高

与细菌感染有关。

2. 合作性问题

颅内高压症。

3. 营养失调——低于机体需要量

与摄入不足、机体消耗增多有关。

4. 有受伤的危险

与抽搐或意识障碍有关。

5. 恐惧或焦虑（家长）

与担心疾病重、预后不良有关。

六、护理措施

1. 高热的护理

保持病室安静、空气新鲜，绝对卧床休息。每4小时测体温一次，并观察热型及伴随症状。鼓励患儿多饮水，必要时静脉补液。出汗后及时更衣，注意保暖。体温超过38.5 ℃时，及时给予物理降温；如超过39 ℃，按医嘱及时给予药物降温，以减少大脑氧的消耗，防止高热惊厥。记录降温效果。

2. 饮食护理

保证足够热量摄入，按患儿热量需要制订饮食计划，给予高热量、清淡、易消化的流质或半流质饮食。少量多餐，防止呕吐发生。注意食物的调配，增加患儿食欲。频繁呕吐不能进食者，应注意观察呕吐情况并静脉输液，维持水、电解质平衡。偶有吞咽障碍者，应及早鼻饲，以防窒息。监测患儿每日热卡摄入量，及时给予适当调整。

3. 体位

给予舒适的卧位，颅内高压者抬高头部15°～30°，保持中位线，避免扭曲颈部。有脑疝发生时，应选择平卧位。呕吐时须将头侧向一边，防止窒息。

4. 加强基础护理

做好口腔护理，呕吐后帮助患儿漱口，保持口腔清洁，及时清除呕吐物，减少不良刺激。做好皮肤护理，及时清除大小便，保持臀部干燥，必要时使用气垫等抗压力器材，预防压疮的发生。

5. 注意患儿安全

患儿躁动不安或惊厥时防坠床及舌咬伤。

6. 协助患儿进行生活护理

如洗漱、进食、大小便及个人卫生等。

7. 病情观察

（1）监测生命体征，密切观察病情：注意患儿精神状态、意识、瞳孔、前囟等变化。若患儿出现意识障碍、前囟紧张、躁动不安、频繁呕吐、四肢肌张力增高等，提示有脑水肿、颅内压升高的可能。若呼吸节律不规则、瞳孔忽大忽小或两侧不等大、对光反射迟钝、血压升高，应注意脑疝及呼吸衰竭的存在。

（2）并发症的观察：如患儿在治疗中发热不退或体温退而复升、前囟饱满、颅缝裂开、呕吐不止、频繁惊厥，应考虑有并发症存在。可做颅骨透照法、头颅超声波检查、头颅CT扫描检查等，以便及早确诊，及时处理。

8. 用药护理

了解各种药物的使用要求及不良反应。如静脉用药的配伍禁忌；青霉素应现配现用，防止破坏，影响疗效；注意观察氯霉素的骨髓抑制作用，定期做血常规检查；甘露醇须快速输注，避免药物渗出血管外，如有渗出须及时处理，可用50%硫酸镁湿敷；除甘露醇外，其他液体静脉输注速度不宜太快，以免加重脑水肿；保护好静脉，有计划地选择静脉，保证输液通畅；记录24小时出入量。

9. 心理护理

对患儿及其家长给予安慰、关心和爱护，使其接受疾病的事实，鼓励其树立战胜疾病的信心。根据患儿及其家长的接受程度，介绍病情及治疗、护理的目的与方法，以取得患儿及其家长的信任，使其主动配合。

10. 健康教育

（1）根据患儿及其家长的接受程度介绍病情和治疗、护理方法，使其主动配合，并鼓励患儿及其家长共同参与制订护理计划。关心家长，爱护患儿，鼓励其战胜疾病，以取得患儿及其家长的信任。

（2）在治疗过程中提供相应的护理知识：如吞咽不良，使用鼻饲者，注意鼻饲后的正确卧位，鼻饲后避免立即翻身和剧烈运动；小婴儿要耐心喂养，给予喂养知识及饮食指导；向患儿及其家长解释腰穿后须去枕平卧、禁食2小时的意义，以取得患儿及其家长的合作；注意保暖，预防感冒；减少陪护，预防交叉感染，以期待尽早康复。

（3）对有并发症患儿，向患儿及其家长解释原因，在处理过程中需要患儿及其家长配合的都应一一说明，以取得患儿及其家长的配合。

七、出院指导

（1）饮食指导：应根据患儿不同年龄给予饮食指导，给予高热量、富含维生素、易消化饮食，并注意饮食的调配，增进食欲。

（2）注意劳逸结合：根据天气变化及时增减衣服，预防感冒。搞好环境卫生，室内经常开窗通风，充分利用日光。注意个人卫生。小儿尽量少去拥挤的公共场所。流行性脑膜炎流行期间避免大型集会，减少人员流动，外出戴口罩，不去疫区。

（3）有后遗症者，应给予相应的功能训练和康复指导：肢体瘫痪者应每日做各关节的被动活动，鼓励患儿主动运动，加强锻炼。恢复期宜做按摩、物理疗法、体疗、运动功能锻炼等康复治疗。有失语者宜进行语言训练。有癫痫者应指导患儿按时有规律地服药，注意安全，避免过度劳累和情绪激动，定期复查。

（杨　宏）

第五节　病毒性脑炎

一、概述

病毒性脑炎是指各种病毒感染引起的一组以精神和意识障碍为突出表现的中枢神经系统感染性疾病。80%以上的病毒性脑炎由肠道病毒引起（柯萨奇病毒、埃可病毒），其次为虫媒病毒（如乙脑病毒）、腮腺炎病毒和疱疹病毒等。由于神经系统受累的部位、病毒致病的强度等不同，临床表现差异较大。

二、临床表现

1. 前驱期症状

多数患儿有上呼吸道或胃肠道感染等前驱症状，如发热、头痛、咽痛、食欲减退、呕吐、腹泻等。

2. 脑实质受累症状

（1）意识障碍：对外界反应淡漠、迟钝或烦躁、嗜睡，甚至出现谵妄、昏迷。如累及脑膜则出现脑膜刺激征。

（2）抽搐：可以为局限性、全身性或持续性。

（3）运动功能障碍：病变累及脑干可有多数脑神经麻痹，表现为斜视、面瘫或吞咽困难，典型的出现交叉性瘫痪，严重的出现呼吸、循环衰竭。病变累及基底节等椎体外系时，出现各种不同类型的不自主运动，包括多动、震颤、肌张力改变，如舞蹈性动作、肌强直等。

（4）小脑受累症状：共济失调、眼球震颤、肌张力低下等。

（5）精神症状：部分患儿精神症状非常突出，如记忆力减退、定向障碍、幻听、幻视；情绪改变、易怒，有时出现猜疑。

（6）自主神经症状：以出汗为明显，其次为唾液分泌增多、颜面潮红；可出现大小便功能障碍。

3. 颅内压升高症状

主要表现为头痛、呕吐、心动过缓、血压升高、球结膜水肿、视盘水肿，婴儿前囟饱满、意识障碍，严重时可出现脑疝，危及生命。

4. 病程

大部分病毒性脑炎的病程为2周，多可完全恢复，但重者可留下不同程度的后遗症，如肢体瘫痪、癫痫、智力低下、失语、失明等。

三、辅助检查

1. 血常规检查

白细胞计数正常或偏低。

2. 脑脊液检查

压力正常或增高，白细胞轻度或中度升高，一般不超过$100 \times 10^6/L$，以淋巴细胞为主，蛋白含量正常或略高，糖和氯化物正常。

3. 病毒学、免疫学检查

部分患儿脑脊液病毒培养及特异性抗体测试阳性。恢复期血清特异性抗体滴度高于急性期4倍以上有诊断价值。

四、护理评估

1. 健康史

询问患儿近2周内有无呼吸道、消化道等前驱感染症状，有无头痛、呕吐、抽搐等表现。

2. 症状、体征

评估患儿的生命体征、意识障碍、肢体瘫痪以及头痛程度，注意检查脑膜刺激征，有无脑神经麻痹、精神症状、前囟隆起等表现。

3. 心理－社会状况

评估患儿及其家长的心理状况和对本病的了解程度，有无焦虑、恐惧，以及家庭经济能力。

4. 辅助检查

及时了解血液化验、脑脊液检查结果，以及脑电图、头颅CT的改变。

五、常见护理问题

1. 体温过高

与病毒感染有关。

2. 营养失调——低于机体需要量

与摄入不足、机体消耗增多有关。

3. 有受伤的危险

与昏迷、抽搐、瘫痪有关。

4. 恐惧（患儿家长）

与担心预后不良有关。

5. 合作性问题

颅内高压症、昏迷。

六、护理措施

1. 合理的体位

患儿取平卧位，上半身可抬高15°～30°，利于静脉回流，降低脑静脉窦压力，有助于降低颅内压。呕吐患儿可取侧卧位，以便分泌物排出，保持呼吸道通畅。

2. 保持安静

患儿抽搐或躁动不安时，遵医嘱使用镇静药，因为任何躁动不安均能加重脑缺氧。

3. 密切观察病情

注意患儿神志、瞳孔、呼吸、心率、血压、前囟、哭声、肌张力，抽搐次数、性质及持续时间等，应经常巡视、密切观察、详细记录，以便及早发现，给予急救处理。

4. 密切注意药物疗效及不良反应

甘露醇、呋塞米、激素使用后需注意瞳孔、前囟张力、头痛程度、血压、尿量等变化，必要时复查电解质。

5. 维持正常体温

监测体温变化，观察热型及伴随症状。体温＞38.5 ℃时给予物理降温如头置冰水袋、温水擦浴、解热贴敷额等；体温＞39 ℃时遵医嘱药物降温，并注意降温疗效。鼓励患儿多饮水，必要时静脉补液；出汗后及时更换衣物，以防受凉。

6. 保护脑细胞

给予氧气吸入，定时监测血氧饱和度，并按医嘱使用甘露醇、呋塞米、地塞米松等以减轻脑水肿。

7. 保证营养供应

饮食宜清淡、易消化、富含营养。注意食物的调配，增加患儿的食欲。少食多餐，以减轻胃的饱胀，防止呕吐发生。对昏迷或吞咽困难的患儿，应及早给予鼻饲，保证热量供应。

8. 促进肢体功能的恢复

（1）卧床期间协助患儿洗漱、进食及大小便和个人卫生等。

（2）教会家长给患儿翻身及皮肤护理的方法，预防压疮的发生。

（3）保持瘫痪肢体于功能位。病情稳定后，尽早督促患儿进行肢体的被动或主动功能锻炼。活动要循序渐进，加强保护措施，防止碰伤。在每次改变锻炼方式时给予指导、帮助和鼓励。

9. 心理护理

树立患儿及其家长战胜疾病的信心，促进康复训练，增强患儿自我照顾能力。耐心介绍环境，给予关心、爱护，以减轻患儿的不安与焦虑。

10. 健康教育

（1）腰椎穿刺是诊断病毒性脑炎必不可少的检查，让家长了解脑脊液每小时可产生20 mL左右，抽出2 mL脑脊液检查不会影响机体的功能，腰椎穿刺后平卧2小时、禁食2小时即可，以解除患儿及家长的顾虑。

（2）根据患儿及其家长的接受程度，介绍病情以及病毒性脑炎可能的转归，鼓励患儿及其家长树立战胜疾病的信心。

（3）指导、督促患儿家长掌握保护性看护和日常生活护理的有关知识，指导患儿家长做好智力训练和瘫痪肢体功能训练。

七、出院指导

（1）对恢复期或有神经系统后遗症的患儿，继续进行肢体及语言功能训练，如针灸、按摩和物理治疗等。

（2）有继发性癫痫患儿应定期随访，长期、正规服用抗癫痫药物。

（3）有精神异常者，要注意安全，避免登高、游泳等，多给予关心指导，勿受不良刺激。

（杜　红）

第六节　先天性脑积水

一、概述

先天性脑积水是指各种原因导致脑脊液在脑室系统内的过多积聚，常有脑室系统扩大、颅内压升高及头围增大，多见于新生儿及婴儿。

二、临床表现

1. 头颅进行性增大

患儿头颅与躯干的生长比例失调，头颅与脸面不相称，头大面小，前额突出，下颌尖细。

2. 颅内压升高

患儿前囟门扩大，张力增高，头皮变薄和头皮静脉清晰可见，并有静脉怒张、颅缝裂开、颅骨变薄。头痛、呕吐等颅内高压症状，随颅缝开大，晚期患儿表现为精神萎靡、易激惹、烦躁不安、嗜睡、食欲欠佳，常以抓头、摇头、哭叫等表示头部的不适和疼痛。

（1）婴儿期：患儿头颅增大十分显著，常有尖声哭叫，吸吮、吞咽困难。

（2）儿童期：骨缝已闭，头颅增大不明显，多有颅内压升高表现。

3. 神经功能缺失

有“日落”征，双眼球呈下视状态。晚期可出现生长停滞、智力下降、痉挛性瘫痪、去大脑强直。智力发育明显比同龄的正常婴儿差。

4. Macewen 征

头颅叩诊呈实性鼓音，即“破罐音”，这是由于骨缝分离所听到的异常回音。

三、辅助检查

1. 测量头围

一般测量头围周径、前后径及耳间径。正常新生儿头围周径为33～35 cm，6个月为44 cm，1岁为46 cm，两岁为48 cm，6岁为50 cm。当头围明显超出其正常范围或头围增长速度过快应高度怀疑脑积水。

2. X线头颅摄片检查

可见头颅增大、颅面大小不相称、颅骨变薄、颅缝增宽、前囟及后囟扩大或延迟闭合等。

3. 脑超声波检查

可提示双侧侧脑室扩大。

4. CT和磁共振检查

不仅有助于推断脑积水的病因，而且可以评估疾病类型和严重程度。

四、护理评估

1. 健康史

了解患儿出生前母体的健康状况，是否有难产史、是否动用产钳或胎头吸引器。患儿头部有无外伤史；有无感染史；了解家族史、喂养史；评估患儿头围增长速度。

2. 症状、体征

体检患儿头围大小，有无“日落”征、Macewen征，有无神经功能缺失和颅内压升高的表现。

3. 心理-社会状况

评估患儿家庭经济状况、支持系统、家长文化程度。评估家长对疾病和手术的认知，是否因担心治疗费用和预后而产生焦虑心理。

4. 辅助检查

了解X线头颅摄片、脑超声波检查、CT和磁共振检查结果。

五、常见护理问题

1. 焦虑

与病程长、患儿终身体内带管有关。

2. 受伤的危险

与头颅增大、颅内压升高有关。

3. 感染

与手术创伤有关。

4. 知识缺乏

缺乏疾病康复知识。

5. 合作性问题

颅内压升高、颅内血肿、分流管堵塞、腹部并发症。

六、护理措施

（一）术前

1. 病情观察

观察患儿有无头痛、恶心、呕吐等颅内压升高的表现。监测患儿体温，预防上呼吸道感染。完善术前检查，配合医生做好术前准备。

2. 皮肤准备

术前1小时剃净患儿的全部头发，避免损伤头皮；术晨再用肥皂水清洗干净。清洁腹部皮肤。

3. 安全护理

加强看护，因患儿头颅大，拥抱或移动孩子时要用一只手托住孩子的头部，避免对头颅有直接或间接的冲击。减少搬动，避免引起呕吐。

（二）术后

1. 体位

麻醉未清醒期间，患儿平卧位，头侧向一边；清醒后床头抬高20°～30°，有利于静脉回流，减轻脑水肿反应。禁止突然坐起、站立。

2. 病情观察

（1）监测意识、瞳孔：意识、瞳孔应作为重点监测内容。对手术麻醉清醒后又出现意识障碍者和（或）出现一侧瞳孔散大、对光反射迟钝或消失者，应警惕并发硬膜外血肿；观察颅内压升高症状有无缓解或加重，观察前囟张力及患儿有无头痛、呕吐、抽搐、持续哭闹等现象。观察头围的大小。

（2）生命体征的监测：术后24小时内测脉搏、呼吸、血压、体温，每4小时一次，若生命体征平稳后又出现“一高两慢”即血压增高、呼吸减慢、脉搏减慢，应警惕术后颅内压升高。同时注意体温变化。

（3）腹部体征的观察：脑脊液引流入腹腔可能刺激肠管，密切观察有无腹痛、腹胀、腹泻、恶心、呕吐等消化道症状，一般3～5小时逐渐减轻，1周后消失。

3. 饮食护理

麻醉未清醒期间禁食，醒后4～6小时可给予少量饮水，如无不适，再给予营养丰富、含高热量及高蛋白、高维生素、易消化食物，食欲较差者给予少量多餐，有呕吐者可按医嘱静脉补液。

4. 脑室分流装置的护理

（1）脑室分流装置由三部分组成：脑室管、单向瓣膜、远端管，并配有抗虹吸、储液室和自动开闭瓣等附加装置。

（2）术后早、晚各一次（2次/天）按压阀门，8～15下/次，以保持引流管通畅，必须注意每次按压次数不可太多。若按下分流管泵装置后能弹起，前囟张力不高，表明引流通畅；若按下时感觉阻力增加，难以按下或按下后不易恢复则提示引流管堵塞。

（3）分流管堵塞是最常见的并发症，常因脑室端的脑组织、血凝块及腹腔端大网膜包绕、炎症异物等所致。若有阻塞时，脑脊液引流不畅，可出现不同程度的颅内压升高症状，要密切观察病情变化，并认真听取患儿的主诉如头痛、恶心、呕吐等症状，并观察有无加重。如发现分流管阻塞，应及时处理。

（4）预防感染：由于分流导管埋入皮下途径长，局部感染机会较多，应密切观察患儿体温的变化，注意体温有无上升趋势，观察伤口有无渗血、渗液情况。保持伤口敷料清洁干燥，保持室内适宜的温湿度，每日定时通风，并注意保暖。指导家长不要让患儿抓头部及腹部的伤口。

（三）健康教育

（1）护理人员应热情接待患儿及其家长，耐心讲解疾病的治疗过程，使家长提高对疾病的认识。

（2）在术前准备阶段，认真向患儿及其家长讲解术前准备的内容，如剃全头、皮试、禁食、禁水的时间，术前用药的目的、注意事项，讲解手术的方式以取得患儿及其家长的配合。

（3）术后应指导家长坚持每日早晚按压分流阀，说明保持引流通畅的重要性及引流不通畅的表现。

七、出院指导

1. 饮食指导

加强营养，给予富含维生素、蛋白质的食物，促进脑循环，加强脑代谢。

2. 家庭护理

患儿由于终身体内带管，须让家长学会引流管的自我护理。坚持每日早晚按压分流阀，保持引流通畅。强调进行脑功能、语言功能训练的必要性，以促进患儿的智力、行为发展。并指导家长出院后如何观察颅内压升高的症状。

3. 伤口护理

保持伤口的清洁干燥，忌用手抓，以防破损、感染。

4. 复查

定时来院复查。如出现剧烈头痛、频繁呕吐、腹痛、腹胀、意识障碍等情况需及时来院就诊。

（杜　红）

第七节　急性颅内压升高

一、概述

急性颅内压升高是指由于多种原因引起脑实质及其液体量增加所致的脑容积和重量增多造成颅内压力升高的一种严重临床综合征。重者可迅速发展成脑疝而危及生命，是儿科的常见急症之一。

二、病因和发病机制

不同年龄阶段的小儿，颅内压升高的原因各异。新生儿主要由于缺氧缺血性脑病、产伤、颅内出血等所致；婴幼儿主要由于颅内感染、颅内出血和脑积水等所致。

1. 急性感染

感染后24小时之内可出现脑水肿致颅内压升高表现。

2. 脑缺氧

严重缺氧数小时之内即可出现脑水肿，常见原因有颅脑损伤、窒息、心搏骤停、休克、心力衰竭和呼吸衰竭、肺性脑病、癫痫持续状态、严重贫血、溺水等。

3. 颅内出血

常见于颅内畸形血管或动脉瘤破裂、蛛网膜下腔出血、婴儿维生素 K 缺乏症、血友病和白血病等，偶见颅内血管炎引起的血管破溃出血。

4. 各种中毒

一氧化碳或氰化物中毒、重金属中毒、农药中毒、食物和酒精中毒等。

5. 水、电解质平衡紊乱

急性低钠血症、水中毒，以及各种原因所致酸中毒等。

6. 颅内占位性病变

如脑肿瘤、颅内血肿、脑血管畸形和寄生虫病等。

7. 其他

如高血压脑病、瑞氏综合征、各种代谢性疾病等。

三、病理变化

脑水肿的病理改变主要是充血和水肿。

1. 大体标本

可见脑肿胀、脑组织变嫩，似有流动感。脑膜充血、脑沟回浅平、切面灰质与白质分界不清、白质明显肿胀、灰质受压、侧脑室体积减小或呈裂隙状。

2. 组织学改变

（1）细胞外水肿：细胞和微血管周围间隙明显增宽，HE 染色可见粉红色的水肿液，白质含水量增加呈海绵状。

（2）细胞内水肿：灰质及白质细胞肿胀，尤以星状胶质细胞最明显，核淡染，胞质内出现空泡，有时核呈固缩状态。神经纤维髓鞘肿胀、变形或断裂。微血管扩张，内皮细胞肿胀甚至坏死。

（3）脑疝形成：当肿胀的脑组织容积和重量继续增加，颅内压力不断增高，迫使较易移位的脑组织被挤压到较低空间或空隙中去，形成脑疝，导致中枢性呼吸衰竭，甚至呼吸骤停危及生命。小儿囟门或颅缝未闭合时，对颅内结构扩张有一定的缓冲作用，可暂时避免颅内高压对脑的损伤，容易掩盖病情。

四、临床表现

1. 头痛

颅内压升高使脑膜、血管及脑神经受到牵拉及炎性变化刺激神经而致头痛。开始时为阵发性头痛，以后转为持续性，部位以前额及双颞侧为主，轻重不等。常于咳嗽、打喷嚏、用力大便、弯腰或起立时加重。婴幼儿变得烦躁不安、尖叫，拍打头部。

2. 喷射性呕吐

颅高压刺激第四脑室底部及延髓的呕吐中枢而引起喷射性呕吐，与进食无关，多无恶心症状，清晨较重，呕吐后头痛症状减轻。

3. 头部体征

1 岁以内小儿测量头围有诊断价值，婴幼儿可见前囟紧张隆起，失去正常搏动，前囟迟闭可与头围增长过快并存，同时可有颅骨骨缝裂开。

4. 意识障碍

颅内高压引起大脑皮质的广泛损害及脑干上行网状结构损伤，使患儿发生不同程度的意识障碍。如早期有性格改变、表情淡漠、嗜睡或不安、兴奋，之后可有昏迷。

5. 眼部体征

眼部改变多提示中脑受压。主要有：①眼球突出；②复视；③视野变化；④眼底检查，慢性颅内压升高可表现出视盘水肿的症状，急性脑水肿时很少见，在婴幼儿更为罕见。

6. 生命体征改变

血压升高、脉压增大、呼吸障碍、体温升高等。

7. 脑疝表现

（1）小脑幕切迹疝：表现为瞳孔忽大忽小、双侧大小不等、对光反射迟钝或消失，单侧或双侧眼睑下垂、斜视或凝视；呼吸异常有双吸气、叹气样呼吸、抽泣样呼吸、下颌呼吸、呼吸暂停。

（2）枕骨大孔疝：多继发于小脑幕切迹疝，表现为昏迷迅速加深、瞳孔缩小后散大、对光反射消失、眼球固定，可因中枢性呼吸衰竭而致呼吸骤停。

（3）脑死亡：颅内压升高到颅内平均动脉水平时，可出现脑血流阻断状态，称为“脑填塞”。此时脑循环停止，若短时间内得不到纠正，脑细胞则发生不可逆损害，常伴有临床脑死亡。

五、辅助检查

1. 腰椎穿刺

检测颅内压，1.47～2.67 kPa（11～20 mmHg）为轻度升高，2.80～5.33 kPa（21～40 mmHg）为中度升高，>5.33 kPa（40 mmHg）为重度升高。

2. X 线检查

颅缝增宽可见于婴儿和10岁以下的儿童。

3. 头部 CT 检查

有脑组织丰满、脑沟回变浅、脑室受压缩小、中线结构移位等表现。

4. 影像学检查

包括头部B超、脑电图、脑 MRI、脑 MRA 等影像学检查。

六、治疗

治疗小儿颅内压升高应采取综合性措施，必须严密守护，密切观察病情变化，在积极治疗原发病的同时，及时合理地控制脑水肿，以预防脑疝形成。因小儿颅内压升高最常见的原因为脑水肿，故主要针对脑水肿进行治疗，治疗小儿急性脑水肿的一线药物目前公认为甘露醇、地塞米松和呋塞米（速尿）。

1. 病因治疗

去除病因，制止病变发展是治疗本病的根本措施，如抗感染、纠正休克与缺氧、改善通气状况、防治二氧化碳潴留、清除颅内占位性病变等。

2. 急诊处理

意识障碍严重，疑有脑疝危险时，需行气管插管，保持气道通畅，以气囊通气或呼吸机控制呼吸，监测血气。快速静脉注入20%甘露醇0.5～1.0 g/kg，有脑疝表现时可每2小时给药1次；有脑干受压体征和症状者，行颅骨钻孔减压术，也可做脑室内或脑膜下穿刺，以降低和监测颅内压。

3. 降低颅内压

（1）20%甘露醇：一般用量为每次0.5～1.0 g/kg，4～8小时一次，严重的颅内压升高或脑疝时，每次剂量为1.5～2.0 g/kg，2～4小时一次。甘露醇无明确禁忌证，但对心功能减退的患儿应慎用，这是因用药后血容量突然增加，有引发心力衰竭的可能。久用或剂量过大可导致水、电解质平衡紊乱。

（2）利尿剂：重症或脑疝可并用利尿剂，如呋塞米（速尿），静脉注射，每次0.5～1 mg/kg（用20 mL的液体稀释），15～25分钟开始利尿，2小时作用最强，持续6～8小时，可在两次应用高渗脱水剂之间使用或与高渗脱水剂同时使用。

（3）肾上腺皮质激素：有降低颅内压的作用，对血管源性脑水肿疗效较好。地塞米松的抗炎作用较强。对水、钠潴留作用甚微，故可首选。开始剂量为每次0.5～1.0 mg/kg，每4小时静脉注射一次，用2～3次后改0.1～0.5 mg/kg，每天3～4次，连用2～7小时。

（4）巴比妥类药物：可减少脑血流，降低脑有氧和无氧代谢率。以戊巴比妥钠和硫喷妥钠较常用。硫喷妥钠首次剂量为15 mg/kg，以后每小时4～6 mg/kg静脉滴注，血液浓度不宜超过5 mg/L。戊巴比妥钠首次剂量为3～6 mg/kg，以后2.0～3.5 mg/kg静脉滴注，血液浓度不宜超过4 mg/L，最好维持72小时以上。

（5）中药：山莨菪碱（654-2），每次1.0～2.0 mg/kg静脉注射可缓解脑血管痉挛、改善脑微循环，从而增加脑供氧，减轻脑水肿。大黄可用于感染性脑水肿，有通便泻下、促进毒素排泄作用。

4. 液体疗法

液体入量每天1 000 mL/m^2，入量应略少于出量，用（3～5）（10%葡萄糖注射液）:1（生理盐水）的含钾液。如同时有循环障碍，应按“边补边脱”原则给予低分子右旋糖酐等扩容；有酸中毒者按血气测定逐步给予纠正。

5. 其他措施

（1）气管切开和人工呼吸机的应用：对严重颅内压升高的患儿，如因深昏迷及频繁惊厥、呼吸道内痰液阻塞，导致明显缺氧发绀，经一般吸痰和供氧不能缓解者，应做气管插管或切开术以利排痰和供氧，力争缩短脑缺氧的时间。

（2）应用冬眠药物和物理降温：对过高热或难以控制的高热、伴有频繁惊厥的患儿，经用一般退热止惊的方法无效时，可用冬眠药物和物理降温。

七、常见护理诊断及问题

1. 调节颅内压能力下降

与脑实质体积增大或颅内液体量增加有关。

2. 舒适度的改变

与头痛、呕吐和颅内压增高有关。

3. 潜在并发症

（1）脑疝：与颅内压升高有关。

（2）窒息：与呼吸道分泌或呕吐物吸入有关。

（3）受伤：与抽搐有关。

4. 体温异常

与感染和体温调节中枢受压有关。

5. 知识缺乏

患儿家长缺乏有关颅内压升高的护理和预后知识。

八、护理措施

（1）保持环境安静，严密观察病情变化。定时监测生命体征，检查瞳孔、肌张力及有无惊厥、意识状态改变等；有脑疝前驱症状者，检查或治疗时不可猛力转头、翻身，护理操作宜集中进行，减少对患儿的刺激。

（2）患儿卧床时将床头抬高15°～30°，以利颅内血液回流。但当有脑疝前驱症状时，则以平卧位为宜。

（3）遵医嘱应用20%甘露醇脱水，15～30分钟快速滴注，注射时避免药物外渗。

（4）氧气吸入，保持呼吸道通畅，昏迷、抽搐患儿头偏向一侧。及时清除呼吸道分泌物，必要时做好气管插管和气管切开准备。

（5）做好生活护理，防止压疮的发生，定时翻身，受压部位可放置气垫，对于昏迷患儿注意眼、口、鼻及皮肤护理，防止暴露性角膜炎、中耳炎、口腔炎、吸入性肺炎，加强口腔护理。

（6）患儿体温过高时给予物理降温。体温每下降1 ℃，颅内压可下降5.5%。头部用冰帽降温。

（7）及时止惊，在应用止惊药过程中，注意患儿是否发生呼吸及心血管功能抑制。

九、健康教育

（1）根据患儿家长文化程度和接受能力选择适当方式向家长讲解疾病的发病原因及预后，安慰和鼓励其树立信心战胜疾病，与医务人员配合。

（2）解释保持安静的重要性及保证患儿头肩抬高位的意义。

（3）应向高热患儿的家长介绍物理降温方法，以预防惊厥再次发作。

（4）指导患儿家长在日常生活中注意观察患儿有无肢体活动障碍、智力低下等神经系统后遗症，定期到医院进行复查。

（王国华）

第八节　小儿惊厥

一、概述

惊厥是指全身或局部骨骼肌突然发生不自主的收缩，常伴有意识障碍，是儿科较常见的急症。小儿惊厥的发生率是成人的 10 ~ 15 倍，尤以婴幼儿多见。

二、临床表现

惊厥典型表现为突然意识丧失，头向后仰，面部、四肢肌肉呈强直性或阵挛性抽搐，眼球固定、上翻或斜视，口吐白沫、牙关紧闭，面色青紫。部分患儿有大小便失禁，严重者出现颈项强直、角弓反张。新生儿惊厥不典型，以微小发作多见，如呼吸暂停、两眼凝视、反复眨眼或咀嚼动作、一侧肢体抽动等。发作大多在数秒钟或几分钟内自行停止，严重者可持续数十分钟或反复发作，抽搐停止后多入睡。病因不同惊厥状态也不同。

1. 惊厥持续状态

惊厥发作持续 30 分钟以上，或两次发作期间意识不能恢复者称惊厥持续状态，为惊厥危重型，多见于癫痫大发作。由于惊厥时间过长，可引起缺氧性脑损害、脑水肿甚至死亡。

2. 高热惊厥

指小儿在 6 个月至 4 岁期间，单纯由发热诱发的惊厥。是小儿惊厥常见的原因，多见于急性上呼吸道感染初期，当体温骤升至 38.5 ~ 40.0 ℃或更高时，突然发生惊厥。根据发作特点和预后分为两型。

（1）单纯型高热惊厥：首次发作年龄在 4 个月至 3 岁，最后复发不超过 6 ~ 7 岁；症状为先发热后惊厥，惊厥多发生于发热 24 小时内；多为全身性大发作，发作时间短暂，发作后意识恢复快，没有神经系统异常体征；热退后一周脑电图恢复正常；有遗传倾向。

（2）复杂型高热惊厥：惊厥发作持续 15 分钟以上；在 24 小时以内惊厥发作 1 次以上；惊厥形式呈局限性发作，发作后有暂时性麻痹；热性惊厥复发 5 次以上；初次发作年龄小于 6 个月或大于 6 岁；体温不太高时即可出现惊厥；有高热惊厥家族史。

多数患儿随年龄增长而停止发作，2% ~ 7% 转变为癫痫，危险因素为：原有神经系统发育异常、有癫痫家族史、首次发作有复杂性高热惊厥的表现。

3. 低钙血症

多见于 4 个月至 3 岁的婴幼儿，好发于冬末春初，表现为突然发作、双眼球上翻、面肌颤动、四肢颤动、意识丧失或可表现为手足搐搦或喉痉挛，一般不发热。血清钙 < 1.75 mmol/L，游离钙 < 1.75 mmol/L。

4. 其他原因引起的惊厥

如颅内感染者常有颅内压升高，精神、神志改变及神经系统阳性体征，脑脊液检查常异常。颅内出血、缺氧缺血性脑病、脑外伤等引起的惊厥，除神经系统的症状及体征外，可有窒息史或外伤史，头颅

CT、B 超、脑电图检查异常。

三、护理评估

1. 健康史

询问起病情况，有无明显的病因及诱因，患儿是否有发热、缺钙、中毒、外伤等情况。询问有无惊厥史，既往发作的频率及时间等；询问出生时有无产伤、窒息、高热惊厥家族史。对已诊断为癫痫的患儿，应了解其抗癫痫药物的使用情况。

2. 症状、体征

检查患儿体温、意识情况，观察惊厥持续时间、抽搐的部位（全身性或局限性）、惊厥发作次数；检查呼吸和循环功能，尤其要注意脉搏、血压，呼吸的次数、节律、呼吸形态和深浅度；观察瞳孔变化及肢体运动，注意有无神经系统阳性体征。

3. 心理 - 社会状况

小儿发作时多伴有意识丧失和坠床，甚至有呼吸的改变，家长会产生恐惧、焦虑，评估家长及患儿对此症状的认识，家长对治疗护理措施的了解程度。评估患儿及家长的精神和情感状态。

4. 辅助检查

及时收集血、尿、大便标本，进行实验室检查及相关辅助检查，寻找惊厥原因。

四、常见护理问题

1. 有窒息的危险

与惊厥发作、意识障碍、咳嗽反射和呕吐反射减弱导致误吸有关。

2. 有受伤的危险

与抽搐发作有关。

3. 体温过高

与感染或惊厥持续状态有关。

4. 恐惧

与担忧疾病的预后有关。

5. 知识缺乏

家长缺乏有关急救、护理、预防的知识。

6. 合作性问题

颅内压升高。

五、护理措施

（一）急救处理

1. 惊厥发作时不要搬运患儿

应就地抢救，立即松解患儿衣扣，让患儿去枕平卧，头偏向一侧，以防衣服对颈、胸部的束缚影响呼吸及呕吐物误吸发生窒息。将舌轻轻向外牵拉，防止舌后坠阻塞呼吸道引起呼吸不畅，及时清除呼吸道分泌物及口腔呕吐物，保持呼吸道通畅。

2. 保持安静

禁止一切不必要的刺激，治疗、护理尽量集中进行。

3. 供给氧气

窒息时施行人工呼吸。

4. 立即按医嘱给予止惊药物

地西泮（安定），剂量为每次 0.10～0.25 mg/kg（最大剂量 10 mg），静脉缓慢推注，速度应小于每分钟 1 mg，必要时 20 分钟后可重复。此药起效快，5 分钟内生效，但作用时间短暂，注射速度过快时可致呼吸抑制。苯巴比妥钠，剂量为每次 8～10 mg/kg，肌内注射，此药作用时间长，不良反应小。10% 水合氯醛，剂量为每次 0.5 mL/kg，保留灌肠。

5. 对因止惊

低血糖引起的惊厥，必须静脉注射葡萄糖；低血钙引起的惊厥，须补充钙剂或镁剂；惊厥伴高血压者宜给降压药，惊厥持续时间长并出现呼吸节律改变或瞳孔大小不等时，疑有脑水肿者，宜同时应用脱水剂。因食物中毒或药物中毒所致惊厥，必须做相应的处理。

（二）一般护理

1. 防止外伤

（1）对已出牙的患儿在上下齿之间放置牙垫或人工气道，防止舌咬伤。

（2）床边设置防护床挡，防止坠床。有栏杆的儿童床应在栏杆处放置棉垫，以防患儿抽搐时碰到栏杆上，同时注意将床上的一切硬物移开，以免造成损伤。若患儿发作时倒在地上，应就地抢救，及时移开可能伤害患儿的一切物品，切勿用力强行牵拉或按压患儿肢体，以免骨折或脱臼。对可能再次发生惊厥的患儿要有专人守护，以防惊厥发作时受伤。

（3）对可能发生皮肤损伤的患儿应将纱布或棉球放在手心或腋下，防止皮肤摩擦受损。

2. 高热的护理

（1）卧床休息，每 4 小时测量 1 次体温，体温突然升高或骤降时要随时测量并记录。

（2）及时采取正确、合理的降温措施。物理降温常用方法有打开包被、冷水毛巾湿敷额部、解热贴敷前额、温水擦浴等，必要时按医嘱采用药物降温。

（3）观察降温过程中患儿有无虚脱表现，如面色苍白、大量出汗等，出现虚脱时应立即处理。

（4）降温后出汗较多，应及时更换衣服及被褥，防止受凉。

（5）做好口腔护理。根据病情鼓励患儿多饮水，进食高热量、高蛋白、高维生素、易消化的流质或半流质饮食。

3. 观察病情变化

（1）注意患儿体温、脉搏、呼吸、血压、瞳孔及神志改变，发现异常及时通报医生，以便采取紧急抢救措施。

（2）惊厥发作时，应注意惊厥类型，若惊厥持续时间长、频繁发作，应警惕有无脑水肿、颅内压升高的表现，如发现患儿收缩压升高、脉率减慢、呼吸节律慢而不规则、双侧瞳孔扩大，则提示颅内压升高，应及时报告医生，并及时采用降低颅内压措施。

（3）密切观察患儿用药后的反应，注意有无药物的不良反应。

4. 健康教育

（1）根据患儿及其家长的接受能力选择适当的方式向他们讲解惊厥的有关知识，让家长明白惊厥经急救停止发作以后，还应继续彻底地进行病因治疗，以防止惊厥复发。

（2）指导家长掌握惊厥发作时的应对措施，如发作时要就地抢救，指压人中穴，保持安静，不能摇晃或抱着患儿往医院跑，以免加重惊厥，造成机体损伤。应在发作缓解时迅速将患儿送往医院查明原因，防止再发作。

（3）对高热惊厥的患儿家长应说明高热惊厥发作易于缓解，但以后也容易复发，及时控制体温是预防惊厥的关键措施，指导家长在患儿发热时进行物理降温和药物降温的方法。

（4）对原有癫痫的患儿，要说明擅自停药的危害性，应按时服药，不能随便停药。同时强调定期门诊随访的重要性，根据病情及时调整药物。

（王国华）

第九节　小儿癫痫

一、概述

癫痫是一种发作性疾患，是由于大脑神经元异常过度同步化活动所引起的一过性体征及症状，是神经系统常见疾病之一。其患病率为0.3%～0.6%。因脑内异常放电的部位和范围不同，癫痫临床表现出来的症状也不相同，有的为全面发作，有的为部分性发作。其形式有的为一过性的意识障碍，有的为运动性抽搐，自主神经功能紊乱及感觉、情感异常或精神行为异常。

二、病因与分类

引起癫痫的病因很多，可分为特发性、症状性、隐源性3种。特发性癫痫是指根据现有的知识和诊断技术找不到大脑结构上的异常和代谢异常，可能与遗传有关，如3种家族性癫痫综合征的基因已定位在不同的染色体上，如少年肌阵挛癫痫Ⅰ型、良性家族性新生儿惊厥、进行性肌阵挛中的Unverricht-Lundborg型。症状性癫痫病因多种多样，常见的原因有中枢神经系统畸形、脑外伤、脑脊髓膜炎、脑炎、脑血管病、脑肿瘤、中毒性脑病等；一些代谢性疾病，如先天性脂类、糖类、氨基酸等代谢异常等，或中毒，如药物、重金属等。隐源性癫痫未找到病因。

三、临床表现

癫痫的发作形式多种多样，一般可分为两种，部分性发作及全身性发作。其主要区别为脑电图异常及临床有无意识丧失。

1. 部分性发作

部分性发作又称局灶性或局限性发作，为神经元过度放电起源于脑的某一部位。主要包括简单部分性发作及复杂部分性发作，这两种发作均可继发于全身性发作。

（1）简单部分性发作：发作形式多样，与脑运动皮质某一部位受损有关，表现为躯体某个部位发生抽动，如肢体、手、足、手指或面部某部位抽动，不伴有意识丧失。包括3种类型。①感觉性发作：表现为发作性躯体感觉异常及特殊感觉异常，如针刺感、麻木感、幻视、幻嗅、发作味觉异常等。②自主神经症状性发作：发作时表现为上腹部不适、呕吐、面色苍白或潮红、出汗、竖毛、瞳孔散大或尿失禁等。③精神症状发作：发作时常伴有不同程度的意识障碍，但意识不丧失。如对熟悉的环境感到陌生、人格解体等。

（2）复杂部分性发作：发作时脑电图为单侧或双侧放电，弥散或局限于颞区或额颞区，伴有意识障碍。临床常见两种或两种以上简单部分发作内容，一般都有精神症状发作的表现，如不合时宜运动、事后不能回忆等。

简单部分性发作演变为复杂部分性发作：表现全身强直－阵挛性发作、强直性发作或阵挛性发作。

2. 全身性发作

指发作一开始两侧半球同时放电，发作时伴有意识障碍。包括6种类型。①失神发作：没有先兆，发作突然，意识丧失，正在进行的活动停止，表现为谈话突然中断、行走时突然不前，发作过程短的为2～3秒，长者可达30秒或更长。②肌阵挛发作：发作时某个肌肉或肌群突然快速有力地收缩，表现为突然点头、躯干前倾或后仰等。③阵挛性发作：有意识丧失，同一组肌群有规律地长时间肌阵挛，躯干和肢体有节律性抽动。④强直性发作：是一种僵硬的强烈的肌肉收缩，躯体固定在某种姿势，持续时间为5～20秒。⑤强直－阵挛性发作：发作时突然意识丧失，全身骨骼肌强直性痉挛，跌倒，发出尖锐的叫声，之后面色青紫，双眼凝视、眼球上翻，10秒后进入阵发痉挛期，全身节律性地抽动，口吐白沫，阵挛进入昏睡状态，时间从数分钟至数小时不等，醒后可诉头痛，对发作情形不能忆及。⑥失张力发作：突然发生肌张力丧失，不能维持正常姿势。

3. 分类不明的发作

按标准无法归为全身性发作和部分性发作，包括新生儿发作、节律性眼运动、咀嚼动作、游泳式动作、颤抖和呼吸暂停等。

4. 癫痫持续状态

癫痫发作持续30分钟以上，或反复发作30分钟以上，发作间期意识不恢复者，为癫痫持续状态。其癫痫持续状态的发作的形式是强直-阵挛性发作，开始为反复的强直期，以后则为长时间的反复全身阵挛，发作间期意识不恢复。常见于癫痫治疗过程中突然停用抗癫痫药物、颅内感染、高热惊厥、电解质平衡紊乱、缺氧缺血性脑病等。癫痫持续状态是儿科急症之一，需要及时地给予治疗，尽快控制抽搐发作，减少并发症，保持生理功能。

四、辅助检查

如检查血糖、血钙、血脂、脑脊液等。脑电图是诊断癫痫极为有价值的辅助手段，间歇期检查其阳性率可达50%以上。若重复检查，并适当选用过度换气、闪光刺激、睡眠及药物等诱发试验，其异常率可增加到90%。目前临床多应用头皮电极脑电图，有常规脑电图、录像脑电图、24小时脑电图等。凡癫痫为部分性发作者、有局灶性神经系统体征者、发病年龄较小者、脑电图有局限性异常慢波者、用抗癫痫药物治疗不佳者等，应做CT、MIR、颅内B超等。

五、治疗

治疗原则为：完全控制发作，避免药物不良反应，提高生活质量。多数患儿在发作两次以上才需要用药。在合理用药的前提下，75%~80%的患儿发作可得到理想的控制。

（1）按照癫痫的类型选择用药，以单种药物治疗为主。单药治疗无效和具有多种发作类型，可考虑联合用药。药物剂量应个体化，并坚持长期规律服药。

（2）药物开始使用时，从总量的1/2~2/3剂量用起，逐渐增加全量（在医生指导下服用）。

（3）服药至癫痫末次发作后，持续3~5年，其中包括一年减药过程。药物减量、停药过程要缓慢，与服药的时间长短成正比，服药时间长者，减量期相对较长。一般间隔3~6个月减量1次，每次减少全日总剂量的1/6~1/4。

（4）监测药物血浓度，根据发作控制程度调整药物的剂量和种类。同时，避免发生剂量相关性药物不良反应。

（5）根据病情选用常用药物。

六、护理措施

1. 培养生活习惯，注意安全

患儿要坚持学习，培养良好的生活习惯，保证充足的睡眠和休息。精神要愉快，情绪要稳定，避免危险的活动，如登高、游泳等。避免过度的兴奋和疲劳，指导患儿对癫痫有正确的认识，防止各种诱发因素。

2. 饮食管理

合理安排饮食，给予高营养、高热量、高维生素饮食，多食新鲜蔬菜或水果，不要暴饮暴食，不饮含兴奋剂的饮料，保持大便通畅。

3. 预防感染

积极预防上呼吸道感染，坚持凉水洗脸，增强自身抵抗力。保持口腔清洁，每日盐水漱口2~4次，并与感染患者分室居住，防止交叉感染的发生。

4. 药物治疗的护理

坚持服药、按时服药，是癫痫病治愈和好转的关键。要做好患儿及其家长的思想工作，使其对服药有正确的认识，自觉地坚持服用药物。同时，在服药期间，要定期检查血常规、肝肾功能、药物血浓度等，防止药物不良反应的发生。

5. 癫痫发作时的护理

了解患儿抽搐的诱发因素，并去除。了解癫痫发作时的前驱症状或表现，嘱患儿出现前驱症状时，应立即下蹲或平卧，大声呼叫，防止摔伤，如在床上发作时，可拉起床挡防止坠床。癫痫发作时，应立即解开衣领，去枕平卧，头偏向一侧，清除口腔分泌物，保持呼吸道通畅，防止误吸或窒息。在上下牙齿之间，可放置牙垫等物品，防止咬伤舌头。牙关紧闭时，不要强行撬开，以免损伤牙齿。密切观察患儿发作过程、间隙时间，每30～60分钟观察患儿神志、瞳孔、呼吸、脉搏及面色变化，并记录。连续抽搐者，不可强行按压肢体以免引起骨折，并应及时清除口腔分泌物，保持呼吸道通畅。遵医嘱给予抗癫痫药物，如静脉注射地西泮时，应缓慢推入，同时应注意观察患儿呼吸及心率的变化。用脱水药物时，应快速静脉滴入，防止脑水肿导致脑疝的发生。深昏迷的患儿口腔应放置口咽通道，防止舌后坠引起呼吸道阻塞。如有呼吸困难应立即吸氧并备好人工呼吸机。患儿未彻底清醒前，应有专人陪护，防止患儿因精神恍惚而发生意外。如遇高热，应立即给予物理和药物降温。

6. 健康教育

在癫痫的治疗过程中，能不能坚持服药、按时服药，是癫痫治愈或好转的重要因素之一。在医生指导下，长期有规律地服药，是防止癫痫复发和控制药物不良反应发生的有效保证。应告诫患儿及其家长，不要急于求成，自行加大药物剂量，或者没有耐心，反复更换药物或治疗方案，这样反而延误病情。也不能因病情反复发作，对治疗失去信心，自行停药，丧失治愈的时机。一般说来，癫痫在发作间期，与正常人没有什么区别，有50%～60%的患者，通过个体化的合理治疗完全可以控制发作，健康地生活和学习，甚至有少数人还可不治自愈。

七、预防

做好婚前检查，防止近亲结婚，产前注意保护母体身体健康，避免对胎儿生长不利的影响因素，围生期防止产伤、窒息、感染等发生。对有遗传代谢病倾向家族的新生儿应及早筛查并及时治疗。对高热惊厥的患儿，要防止其反复发作。

（孟凡宇）

第四章

产科疾病专科护理

第一节　自然流产

一、概述

凡妊娠不足28周、胎儿体重不足1 000 g而终止者，称为流产。妊娠12周前终止者称为早期流产，妊娠12周至不足28周终止者称为晚期流产。流产又分为自然流产和人工流产。自然流产占妊娠总数的10%～15%，其中早期流产占80%以上。

二、病因

1. 胚胎因素

染色体异常为主要原因，尤其早期流产，其染色体异常的胚胎占50%～60%。染色体异常包括数目异常和结构异常，数目异常多见。除遗传因素外，感染、药物等因素也可引起染色体异常。

2. 母体因素

（1）全身性疾病：严重感染、高热可引起子宫收缩而流产；细菌毒素或病毒如巨细胞病毒、单纯疱疹病毒经胎盘进入胎儿血液循环，导致胎儿死亡而流产；严重贫血或心力衰竭可引发胎儿缺氧而流产；慢性肾炎或高血压可导致胎盘梗死而流产。

（2）生殖器官异常：子宫畸形（子宫发育不良、双子宫、子宫纵隔等）、子宫肌瘤，可影响胚胎着床发育而导致流产。宫颈重度裂伤、宫颈内口松弛可引发胎膜早破而发生晚期流产。

（3）内分泌异常：黄体功能不足、甲状腺功能减退、严重糖尿病血糖未能控制等可导致流产。

（4）免疫因素：孕妇对胎儿免疫耐受降低可导致流产，如母胎血型抗原不合（Rh或A、B、O血型系统等）、抗精子抗体存在、母体抗磷脂抗体过多、封闭抗体不足等。

（5）强烈应激与不良习惯：严重的躯体（腹部手术、直接撞击、性交过频、劳累过度）或心理（过度紧张、焦虑、恐惧、忧伤等）不良刺激及孕妇过量吸烟、酗酒、饮咖啡、吸毒等，均有导致流产的报道。

3. 胎盘异常

滋养细胞发育不良或功能不全是胚胎早期死亡的重要原因之一。

4. 环境因素

过多接触化学物质（如镉、铅、汞、苯、DDT及尼古丁、乙醇等）、物理因素（如放射性物质、噪声、振动及高温等）及生物因素（致病微生物所致的宫内感染）等都可引起流产。

三、临床表现

主要为停经后阴道出血和腹痛。

1. 早期流产

开始时绒毛与蜕膜剥离，血窦开放，出现阴道出血，剥离的胚胎和血液刺激子宫收缩，排出胚胎或胎儿，产生阵发性下腹部疼痛。胚胎或胎儿及其附属物完全排除后，子宫收缩，血窦闭合，出血停止。

2. 晚期流产

与足月产相似，流产时先有腹痛（阵发性子宫收缩），胎儿娩出后胎盘娩出，出血不多。

四、临床类型

（一）类型一

1. 先兆流产

妊娠28周前，出现少量阴道出血，黯红色或为血性白带，无妊娠物排出，无腹痛或伴有阵发性下腹痛或腰背痛。妇科检查：宫颈口未开，胎膜未破，子宫大小与停经月份相符，妊娠试验阳性。症状消失后可继续妊娠。若阴道出血量增多或下腹痛加剧，可发展为难免流产。

2. 难免流产

流产已不可避免，多由先兆流产发展而来。表现为阴道出血量增多，阵发性腹痛加剧，可发生胎膜破裂，出现阴道排液。妇科检查：宫颈口已扩张，有时可见胚胎组织或胎囊堵塞于宫颈口内，子宫大小与停经周数相符或略小。妊娠试验多为阴性。

3. 不全流产

难免流产继续发展，部分妊娠物排出体外，部分残留于宫腔内或嵌顿于宫颈口处，或胎儿排出后胎盘滞留宫腔或嵌顿于宫颈口，影响子宫收缩，导致大量出血，甚至引起出血性休克。妇科检查：宫颈口已扩张，有大量血液自宫颈口内流出，有时可发现胎盘组织堵塞于宫颈口，或部分妊娠物已排出于阴道内。通常子宫小于停经周数。

4. 完全流产

妊娠物已全部排出，阴道出血逐渐停止，腹痛逐渐消失。妇科检查：宫颈口已关闭，子宫接近正常大小。

（二）类型二

除以上所述外，流产有3种特殊情况。

1. 稽留流产

又称过期流产，指胚胎或胎儿已死亡，但仍滞留于宫腔内未能自然排出。典型表现为早孕反应消失，有先兆流产症状或无任何症状，子宫不再增大反而缩小。若已到妊娠中期，孕妇腹部不见增大，胎动消失。妇科检查：宫颈口未开，子宫较停经周数小，质地不软，不能闻及胎心。

2. 习惯性流产

指连续发生3次或以上的自然流产。近年常用复发性流产（连续2次及以上的自然流产）取代习惯性流产。每次流产多发生于同一妊娠月份，其临床经过与一般流产相同。早期流产的常见原因为黄体功能不足、甲状腺功能减退、胚胎染色体异常等；晚期流产的常见原因为子宫畸形或发育不良、宫颈内口松弛、子宫肌瘤等。

3. 流产并发感染

流产过程中，若阴道出血时间过长、有组织残留于宫腔内或非法堕胎等，有可能引起宫腔内感染，常为厌氧菌及需氧菌混合感染，严重时感染可扩展到盆腔、腹腔乃至全身，并发盆腔炎、腹膜炎、败血症及感染性休克等。

五、诊断

1. 病史

询问有无停经史、反复流产史、早孕反应、阴道出血，有无阴道排液及排液的色、量、气味；有无妊娠物排出；有无腹痛及腹痛的部位、性质和程度等；有无全身性疾病、生殖器官疾病、内分泌功能失调及有无接触有害物质等以了解流产的原因。

2. 体格检查

测量体温、脉搏、呼吸、血压，了解有无贫血和感染征象。妇科检查注意宫颈口是否已扩张，羊膜囊是否膨出，有无妊娠物堵塞于宫颈口内，子宫大小与停经月份是否相符，有无压痛等。检查双侧附件有无肿块、增厚及压痛。

3. 辅助检查

（1）B超：疑为先兆流产者，根据有无胎囊及其形态、胎动、胎心等，以确定胚胎或胎儿是否存活。不全流产及稽留流产均可借助B超协助确诊。

（2）绒毛膜促性腺激素（hCG）测定：多采用放射免疫方法进行血β-hCG定量测定，正常妊娠6～8周时，其数值每日应以66%的速度增长，若48小时增长速度<66%，提示妊娠预后不良。

六、治疗

1. 先兆流产

卧床休息，减少刺激，必要时给予对胎儿危害小的镇静药；禁止性生活；黄体功能不足者，肌内注射黄体酮10～20 mg，每日或隔日1次，也可口服维生素E保胎治疗；甲状腺功能减退者可口服小剂量甲状腺片；及时进行B超检查，了解胚胎发育情况；重视患者心理护理，稳定情绪，增强保胎信心。

2. 难免流产

一旦确诊，应尽早使胚胎及胎盘组织完全排出，以防止出血和感染。早期流产应及时行刮宫术，对妊娠物应仔细检查，并送病理检查。晚期流产时，子宫较大，出血较多，可用缩宫素10～20 U加于5%葡萄糖注射液500 mL中静脉滴注，促进子宫收缩。当胎儿及胎盘排出后检查是否完全，必要时刮宫以清除宫腔内残留的妊娠物。应给予抗生素预防感染。

3. 不全流产

一经确诊，应及早行刮宫术或钳刮术以清除宫腔内残留组织。

4. 完全流产

流产症状消失，B超检查证实宫腔内无残留物，若如无感染征象，不需要特殊处理。

5. 稽留流产

处理较困难，应及时促使胎儿和胎盘排出。由于胎儿死亡，稽留时间过长，胎盘可释放凝血活酶进入血液循环，母体可发生凝血功能障碍，导致弥散性血管内凝血（DIC），引起严重出血。所以处理前应做凝血功能检查，并做好输血、输液准备。

6. 习惯性流产

染色体异常的夫妇应于孕前进行遗传咨询，确定是否可以妊娠。女方通过妇科检查、子宫输卵管造影及宫腔镜检查明确子宫有无畸形与病变，有无宫颈口松弛等。男女双方均应进行详细的必要检查，查出原因，对因治疗。有学者对不明原因的复发流产患者行主动免疫治疗，将丈夫的淋巴细胞在女方前臂内侧或臀部做多点皮内注射，妊娠前注射2～4次，妊娠早期加强免疫1～3次，妊娠成功率达86%以上。

7. 流产并发感染

治疗原则为控制感染的同时尽快清除宫内残留物。若并发感染性休克，应积极进行抗休克治疗，病情稳定后再行彻底刮宫。若感染严重或盆腔脓肿形成，应行手术引流，必要时切除子宫。

七、护理措施

1. 先兆流产孕妇的护理

（1）卧床休息，禁止性生活，禁用肥皂水灌肠等以减少刺激。

（2）遵医嘱给予孕妇对胎儿无害的适量镇静药、孕激素等。

（3）观察孕妇的病情变化，如腹痛是否加重、阴道出血量是否增多等。

（4）观察孕妇的情绪反应，加强心理护理，从而稳定孕妇情绪，增强其保胎信心。

2. 流产孕妇的护理

（1）做好输血、输液及终止妊娠的准备，协助医师完成手术过程，使妊娠物完全排出。

（2）严密监测孕妇的生命体征，并观察其面色、腹痛、阴道出血以及有无休克征象。有凝血功能障碍者应先予以纠正，再行引产或手术。

（3）给予心理支持，消除孕妇对手术的紧张和恐惧心理。

3. 预防感染

（1）监测患者的体温、血象，观察阴道出血的性质、颜色、气味等。

（2）严格执行无菌操作规程，加强会阴部护理。

（3）指导孕妇使用消毒会阴垫，保持会阴部清洁。

（4）一旦发现感染征象应及时报告医师，遵医嘱进行抗感染处理。

（5）嘱患者于流产后1个月返院复查，确定无禁忌证后，方可开始性生活。

4. 协助患者度过悲伤期

患者由于失去胎儿，往往会出现伤心、悲哀等情绪，护士应给予同情和理解，帮助患者及其家属接受现实，顺利度过悲伤期。此外，护士还应指导有习惯性流产史的孕妇在下一次妊娠确诊后应卧床休息，加强营养，禁止性生活，补充B族维生素、维生素E、维生素C等，治疗期必须超过以往发生流产的妊娠月份。病因明确者，应积极接受对因治疗。如宫颈内口松弛者应在未妊娠前做宫颈内口松弛修补术；如已妊娠，则可在妊娠14~16周时行子宫内口缝合术。

（孟凡宇）

第二节 产力异常

产力包括子宫收缩力（宫缩）、腹肌和膈肌收缩力（腹压）及肛提肌收缩力，其中临产后最主要的产力是子宫收缩力，贯穿整个产程。正常子宫收缩的特点是节律性、对称性和极性以及缩复作用。当分娩过程中子宫收缩的节律性、对称性、极性发生异常或子宫收缩强度、频率发生改变，都属于产力异常。原发性的产力异常或由于产道异常、胎儿异常导致的继发性的产力异常都会造成难产。常见的产力异常分为子宫收缩乏力和子宫收缩过强，前者又分为协调性与不协调性子宫收缩乏力。

一、子宫收缩乏力

（一）病因

子宫收缩乏力的病因尚不清楚，临床观察以下情况与子宫收缩乏力有关。

1. 精神因素

多见于初产妇，尤其是高龄初产妇，由于对分娩恐惧，过度紧张，扰乱了中枢神经系统的正常功能，引起子宫收缩乏力。

2. 子宫因素

双胎、巨大胎儿、羊水过多，使得子宫张力大、弹性差，失去正常子宫收缩或因子宫畸形，如双子宫、双角子宫，使子宫收缩失去正常极性、对称性，造成收缩乏力。

3. 阻力增加

胎儿过大、胎位异常、胎头高浮，使胎头不能紧贴子宫下段及宫颈部，不能引起有效的反射子宫收缩。

4. 内分泌异常

体内黄体酮过多，雌激素、缩宫素、前列腺素、乙酰胆碱相对不足，影响子宫肌肉兴奋性，使子宫肌肉敏感度下降，导致收缩力减弱。

5. 处理不当

过早、过量使用镇静剂和麻醉剂如哌替啶（杜冷丁）、吗啡、子宫收缩抑制剂如硫酸镁可使子宫收缩受到抑制，或产妇进食少、尿潴留未及时处理，均可影响子宫收缩。

（二）护理评估

1. 健康史

评估产妇产前检查的一般资料如身高、骨盆测量值，孕期胎儿生长速度，头盆关系等，评估既往病史，尤其是既往妊娠及分娩史情况。

2. 临床表现

（1）根据发生时间可分为以下两种类型。

1）原发子宫收缩乏力：产程开始就子宫收缩无力、规律不强、宫口不能进行性扩张、胎先露不下降、产程延长。

2）继发子宫收缩乏力：产程已发动，开始进展好，转而进展缓慢或停滞，往往认为由胎位异常造成。

子宫收缩乏力临床表现：原发子宫收缩乏力产妇多无大痛苦，继发子宫收缩乏力产妇有时极度疲乏无力，常有尿潴留、肠胀气、脉搏加快、脱水等。

（2）根据子宫收缩特点分为协调性（低张性）子宫收缩乏力和不协调性（高张性）子宫收缩乏力。

1）协调性（低张性）子宫收缩乏力：指子宫收缩的节律性、对称性和极性正常，但是功能低下，表现为收缩强度弱，宫腔内压力低（<2 kPa，即 <15 mmHg），持续时间短，间隔时间长（<2 次/10分钟），收缩高峰期手压子宫底部肌壁可出现凹陷。产妇在产程刚开始并无不适，随产程时间延长或停滞，产妇休息差、进食少，严重者出现脱水、酸中毒、电解质平衡紊乱。产妇精神及体力消耗可出现肠胀气、尿潴留等表现，也会加重子宫收缩乏力。由于宫腔内压力低，对胎儿的影响不大。

2）不协调性（高张性）子宫收缩乏力：指正常子宫收缩的极性消失甚至倒置，子宫收缩不是起自两侧子宫角，子宫收缩的兴奋点来自子宫的一处或多处，收缩不协调，子宫下段收缩强于底部，子宫收缩间歇时子宫壁也不能完全放松，子宫收缩间歇短或不规则，此异常极性的子宫收缩不能使宫口扩张，造成产程延长或发生停滞。子宫收缩时间不长但产妇自觉宫缩强，疼痛剧烈，拒按腹部。胎心音听诊不清楚或不规律，胎儿窘迫发生早。

（3）产程曲线异常：产程图是监护产程和识别难产的重要手段，产程进展主要观察宫口扩张情况和胎先露下降情况。无论哪种类型的子宫收缩乏力均可导致产程曲线异常（图4-1），常见有以下情况。

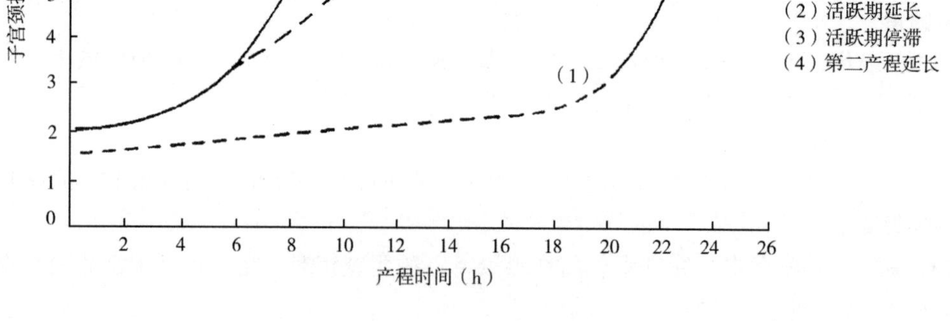

图4-1 异常的宫颈扩张曲线

1）潜伏期延长：宫口开大3 cm以前为潜伏期，规律子宫收缩开始 >16 小时未达到3 cm为潜伏期延长，正常初产妇需 8 小时。

2）活跃期延长：宫口大 3～10 cm 为活跃期，>8 小时为活跃期延长，正常初产妇需 4 小时。

3）活跃期停滞：进入活跃期后宫口不再扩张达 2 小时以上，为活跃期停滞。

4）第二产程延长：第二产程初产妇超过 2 小时、经产妇超过 1 小时尚未分娩，为第二产程延长。

5）第二产程停滞：第二产程胎头下降无进展达 1 小时，为第二产程停滞。

6）滞产：总产程超过 24 小时为滞产。

3. 产程观察

临产后，护士应监测产妇子宫收缩的节律性、强度和频率的改变情况，常用的方法有传统手法，将手掌放于宫底感触子宫收缩情况，胎儿电子监护仪可以监测子宫收缩与胎心率的关系，判断胎儿的安危。定时阴道检查宫口开大情况和胎先露部下降情况，并描记产程图，根据产程图判断产程进展。重点在于区别是协调性的子宫收缩乏力，还是不协调性的子宫收缩乏力，是单纯的子宫收缩异常还是有其他因素并存。

（三）护理诊断

1. 疼痛

与产程过长有关。

2. 疲乏

与产程延长过度消耗、进食困难有关。

3. 焦虑

与担心自身及胎儿或新生儿健康有关。

4. 潜在并发症

胎儿受损。

（四）护理措施

1. 预期目标

（1）待产妇能识别引起疼痛的因素，并设法缓解疼痛。

（2）孕产妇能有效保存体力，尽快结束分娩。

（3）护士能及时发现异常，保证产妇及胎儿或新生儿健康。

2. 处理原则及护理措施

（1）预防子宫收缩乏力：在孕期要对孕妇进行适当的教育，使其了解分娩的过程，增强信心。向孕妇及其家属介绍医院的环境，特别是待产室和产房的环境对于缓解孕妇紧张情绪有一定的作用。目前，国内外均设有康乐待产室、分娩室，即分娩的全过程都允许有配偶及亲属的陪伴，可以预防由于精神紧张造成的子宫收缩乏力。待产时鼓励孕妇多进食营养丰富、易消化的食物，每隔 2 小时自解小便一次，以防止膀胱充盈影响正常的子宫收缩。指导待产妇子宫收缩时使用按摩法、放松及深呼吸等技巧缓解子宫收缩疼痛，子宫收缩间歇时充分休息。加强产时监护，定时听诊胎心音，重点评估子宫收缩的节律性、对称性和极性，子宫收缩强度及频率，了解宫口扩张、胎先露下降情况，描绘产程图，避免过多使用镇静药物。一旦出现异常情况及时报告医生。

（2）积极处理子宫收缩乏力。

1）协调性子宫收缩乏力：如孕妇为协调性子宫收缩乏力，应配合医生寻找原因。明显头盆不称，估计不能经阴道分娩者，应做好剖宫产的术前准备。若可从阴道分娩则应积极改善全身症状，消除紧张情绪，鼓励多进食，并按医嘱给予哌替啶或地西泮以镇静休息；进食少者可按医嘱给予葡萄糖、维生素 C 静脉滴注；伴有酸中毒时，应补充 5% 碳酸氢钠。经处理 4 小时后，子宫收缩力应转强。若效果不明显，产程无明显进展，可选用下列方法加强子宫收缩。①人工破膜：宫口开大≥3 cm、无头盆不称、胎头已衔接者可在子宫收缩间歇期行人工破膜。破膜后，前羊水囊羊水流出，胎头直接贴紧子宫下段及宫颈内口，引起反射性子宫收缩加速产程进展。破膜后要注意胎心音是否改变，防止脐带脱垂，并可参考

Bishop 宫颈成熟度评分法（表 4-1）估计加强子宫收缩措施的效果。若孕妇得分≤3 分，说明人工破膜的效果不好，应该用其他方法，4～6 分的成功率约为 50%，7～9 分的成功率约为 80%，>9 分均成功。②遵医嘱静脉滴注缩宫素：缩宫素滴注适用于协调性子宫收缩乏力，且胎位正常、胎心好、无头盆不称情况。将缩宫素 2.5 U 加于 5% 葡萄糖注射液 500 mL 中摇匀，从 8 滴/分钟开始，根据子宫收缩强弱进行调整，通常不超过 32 滴/分钟，调至子宫收缩间隔 2～3 分钟 1 次，每次子宫收缩持续 40～60 秒为有效子宫收缩。缩宫素催产期间需专人守护，随时调节浓度，浓度需从小剂量开始，及时观察产程进展，监测子宫收缩，听胎心率及测量血压。若出现子宫收缩不协调，胎心大于 160 次/分钟或小于 120 次/分钟，孕妇出现尿少、高血压等表现应减慢滴注速度，必要时停药。③遵医嘱静脉推注地西泮：地西泮能使宫颈平滑肌松弛、软化宫颈、促进宫口扩张，适用于宫口扩张缓慢及宫颈水肿者。常用剂量为 10 mg，间隔 4～6 小时可重复应用。经上述处理后，一般子宫收缩可以转为正常，进入第二产程，此时应做好阴道助产和抢救新生儿的准备。若第二产程出现子宫收缩乏力也应加强子宫收缩，遵医嘱给予缩宫素静脉滴注促进产程进展。若胎头双顶径已通过坐骨棘水平，应等待自然分娩，或行会阴侧切、胎头吸引术或产钳术助产准备。若胎头仍未衔接或伴有胎儿窘迫征象，应行剖宫产术。第三产程期间，应与医生继续合作，遵医嘱于胎儿前肩娩出时用缩宫素 10 U 或麦角新碱 0.2 mg 静脉推注，同时静脉滴注缩宫素 10 U，使子宫收缩加强，促使胎盘剥离与娩出及子宫血窦关闭，以预防产后出血。

表 4-1　Bishop 宫颈成熟度评分法

指标	分数			
	0	1	2	3
宫口开大（cm）	0	1～2	3～4	5～6
宫颈管消退（%）（未消退为 2～3 cm）	0～30	40～50	60～70	80～100
先露位置（坐骨棘水平 =0）	−3	−2	−1～0	+1～+2
宫颈硬度	硬	中	软	—
宫口位置	后	中	前	—

2）不协调性子宫收缩乏力：处理原则是调节子宫收缩，恢复正常的节律性和极性。遵医嘱给予强镇静剂哌替啶 100 mg 或吗啡 10～15 mg 肌内注射，或地西泮 10 mg 静脉推注，使产妇充分休息。医护人员应多关心产妇，耐心解释疼痛的原因，稳定其情绪。孕妇醒后不协调性子宫收缩多能恢复为协调性子宫收缩。若不协调性子宫收缩已被控制，但子宫收缩仍较弱时，可用协调性子宫收缩乏力时加强子宫收缩的各种方法。在协调性恢复为子宫收缩之前，严禁应用缩宫素。若经上述处理，不协调性子宫收缩未能得到纠正，或伴有胎儿窘迫征象，或伴有头盆不称，应及时通知医生，并行剖宫产术和抢救新生儿的准备。

（五）护理评价

待产妇能获得来自医护人员和家属的支持且舒适度增加。孕产妇能有效保存体力，水、电解质平衡，平安度过分娩期。

二、子宫收缩过强

（一）病因

子宫收缩过强的原因尚不十分明确，与以下因素有关。

（1）急产几乎都发生于经产妇，其主要原因是软产道阻力小。

（2）缩宫素引产时剂量过大或误注子宫收缩剂，个体对缩宫素过于敏感等，分娩发生梗阻，胎盘早剥血液浸润子宫肌层，可导致强直性子宫收缩。

（3）待产妇精神紧张、过度疲劳以及粗暴或多次进行阴道内操作均可引起子宫壁某部肌肉呈痉挛性不协调性子宫收缩过强。

(二) 护理评估

1. 健康史

评估孕妇既往分娩情况，注意是否有急产史。评估胎儿大小、骨盆测量值。重点评估临产的时间，子宫收缩频率、强度及孕妇的精神状态。产程中有无使用缩宫素及有无阴道内和宫腔内操作史等。

2. 临床表现

（1）协调性子宫收缩过强：子宫收缩的节律性、对称性和极性均正常，但强度过大、间隔短，10 分钟内有 5 次或 5 次以上的子宫收缩且持续时间达 60 秒或更长，宫腔内压力大（6. 67 kPa，即 50 mmHg）。如无头盆不称情况，宫口迅速开大，分娩在短时间内结束，造成急产，即总产程不超过 3 小时，多见于经产妇。由于子宫收缩过强，产妇多呈痛苦面容，大声喊叫，由于子宫收缩间歇短，可出现胎儿窘迫、新生儿窒息。胎头迅速下降可出现新生儿颅内出血。产程图表现为总产程短，产妇可伴有软产道损伤，产后子宫收缩无力，易发生产后出血。接产时来不及消毒，易发生感染，若坠地可致新生儿骨折、外伤。

（2）不协调性子宫收缩过强：子宫收缩失去了正常的节律性、对称性和极性，子宫收缩不能很好地传导至下段使宫口扩张，有两种表现。

1）强直性子宫收缩：子宫强力收缩，子宫收缩间歇期短或无间歇，宫颈内口以上部分子宫肌层出现强直性痉挛性收缩。通常不是子宫肌组织功能异常，几乎均由外界因素异常造成，例如，临产后不适当地应用缩宫素或对缩宫素较为敏感以及胎盘早剥血液浸润子宫肌层等。产妇烦躁不安，持续性腹痛、拒按，胎位触不清、胎心听不清。有时可出现病理性缩复环、肉眼血尿等先兆子宫破裂征象。

2）子宫痉挛性狭窄环：子宫壁局部肌肉呈痉挛性不协调收缩，子宫下段肌肉变薄、拉长，上段肌肉变厚，出现子宫痉挛性狭窄环，持续不放松。此环多发生在子宫上下段交界处或胎体的较细部位，如胎颈、胎儿腹部，阴道检查时在宫腔内触及较硬而无弹性的狭窄环，不随子宫收缩而上升。产妇出现持续性腹痛，烦躁不安，宫颈扩张缓慢，胎先露下降停滞，胎心时快时慢。

3. 产程观察

通过观察子宫收缩情况可发现子宫收缩持续时间长，子宫收缩时宫腔内压力很高。宫体硬，子宫收缩间歇时间短，松弛不良。触诊胎方位不清，胎心音听诊不清。如产道无梗阻，产程进展很快，胎头下降迅速。如遇产道梗阻，可在腹部见到一环状凹陷即病理性缩复环。此时子宫下段很薄，压痛明显，膀胱充盈或有血尿等先兆子宫破裂征象。

血生化检查可出现血钾、血钠、血钙及血氯改变。

(三) 护理诊断

1. 疼痛

与过强、过频的子宫收缩有关。

2. 潜在并发症

胎儿受损、产后出血、子宫破裂。

(四) 护理措施

1. 预期目标

（1）待产妇能应用减轻疼痛的常用技巧应对不适。

（2）护士及时发现异常情况，配合抢救，使孕妇顺利度过分娩期。

（3）护士能协助医生的治疗，促进胎儿或新生儿的健康。

2. 处理原则及护理措施

（1）孕期检查，注意核对预产期，有急产史者或经产妇需提前 1 ~ 2 周入院，入院后不可随意离院外出，以防院外分娩造成损伤和意外。经常巡视孕妇，一旦发生先兆临产需卧床休息，采取左侧卧位，提供缓解疼痛、减轻焦虑的支持性措施。鼓励孕妇做深呼吸，提供背部按摩，嘱其不要向下屏气用力，以减慢分娩过程。孕妇需要大小便时，先查宫口开大及胎先露下降情况，以防在厕所内分娩造成意外伤害，临产后不可灌肠。

(2) 常规监测子宫收缩、胎心率及母体生命体征变化，描记产程图以随时了解产程进展，吸氧以减少胎儿宫内缺氧，提早做好接生及抢救新生儿的准备。若发现异常及时通知医生，与医生配合妥善处理。产程中注意保护会阴，控制产妇使用腹压，如发生会阴撕裂及时缝合。

(3) 注意观察，预防产后出血，如发现子宫收缩乏力，给予缩宫素 10 U 溶于 5% 葡萄糖注射液 500 mL 静脉滴注。

(4) 如生产迅速，未消毒接生，产后给予抗生素预防感染。新生儿坠地者应肌内注射维生素 K_1 10 mg 预防颅内出血，必要时肌内注射精制破伤风抗毒素 1 500 U。

(5) 如为强直性子宫收缩，应及时给予子宫收缩抑制剂，如 25% 硫酸镁 20 mL 加入 25% 葡萄糖注射液 20 mL 缓慢静脉推注，等待异常子宫收缩消失。如存在梗阻因素，应停止一切刺激，如禁止阴道内操作、停用缩宫素等，若经治疗不缓解，胎儿出现宫内窘迫，应立即行剖宫产术。

(6) 认真寻找导致子宫痉挛性狭窄环的原因并及时纠正。停止阴道内操作，停止使用缩宫素。若无胎儿窘迫征象，可给予镇静剂如派替啶、吗啡，或子宫收缩抑制剂如 25% 硫酸镁，等待异常子宫收缩消失。当子宫收缩恢复正常，可行阴道助产或等待自然分娩。若经上述处理，子宫痉挛性狭窄环不能缓解，宫口未开全，胎先露部高或伴有胎儿窘迫征象，均应立即行剖宫产术。

(7) 为产妇提供舒适的环境，采取左侧卧位，擦拭汗液，换上干净衣服，按摩其背部及腹部，促进舒适感。产后除观察子宫复旧、会阴伤口、生命体征外，应向产妇进行健康教育及出院指导，使产妇了解产褥期，如发生阴道流血增多或持续不尽，或伴下腹痛、全身不适、发热等，提示发生感染，出现晚期产后出血等征象应及时就医。新生儿如出现不测，需协助产妇及其家属顺利度过哀伤期，并为产妇提供出院后的避孕指导。

(五) 护理评价

待产妇能应用减轻疼痛的技巧，舒适感增加，产妇能顺利地度过分娩期。

(张海英)

第三节　产道异常

产道异常包括骨产道（骨盆）异常和软产道（子宫下段、宫颈和阴道）异常，其中以骨产道异常多见。

一、临床表现

(一) 骨产道异常的临床表现

1. 骨盆入口平面狭窄

骨盆入口平面呈横扁圆形，骶耻外径小于 18 cm，前后径小于 10 cm，对角径小于 11.5 cm。骨盆入口平面狭窄常见有单纯扁平骨盆和佝偻病性扁平骨盆两种。表现为胎头衔接受阻，不能入盆，前羊水囊受力不均，易致胎膜早破，或者胎头入盆不均，或胎头骑跨在耻骨联合上方（即跨耻征阳性），表现为继发性子宫收缩乏力，潜伏期和活跃早期延长。

2. 中骨盆及骨盆出口平面狭窄

常见于漏斗骨盆。即骨盆入口平面各径线正常，两侧骨盆壁向内倾斜，状似漏斗。其特点是中骨盆及出口平面明显狭窄，坐骨棘间径小于 10 cm，坐骨结节间径小于 8 cm，耻骨弓角度小于 90°。坐骨结节间径与出口后矢状径之和小于 15 cm。临产后先露入盆不困难，但胎头下降至中骨盆和出口平面时，常不能顺利转为枕前位，形成持续性枕横位或枕后位，产程进入活跃晚期及第二产程后进展缓慢，甚至停滞。

3. 骨盆 3 个平面狭窄

骨盆外型属女性骨盆，但骨盆每个平面的径线均小于正常值 2 cm 或更多，称均小骨盆。胎儿小、产力好、胎位正常者可借助胎头极度俯屈和变形，经阴道分娩。中等大小以上的胎儿经阴道分娩则有困难。

（二）软产道异常的临床表现

软产道包括子宫下段、宫颈、阴道及外阴。软产道本身的病变可引起难产，生殖道其他部分及其周围病变也可影响软产道使分娩发生困难，但以前者较常见。软产道异常所致的难产远比骨产道异常所致的难产少见，因而易被忽略，造成漏诊。

1. 外阴异常

常见于外阴瘢痕、外阴坚韧和外阴水肿。

2. 阴道异常

常见阴道纵隔、横隔和阴道尖锐湿疣。

3. 宫颈异常

常见宫颈外口粘连、宫颈水肿、宫颈坚韧和宫颈瘢痕等，均可造成宫颈性难产。

二、对母儿的影响

（一）对母体的影响

骨盆入口狭窄易发生胎位异常、继发性子宫收缩乏力、产程延长或停滞，或因子宫收缩过强，出现病理性子宫缩复环致子宫破裂。

中骨盆狭窄可发生持续性枕后位、枕横位造成难产；胎头长时间嵌顿可致生殖道瘘；胎膜早破、产程延长、阴道检查与手术机会增多可使感染发生率增高；子宫收缩乏力可致产后出血。

（二）对胎儿和新生儿的影响

易发生胎位异常、胎儿窘迫、胎死宫内，新生儿颅内出血、窒息、死亡，手术产机会增多导致新生儿产伤和感染，围生儿死亡率增加。

三、治疗

明确狭窄骨盆的类别和程度，了解胎位、胎儿大小、胎心率、子宫收缩强弱、宫颈扩张程度、破膜与否，结合产妇年龄、产次、既往分娩史，综合判断，选择合理的分娩方式。

对软产道异常应根据局部组织的病变程度及对阴道分娩的影响，选择局部手术治疗处理，或行剖宫产术结束分娩。

四、护理措施

（一）产程处理过程的护理

1. 一般护理

（1）临产后严密观察产程进展。

（2）有明显头盆不称，不能从阴道分娩者，按医嘱做好剖宫产的术前准备与护理。

2. 轻度头盆不称

在严密监护下可以试产。试产中的护理要点如下。

（1）专人守护，保证良好的产力。关心产妇饮食、营养、水分、休息。少肛查，禁灌肠。试产过程一般不用镇静、镇痛药。

（2）密切观察胎儿情况及产程进展情况，注意有无脐带脱垂；试产 2 ~ 4 小时，胎头仍未入盆，并伴胎儿窘迫者，则应停止试产，通知医师并做好剖宫产的术前准备。

（3）注意子宫破裂的先兆，发现异常立即停止试产，及时通知医师及早处理，预防子宫破裂。

3. 中骨盆狭窄护理

若宫口已开全，胎头双顶径达坐骨棘水平或更低，按医嘱做好胎头吸引、产钳等阴道助产的术前准备，以及抢救新生儿准备；若胎头未达坐骨棘水平，或出现胎儿窘迫征象，则应做好剖宫产的术前准备。

4. 骨盆出口狭窄护理

若出口横径与后矢状径之和大于15 cm，多数可经阴道分娩；两者之和为13～15 cm，多数需阴道助产，护士必须配合医师做好阴道助产的术前准备；两径之和小于13 cm，按医嘱做剖宫产的术前准备。

5. 外阴异常护理

会阴坚韧或瘢痕，应作会阴侧切术。会阴水肿，用50%硫酸镁连续湿热敷（多用于产前及产后）。消毒下刺破皮肤放液（多用于产前或产时）；或作会阴侧切（仅用于产时）。

6. 阴道异常护理

①阴道瘢痕缩窄：缩窄位置低者，可在分娩时行单侧或双侧会阴侧切。位置高或瘢痕面积大者，应作剖宫产。②先天性阴道隔：阴道纵隔可于临产后剪断。横隔位置低而薄者可临产后行“X”形切开，隔厚且高者，应作剖宫产。③阴道肿瘤或囊肿：如在孕早期、孕中期、孕时发现，估计产时可阻碍胎头下降者，应行肿瘤切除。如在孕晚期或产时始发现，应先行剖宫产，随即作肿块切除，切除的肿块送冰冻切片病理活检，以决定是否须进一步治疗。

（二）预防产后出血和感染

胎儿娩出后，及时注射缩宫素。按医嘱使用抗生素，保持外阴清洁，每日冲（擦）洗会阴2次，使用消毒会阴垫。胎先露长时间压迫阴道或出现血尿时，应及时留置导尿管8～12天，必须保证导尿管通畅，以防止发生生殖道瘘。定期更换引流袋，防止感染。

（三）新生儿护理

胎头在产道压迫时间过长或经手术助产的新生儿，应按产伤处理，严密观察颅内出血或其他损伤的症状。

（张海英）

第四节　胎儿异常

一、概述

胎儿异常分为胎位异常和胎儿发育异常。分娩时除了枕前位为正常胎位外，其余各种胎位均为异常胎位。临产常见头位难产有：持续性枕后位、枕横位，由于胎头旋转受阻所致；胎头俯屈不良呈仰伸者，有面先露，额先露；胎先露异常有臀先露，复合先露；胎儿发育异常有巨大儿及胎儿畸形，如连体胎儿、无脑儿等。

二、护理评估

（一）健康史

评估产妇是否有分娩巨大儿、畸形儿等家族史，注意有无头盆不称史，有无糖尿病史。回顾产前检查资料，如身高、骨盆测量值、胎位，估计胎儿大小，有无羊水过多、前置胎盘、盆腔肿瘤等，评估产程进展情况和胎先露下降情况。

（二）临床类型和表现

1. 头位难产

头位难产是指胎头枕骨直至分娩后期仍位于母体骨盆后方或侧方，致使分娩发生困难，常见持续性枕后位、枕横位。

（1）原因。

1）骨盆狭窄：骨盆入口平面狭窄使胎头容易以枕后位或枕横位衔接，中骨盆平面及出口平面狭窄时胎头为适应骨盆形态而无法向前旋转，造成持续性枕后位、枕横位。

2）胎头俯屈不良：胎背与母体脊柱接近，影响胎头俯屈，前囟门是胎头的最低点，而最低点常转向骨盆前方，当子宫收缩时，枕部则转向骨盆的后方或侧方，造成持续性枕后位。

3）子宫收缩乏力：胎儿过大、胎儿发育异常、前壁子宫肌瘤、前置胎盘、产程中尿潴留等造成子宫收缩乏力，可影响胎头下降、俯屈及内旋转，而形成持续性枕后位或枕横位。

（2）临床表现：临产后由于先露部不易紧贴子宫下段及宫颈内口，子宫收缩乏力及宫口扩张缓慢，易发生胎膜早破，枕骨持续压迫骨盆后方的直肠，产妇自觉肛门坠胀，产程中过早有大便感，致使过早运用腹压，造成宫颈水肿。胎背在孕妇侧腹壁或后方，胎心不易听到，腹部检查能摸到胎儿肢体，肛门检查宫口开全或近全，感到盆腔后部空虚，胎头明显塑形。

2. 臀位难产

妊娠30周以前，臀先露较常见，妊娠30周以后多能自然转成头先露。临产后持续臀先露者，因胎头比胎臀大，分娩时胎头无明显变形造成通过困难，多见脐带脱垂。临床表现为孕妇感觉肋下有圆而硬的胎头，由于胎臀不能紧贴子宫下段及宫颈内口常致子宫收缩乏力，宫口扩张缓慢，产程延长。四步触诊在宫底部触及圆而硬、按压时有浮球感的胎头，耻骨联合上方触到不规则软而宽的胎臀，胎心听诊在脐左（或右）上方最清楚。

3. 横位难产

妊娠30周后常用于矫正胎位的方法有：膝胸卧位、激光照射或艾灸至阴穴、外转胎位术。分娩期根据产妇情况决定分娩方式：狭窄骨盆、软产道异常、胎儿体重大于3 500 g、胎儿窘迫、胎膜早破、脐带脱垂、有妊娠并发症、高龄初产、有难产史等均应行剖宫产术。

4. 巨大胎儿

胎儿出生体重≥4 000 g为巨大胎儿，占分娩总数7%左右，近年有逐渐上升趋势。

（1）原因：孕妇糖尿病、肥胖，胎儿双亲身材高大，孕期饮食摄入过多、活动过少，过期产，多产妇等。产前可根据宫高、腹围或B超胎儿双顶径（BPD）与股骨径（FL）、腹围（AL）等计算胎儿体重，做出巨大胎儿的诊断。

（2）临床表现：胎儿大，手术助产机会增加，可引起胎儿损伤，甚至死亡。母体易发生软产道裂伤、尿瘘、粪瘘等，产后出血、感染发生率均增加。

5. 胎儿脑积水

胎头脑室内外有大量脑脊液积于颅腔内使颅腔体积增大、颅缝明显增宽、囟门增大，发生率约为0.05‰。临床表现为明显头盆不称、跨耻征阳性，如不及时处理可致子宫破裂。

（三）辅助检查

1. 腹部触诊和听诊

（1）持续性枕后位、臀位以及面先露、巨大胎儿：胎体纵轴与母体纵轴一致，子宫呈纵椭圆形。如在宫底部触到圆而硬、按压时有浮球感的胎头，在耻骨联合上方触及软而宽、不规则的胎臀，胎心在脐上左（右）侧听得最清楚者为臀位。宫底部触到胎臀，胎背偏向后方或侧方，在对侧可明显触及胎儿肢体，胎心在脐下偏外侧听得最清楚时可能为枕后位。若触诊宫底高度>35 cm，胎体粗大，先露高浮，脐下只听到一个胎心音，可能为巨大胎儿。如在耻骨联合上方可触及胎儿枕骨隆突与胎背之间有明显凹陷，胎心遥远而弱，则有可能是颏后位。如头先露在耻骨联合上方可触及宽大、骨质薄软、有弹性的胎头，胎头过大与胎体不相称，胎头高浮，跨耻征阳性，胎心在脐上听得清楚可考虑为脑积水。

（2）肩先露：腹部望诊子宫呈横椭圆形，胎儿纵轴与母体纵轴垂直，触诊宫底高度低于相应孕周，耻骨联合上方空虚，于腹部两侧可触及胎头或胎臀，胎心音在脐上、下听得较清楚。

2. 阴道检查或肛门检查

当宫颈口部分开大或开全时，肛查或阴道检查如感到盆腔后部空虚，胎头矢状缝在骨盆斜径上，前囟在骨盆的左（右）前方，后囟即枕部在骨盆的左（右）后方，提示为持续性枕后位。若触到先露部呈高低不平、软硬不一的颜面部，则根据颏部所占位置确定面先露的胎方位。若触及软而宽且不规则的胎臀、胎足、胎膝或生殖器等可确定为臀先露。若触及肩胛骨、肩峰、腋窝或胎儿上肢则为肩先露。若感胎头很大、颅缝宽、囟门大且紧张、颅骨骨质薄而软如乒乓球则考虑脑积水。

3. B超检查

产前可估计头盆是否相称，探测胎头的位置、大小及形态做出胎位、多胎妊娠、脑积水及无脑儿的诊断。

4. 实验室检查

可疑为巨大儿的孕妇产前应做血糖、尿糖分析；孕晚期抽羊水作胎儿肺成熟度（L/S）检查、胎盘功能检查；疑为脑积水并发脊柱裂者，妊娠期可查孕妇血清或羊水中的甲胎蛋白值。

三、护理诊断

1. 潜在并发症

子宫破裂、胎儿受损。

2. 恐惧

与产妇知识缺乏、担心胎儿预后有关。

四、护理措施

（一）预期目标

（1）护士能及时发现异常情况并配合医生处理，协助产妇平安分娩，不发生并发症。

（2）孕产妇能表达自己的担心，接受处理方案，并积极配合治疗过程。

（二）处理原则及护理措施

（1）加强产前检查，宣传产前检查的重要性，发现异常及时协助医生予以处理。妊娠期糖尿病患者应首先治疗孕妇的糖尿病；一旦发现脑积水等畸形儿，配合医生给予终止妊娠；巨大胎儿需查明原因，36周后根据胎儿肺成熟度、胎盘功能检查、孕妇血糖控制情况等择期引产或行剖宫产；妊娠30周后仍为臀位、肩先露等异常胎位者应给予矫治。常用的矫治方法有以下几种。①胸膝卧位：每日2次，每次15分钟，连做1周后复查。做这种姿势的目的是借助胎儿重心的改变，使胎头与胎背所形成的弧形顺着宫底弧面滑动，从而使胎臀退出盆腔。胸膝卧位纠正胎位的方法不适宜有高血压、心脏病的孕妇。②激光照射或艾灸至阴穴：胸膝卧位胎儿仍未转成头位时，可采用激光照射两侧至阴穴（足小指外侧，距趾甲角1分），也可用艾灸，每日1次，每次15~20分钟，5次为一疗程。③外转胎位术：应用上述矫治方法无效者，于妊娠32~34周时，可行外转胎位术。孕妇仰卧，髋、膝关节取屈曲位，以双足放于产床上，臀部稍抬高，使整个腹部显露，腹壁放松，术者站在产妇右侧。用手经孕妇腹壁将胎头推向骨盆，胎臀推向宫底，直至转为头先露。该法有发生胎盘早剥、脐带缠绕等严重并发症的可能，应用时要慎重，术前应先做B超，了解胎儿发育是否正常，有无脐带绕颈，胎盘位置，有无胎盘早剥及羊水量多少等。

（2）持续性枕横位、枕后位者应加强分娩期的监测与护理，减少母儿并发症。

1）产妇朝胎背的对侧方向侧卧，以利胎头向前转。

2）产程中及时发现产妇过早有排便感的主诉，宫口开大5 cm，手转胎头后包腹、固定，有时可奏效，指导孕妇不要过早屏气，以免宫颈水肿。

3）严密观察产程，看宫口扩张及胎头下降的情况，若宫口开大>1 cm/h，伴胎头下降，多能经阴道分娩。

4）使产妇及时进食，注意休息，避免膀胱充盈，影响子宫收缩。

5）宫口开全1小时未分娩者，做好阴道助产的准备，胎头在坐骨棘以下2 cm方可助产，如先露不下降，仅宫口开全，则需剖宫产，以免助产困难，造成胎儿损伤。

（3）第三产程注意产后出血，检查阴道是否裂伤，必要时给予抗生素预防感染。

五、护理评价

护士能协助产妇平安分娩，不发生并发症。孕产妇能表达自己的担心，并定期接受产前检查。

（袁　园）

第五节　胎膜早破

一、概述

正常破膜多发生在宫口近开全时，胎膜早破指胎膜在产程开始前即自然破裂，妊娠满37周后的发生率为10%，不满37周的发生率为2.0%～3.5%。胎膜早破后，母体阴道内病原微生物易上行感染，随时间推移，感染率上升，若破膜超过24小时，感染率上升5～10倍。若宫腔内原有压力较大，突然破膜后有时可引起胎盘早剥、羊膜腔感染而发生产后出血。对胎儿则易诱发早产、胎儿窘迫、脐带脱垂、感染等并发症。破膜孕周越小，胎肺发育不良发生率越高。

二、原因

病因尚不明确，常是多种因素所致。目前研究发现与下列因素有关。

1. 感染

母亲产道的病原微生物感染为最主要的致病因素。产道感染可引起前列腺素合成增加，致使早期子宫收缩；蛋白溶解酶、过氧化酶、溶菌酶等炎性物质促使羊膜组织脆弱而导致胎膜破裂。

2. 宫腔压力上升

常见于双胎妊娠和羊水过多者。子宫壁肌纤维过度伸展，对子宫下段和宫颈产生机械性扩张作用而引起子宫收缩，同时子宫肌纤维的过度伸展还可引起胶原酶等物质的激活，引发胎膜细胞外基质的降解，从而引起胎膜早破。

3. 营养缺乏

正常胎膜于妊娠中期即停止生长，至妊娠晚期逐渐变薄。在胎膜发育过程中，如孕妇缺乏维生素C、铜和锌，可导致胎膜中胶原纤维和弹性纤维合成减少，使胎膜脆性增加，易于破裂。

4. 宫颈功能不全

孕妇在正常情况下宫颈内口是紧闭的，如宫颈内口松弛，随妊娠进展，前羊膜囊楔形进入宫颈，使此处的胎膜受到的压力增大，容易发生破裂。

5. 其他原因

如羊膜腔穿刺术后、胎先露部高浮、臀位足先露等均可导致胎膜早破。

三、护理评估

（一）健康史

（1）及时发现胎膜破裂的现象，因为破裂发生时间影响临床处理。

（2）核对孕周。

（二）临床表现

孕妇的自觉症状是突然感觉有较多的液体由阴道中流出，液体是清亮的，有时可混有胎脂和胎粪，无腹痛等其他先兆。肛查时，触不到前羊膜囊，如上推胎先露部，则有液体流出，阴道窥器检查可见阴道后穹隆有羊水积聚或有羊水自宫口流出，伴羊膜腔感染时，阴道流液有臭味，产妇有发热，心率加快，子宫压痛，白细胞计数升高，C反应蛋白升高。

（三）辅助检查

1. 阴道pH测定

正常阴道液pH为4.5～5.5，羊水pH为7.0～7.5，如阴道液pH＞6.5，提示胎膜早破可能性。注意若阴道液被血、尿、精液及细菌性阴道病所致的大量白带污染，可产生假阳性。

2. 阴道液涂片镜检

取阴道后穹隆积液置于干净玻片上，待其干燥后，显微镜下见到羊齿植物叶状结晶为羊水。

3. 血常规检查

胎盘早破并发感染时，白细胞计数升高。

（四）心理-社会评估

此时的产妇及其家属会表现出对胎儿及产妇健康的担心，以及分娩能否顺利进行。

（五）处理原则

一旦发生胎膜早破，均应住院待产，卧床休息，密切观察胎心音的变化，根据个体的不同情况给予相应处理。

四、护理诊断

1. 有感染的危险

与阴道病原体上行感染有关。

2. 潜在并发症——胎儿窘迫

与脐带脱垂或受压影响胎盘血流及早产胎儿肺部不成熟有关。

3. 焦虑

与担心胎儿及自己的安危及分娩是否能够顺利进行有关。

五、护理措施

（一）预期目标

（1）孕妇无发热等感染征兆。

（2）胎动、胎心率维持在正常范围。

（3）孕妇的各项日常生活、活动得到帮助，能保持身体各系统的最佳功能。

（4）孕妇能描述自己的焦虑，并陈述心理和生理舒适感有所增加。

（二）护理措施

（1）孕妇若发生感染或胎儿出现危机时，应以自然或催产的方式立刻结束妊娠，但若有催产禁忌证，则应采取剖宫产术。同时抗感染治疗，做好新生儿复苏准备。

（2）孕妇未并发感染症状时，妊娠35周以下可进行以下处理。

1）一般处理：绝对卧床休息。保持外阴清洁，每日会阴擦洗2～3次，避免不必要的肛诊及阴道检查，密切观察孕妇体征、心率、子宫收缩、阴道流液性状，进行胎心监护评估胎儿情况。

2）破膜超过12小时，预防性给予抗生素。

3）有子宫收缩者，可静脉滴注硫酸镁等抑制子宫收缩。

4）肌内注射地塞米松，以助胎儿肺部成熟，减低因早产而导致新生儿肺透明膜病发生的概率。

5）收集血液标本，监测血常规中白细胞的数值，或做子宫颈细菌培养以监测感染征象。

6）若羊水停止流出，观察72小时后，未发生感染，则可以出院在家待产，但需继续使用抗生素。

（3）孕妇未并发感染症状时，孕35周以上，由临床评估，如根据羊水中L/S比值而判定胎儿肺部成熟度，或由X线片、超声波评估胎儿的大小及位置、羊水量，来决定分娩的时机。

（4）胎肺成熟、宫颈成熟，无禁忌证者可引产，催产24小时后胎儿仍未娩出者，则考虑剖宫产术。

（5）给予心理支持。向孕妇及其家属说明病程及治疗方案，可减轻其焦虑；也需要告知他们早产或剖宫产对新生儿的健康可能产生威胁甚至可能导致新生儿死亡，请其做好心理准备。

（三）健康教育

（1）孕期生活指导。孕期注意加强营养，可适当补充维生素C、锌、铜等营养素，以增强羊膜抗张能力。不宜过劳，避免做增加腹压的体力劳动，如提重物等。妊娠最后3个月禁止性交，避免性交产生的机械性刺激。

（2）让产妇了解孕期的自身变化，定期做产前检查。对宫颈内口松弛者于妊娠14～16周行宫颈环扎术并积极治疗生殖道感染。

六、护理评价

产妇能顺利分娩。产妇出院时未发生感染等并发症。

（袁　园）

第六节　胎儿窘迫

一、概述

胎儿窘迫是以胎儿胎盘系统的呼吸循环功能不全为主的一组综合征。根据出现时间、原因及变化程度，分为急性胎儿窘迫与慢性胎儿窘迫。临床上常忽视慢性胎儿宫内窘迫，但是许多急性胎儿窘迫是在慢性胎儿窘迫的基础上发生的，故对慢性胎儿窘迫应予以重视。

二、病因

（一）急性胎儿窘迫常见原因

1. 子宫收缩过频、过强

使宫内压长时间超过母血进入绒毛间隙的平均动脉压，引起绒毛间隙血流减少，造成胎儿缺氧。

2. 脐带因素

脐带过短、绕颈、缠身，在胎先露下降过程中牵拉使脐血管受压，影响血供。

3. 胎盘早期剥离、前置胎盘

出血过多，影响胎儿血供，使胎儿获氧减少。

4. 孕妇有严重的血液循环障碍

孕妇并发某些疾病，如心肺疾病、贫血、酸中毒及妊娠期高血压引起胎盘血管栓塞等，各种原因导致休克，使得母血氧饱和度低，胎儿供氧不足。

（二）慢性胎儿窘迫常见原因

1. 母体血液含氧量不足

如孕妇患有心肺疾病、重度贫血，自身血液红细胞携氧不足，通过胎盘循环供给胎儿的氧分也会不足。

2. 胎盘功能不全

常见于血管病变，如妊娠期高血压、慢性肾炎、糖尿病等，使得绒毛间隙血流减少，胎儿处于慢性缺氧状态。

3. 胎儿有严重的心血管、呼吸系统疾病

致使胎儿运输及利用氧的能力下降。

三、病理生理变化

胎儿血氧降低最初表现为呼吸性酸中毒，通过自主神经反射，兴奋交感神经，肾上腺、儿茶酚胺及皮质醇分泌增多，血压上升、心率加快加以代偿；继续缺氧，则转为兴奋迷走神经，胎心率减慢，胎儿血液重新分布，集中于重要脏器。无氧糖酵解增加，用于补偿能量消耗。此时乳酸等有机酸增加，胎儿血 pH 降低，转为代谢性酸中毒。缺氧使肠蠕动亢进，肛门括约肌松弛，胎粪排出污染羊水。细胞膜通透性破坏，胎儿血中钾及氮素增加，以及因自主神经反射性兴奋，使胎儿出现宫内呼吸运动增强，导致混有胎粪的羊水吸入，对胎儿有一定危险，出生后极易发生肺不张及肺炎，导致新生儿窒息、死亡。缺氧可使肾血管收缩，血流量减少，胎儿尿形成减少致羊水量减少。妊娠期慢性缺氧使胎儿生长受限，分娩期急性缺氧可发生缺血缺氧性脑病及脑瘫等终身残疾。

四、护理评估

（一）健康史

了解孕妇孕前有无急慢性全身疾病，妊娠期有无并发症。了解孕期有无感染史。

（二）临床表现

1. 胎心率的变化

胎心率的变化是胎儿窘迫最明显的临床征象。急性胎儿窘迫主要发生在分娩期，早期缺氧，胎心率加快，可大于160次/分钟；如持续缺氧，胎心率变慢，低于120次/分钟。胎心监护可表现为：多发晚期减速，重度变异减速和基线平直（基线变异<5次/分钟）。慢性胎儿窘迫时，胎心率可出现：①NST无反应型，即持续监护20～40分钟，胎动时胎心率加速≤15次/分钟，持续时间≤15秒；②在无胎动与子宫收缩时，胎心率大于180次/分钟，或小于120次/分钟，持续10分钟以上；③重度变异减速或基线平直。

2. 羊水变化

羊水中有胎粪，说明缺氧加重，引起迷走神经兴奋，肠蠕动亢进而肛门括约肌松弛，使胎粪排于羊水中。羊水污染分为3度：羊水Ⅰ度污染，羊水浑浊呈浅绿色，常见胎儿慢性缺氧；羊水Ⅱ度污染，羊水呈深绿色或黄绿色，提示胎儿急性缺氧；羊水Ⅲ度污染，羊水浑浊呈棕黄色、稠厚，提示胎儿缺氧严重。

3. 胎动变化

如为脐带受压时的急性胎儿窘迫，缺氧初期表现胎动频繁、躁动，继而转弱并消失。慢性缺氧胎动次数减少是重要表现，胎动<10次/12小时，临床常见胎动消失24小时后胎心消失。

4. 胎儿酸中毒

胎儿头皮血血气分析pH<7.20（正常值为7.25～7.35），氧分压下降，二氧化碳分压升高，提示胎儿酸中毒，情况危险。

（三）辅助检查

1. 胎盘功能检查

如胎儿窘迫24小时，尿雌三醇（E_3）急剧减少（30%～40%），妊娠末期多在10 mg/24小时以下。

2. 胎心音监测

NST可能无反应；OCT会出现晚期减速。

3. 胎儿头皮血气分析

pH<7.20（正常值7.25～7.35），PaO_2<1.3 kPa（10 mmHg，正常值15～30 mmHg），$PaCO_2$>8.0 kPa（60 mmHg，正常值35～55 mmHg）可诊断为胎儿酸中毒。

（四）心理-社会评估

孕妇因胎儿的生命危在旦夕而产生焦虑，对需要手术分娩产生犹豫、无助感，家属及亲友均感悲伤。

（五）治疗

严密监护，及时发现，及时处理，避免新生儿窒息。

1. 急性胎儿窘迫

（1）一般处理：产妇取左侧卧位，高流量面罩给氧，同时纠正脱水、酸中毒及电解质平衡紊乱。

（2）病因治疗：因缩宫素使用不当引起的不协调性子宫收缩过强，应停用缩宫素，应用子宫收缩抑制剂如硫酸镁抑制子宫收缩。如为羊水过少脐带受压，可经腹羊膜腔输液。

（3）尽快终止妊娠：分娩期突然发生急性胎儿窘迫者，如宫颈口未完全扩张，经上述处理，胎儿情况没有改善者，应立即行剖宫产结束分娩。若宫口开全，胎先露已达坐骨棘平面以下 3 cm 者，应尽快助产经阴道娩出胎儿。

2. 慢性胎儿窘迫

应针对病因，视孕周、胎儿成熟度及胎儿窘迫程度决定期待疗法或终止妊娠。

五、护理诊断

1. 焦虑

与预感胎儿健康受到威胁有关。

2. 预感性悲哀

与胎儿可能夭折有关。

3. 气体交换受损

与胎盘子宫的血流改变，血流中断（脐带受压）或血流减慢有关。

六、护理措施

（一）预期目标

（1）孕产妇焦虑有所减轻，生理和心理舒适感增加。

（2）如果胎儿不能存活，产妇能接受现实。

（3）分娩顺利，新生儿得到救治，生命体征在正常范围。

（二）护理措施

1. 急性胎儿窘迫

应立即协助医生采取果断措施，改善胎儿缺氧状态。

（1）指导孕产妇取左侧卧位，以改善胎盘血流灌注。高流量给氧提高母血氧饱和度含量，提高胎儿血氧浓度。

（2）严密监测胎心变化，如连续出现晚减速，胎粪样羊水，宫颈开全，尽快阴道助产，做好抢救新生儿准备。

（3）如发现胎儿窘迫，在短期内不能自然分娩，应立即抑制子宫收缩，改善胎盘血液循环，尽早行剖宫产以结束分娩。

2. 慢性胎儿窘迫

对于慢性缺氧疾病造成宫内生长迟缓的胎儿，对子宫收缩时缺氧耐受性差，在产程中应严密监测胎心，尽早选择安全分娩方式，减少新生儿窒息的发生。

（三）健康教育

教会孕妇自数胎动，发现异常及时就诊，定期产前检查。

七、护理评价

产程进展顺利，新生儿阿氏评分 10 分。

（周欣欣）

第七节　羊水栓塞

一、概述

羊水栓塞是指分娩过程中，羊水突然进入母体血液循环，引起急性肺栓塞、过敏性休克、弥散性血管内凝血、肾衰竭或猝死等一系列严重症状的综合征。是严重的分娩期并发症，死亡率高达 80%，是孕产妇死亡的主要原因之一。

二、病因

造成羊水进入母血的诱因有胎膜早破、子宫收缩过强、急产、宫颈裂伤、手术产等。

羊水进入母血有以下两个途径。

1. 经宫颈内静脉

子宫收缩时羊膜腔压力与子宫体肌层内压力相似，肌层内静脉受压，羊水不易进入；而子宫颈部因无收缩力，静脉不受压，尤其子宫收缩时，使子宫内压力增高，羊水由裂伤的宫颈内静脉进入母体血液循环，故本症多发生于子宫收缩过强、破膜或破膜后不久。

2. 经胎盘附着部位的血窦

如胎盘早剥、前置胎盘、胎盘边缘血窦破裂、子宫破裂或剖宫产时，在子宫收缩间隙或子宫收缩早期，均有利于羊水通过开放的子宫血管进入母体血液循环。

三、病理生理变化

1. 肺动脉高压

由于羊水中的有形成分，如鳞状上皮、毳毛、胎脂、黏液、胎粪等进入母血后，可引起机械性阻塞及血管痉挛，造成严重的肺血管堵塞及肺动脉高压，致使肺组织灌注量减少，通气和血流比例失调，肺组织缺氧，肺泡毛细血管通透性增加，液体渗出，发生肺水肿及肺出血，导致呼吸功能衰竭。

2. 过敏性休克

羊水中的胎粪、胎脂等有形物质均为致敏原，当进入母体血液循环后，引起Ⅰ型变态反应，导致过敏性休克。

3. DIC

羊水中含有大量凝血物质，进入母体血液循环，消耗了大量凝血因子，发生广泛性血管内凝血。

4. 器官功能障碍

呼吸和循环衰竭等所致的休克造成严重缺氧，引起脑、心、肝、肾等重要器官功能障碍，发病后可致产妇迅速死亡。

四、护理评估

（一）健康史

注意有无以下诱因：胎膜早破或人工破膜、子宫收缩过强、强直性子宫收缩或高张性子宫收缩乏力时使用缩宫素、前置胎盘、胎盘早剥、羊膜腔穿刺术等病史；急产、宫颈裂伤、子宫破裂及手术产史。

（二）临床表现

临产过程中，尤其是破膜后、剖宫产手术中，产妇突然烦躁、憋气、呛咳、呼吸困难、寒战、发绀，很快休克、抽搐、昏迷死亡。发病急剧，经过凶险，有时数分钟或数小时产妇即死亡。如能度过休克期，继之出现大量子宫出血，持续不断，血液不凝固，止血困难，手术伤口及全身黏膜、皮肤、胃肠道和泌尿道均有出血，再进一步发展成急性肾衰竭，出现少尿、无尿及尿毒症的征象。休克、出血、急性肾衰竭 3 个阶段的症状基本上按顺序出现，但也有休克、呼吸困难等与出血同时出现，或仅出现血液不凝固的出血及休克。

（三）辅助检查

1. X 线胸片

出现症状后 6 小时，双肺有散在性及斑状浸润，有融合于肺门倾向。

2. 痰液检查

用硫酸罗尼蓝染色可发现胎儿碎屑或用末梢血涂片查找羊水有形物。

3. 血液检查

高度怀疑 DIC 时可急查血小板计数及血纤维蛋白原，表现为明显下降，尤其血小板呈进行性下降，凝血酶原时间延长，血浆鱼精蛋白副凝固试验阳性。

4. 明确是否为羊水栓塞

中心静脉压测量处或在死者右心、肺动脉、下腔静脉抽血后离心，在上层找到羊水内容物可确诊。

（四）心理-社会评估

产妇呈痛苦状，家属高度焦虑，担心母婴的安危。

（五）处理原则

羊水栓塞患者由于病情危重，需在产科、内科、外科及麻醉科医生的共同协作下进行抢救。处理原则为抗过敏，纠正呼吸、循环功能衰竭和改善低氧血症，抗休克，防止 DIC 和肾衰竭发生。

1. 正压给氧

迅速改善肺内氧的交换，应行气管插管正压供氧。如插管困难，需气管切开给纯氧，以改善肺泡毛细血管缺氧及减少肺泡渗出液和减轻肺水肿，从而改善肺呼吸功能，减轻心脏负担及脑缺氧，有利于昏迷的复醒。

2. 抗过敏

在改善缺氧的同时，尽快给予大剂量肾上腺皮质激素抗过敏、解痉，稳定溶酶体，保护细胞，常用氢化可的松或地塞米松。

3. 解除肺血管及支气管痉挛

常用下述药物解除肺动脉高压。

（1）盐酸罂粟碱：可阻断迷走神经引起肺血管及支气管平滑肌痉挛，促进气体交换，解除迷走神经对心脏的抑制，对肺、脑血管及冠状动脉均有扩张作用，是解除肺动脉高压的首选药物。

（2）阿托品：可阻断迷走神经对心脏的抑制，使心率加快，改善微循环，增加回心血量，减轻肺血管及支气管痉挛，增加氧的交换。

（3）氨茶碱：可解除肺血管痉挛，舒张支气管平滑肌，降低静脉压与右心负荷。可兴奋心肌，增加心排出量，适用于急性肺水肿，改善肺血流灌注，预防右心衰竭所致呼吸、循环功能衰竭。

4. 抗休克

保持两条输液通道，应用升压药多巴胺增加回心血量，使血压回升，增加肾血流量。补充血容量可积极输新鲜血，5% $NaHCO_3$ 可纠正酸中毒，去乙酰毛花苷可纠正心衰。

5. 防止 DIC

羊水栓塞初期血液呈高凝状态时，短期可应用肝素，及时补充凝血因子。纤溶亢进时补充纤维蛋白原。

6. 预防肾衰竭

羊水栓塞发展为肾衰竭阶段应注意尿量，血容量补足后若仍少尿，应选用利尿剂如呋塞米、甘露醇等药物，扩张肾小球动脉，预防肾衰，并应检测血电解质。

7. 迅速终止妊娠

排出子宫内容物，去除病因，阻断羊水内容物继续进入母体血液循环，产科处理应迅速排出胎儿及其附属物。如有阴道分娩条件阴道助产，否则行剖宫产。已并发 DIC 治疗无效者，应尽早切除子宫。

五、护理诊断

1. 气体交换受损

与肺血管阻力增加（肺动脉高压）、肺水肿有关。

2. 组织灌注量改变

与失血和 DIC 有关。

3. 恐惧

与病情危重及濒死感有关。

六、护理措施

（一）预期目标

（1）经及时处理，产妇的胸闷、气促症状有所改善。

（2）产妇能维持体液平衡及最基本的生理功能。

（3）产妇恐惧的感觉减轻，在心理和生理上的舒适感有所增加。

（二）护理措施

（1）严密监测产程进展和产妇生命体征。发现产妇异常，有呼吸困难、发绀等症状，及时通知医生处理。

（2）抬高产妇头肩部，正压给氧，迅速建立并保持输液通道。遵医嘱给予解痉、抗过敏药物，及早使用大剂量肾上腺皮质激素，维持呼吸功能及氧合作用。

（3）及时补充血容量，增加有效循环血量，遵医嘱给予低分子右旋糖酐及新鲜血。

（4）观察尿量，防止肾衰竭。

（5）积极配合处理，做好手术准备。

（6）提供心理支持。鼓励和支持产妇，使其有信心，对产妇家属的心情应表示同情和理解，耐心回答他们的询问。

（三）健康教育

待产妇病情稳定后，针对其具体情况提供出院指导，鼓励产妇家属参与制订出院后的康复计划。

七、护理评价

产妇能及时有效地维持呼吸和循环功能，24 小时内呼吸困难症状得以缓解，血压、尿量基本正常，产妇出院时无并发症。

（周欣欣）

第八节　产后出血

一、概述

胎儿娩出后 24 小时内出血量超过 500 mL 者，称为产后出血。产后出血是产科常见而又严重的并发症，居我国目前孕产妇死亡原因的首位。产后出血的发生率占分娩总数的 2% ~3%，其中 80% 以上发生在产后 2 小时内。迅速大量的失血可发生失血性休克，若得不到及时救治可危及生命，休克时间过长，可引起脑垂体缺血性坏死，继发严重的腺垂体功能减退——希恩综合征。因此，应特别重视产后出血的护理以加强其防治工作。

二、病因

病因多为子宫收缩乏力、胎盘因素、软产道裂伤和凝血功能障碍，其中以子宫收缩乏力所致者最多见，占产后出血总数的 70% ~80%。

1. 子宫收缩乏力

可因产妇全身性因素引起，如产妇精神过度紧张，分娩过程中过多使用镇静剂、麻醉剂，产程过长、产妇体力过度消耗，产妇并发急慢性全身性疾病等。局部性因素有双胎妊娠、巨大儿、羊水过多引起子宫张力过大，使子宫肌纤维过度伸展，子宫畸形或子宫肌瘤等可影响子宫肌正常收缩。胎儿娩出后，若发生子宫收缩乏力使子宫不能正常收缩和缩复，如胎盘尚未剥离、血窦未开放不致发生出血，若胎盘有部分剥离或剥离排除后，因子宫收缩乏力不能有效关闭胎盘附着处子宫壁血窦而致流血过多，是产后出血的主要原因。

2. 胎盘因素

包括胎盘剥离不全、胎盘剥离后滞留、胎盘嵌顿、胎盘粘连、胎盘植入、胎盘和（或）胎膜残留。造成胎盘残留的原因主要有：胎盘未完全分离前过早挤压或牵拉脐带，使得部分胎盘剥离，影响子宫收缩，剥离面血窦开放出血；胎盘粘连，胎盘的基底蜕膜层和绒毛植入太深，并和子宫肌层结合形成植入性胎盘，因子宫收缩有部分胎盘剥离，而其余附着在子宫壁的部分胎盘影响了子宫收缩引起出血。子宫收缩不良，胎盘无法完整剥离，使胎盘滞留在子宫内而造成大出血。

3. 软产道损伤

子宫收缩力过强，产程进展过快，胎儿过大，接产时未保护好会阴，助产手术操作不当等，可致会阴阴道裂伤。会阴阴道严重裂伤可上延达阴道穹隆、阴道旁间隙，甚至深达盆壁，阴道深部近穹隆处严重撕裂，其血肿可向上扩展至阔韧带内。宫颈裂伤发生在胎儿过快通过尚未开全的宫颈，严重时可向下累及阴道穹隆，上延可达子宫下段而致大出血。

4. 凝血功能障碍

主要分两种情况：妊娠并发凝血功能障碍性疾病，如原发性血小板减少性紫癜、血友病、白血病、再生障碍性贫血等；妊娠并发症导致的凝血功能障碍，如胎盘早剥、羊水栓塞、妊娠期高血压及宫内死胎滞留过久均可影响凝血功能，甚至发生弥散性血管内凝血，致产后严重出血。

三、护理评估

（一）健康史

详细询问产妇的孕产史、孕次、产次、多胎妊娠的胎儿数目，胎儿的大小，是否有人工流产、早产、死胎的病史，产妇的出血性疾病史，妊娠期并发重症肝炎史，妊娠期高血压、前置胎盘、胎盘早剥、羊水过多等病史以及分娩期过多地使用镇静剂、产程延长、难产、手术操作不顺利等病史。

（二）临床表现

常见的临床表现是阴道流血过多，失血性休克及继发性感染。因出血原因不同，临床表现也各有差异。

1. 子宫收缩乏力

出血特点是间歇性阴道流血，血色黯红，有凝血块，子宫收缩差时出血量增多，子宫收缩增强时出血量减少。若短时间内出血量多，产妇可出现失血性休克，表现为面色苍白、头晕、心悸、出冷汗、脉搏细弱及血压下降。腹部检查：子宫轮廓不清，摸不到宫底，系子宫收缩乏力性出血。

2. 胎盘因素

胎盘剥离不全及剥离后胎盘滞留宫腔内，常表现为胎盘娩出前阴道流血量多并伴有子宫收缩乏力，胎盘嵌顿时子宫下段可发现狭窄环。胎盘部分粘连或部分植入时易发生剥离不全，滞留的胎盘影响子宫收缩；胎盘未粘连或植入部分发生剥离而出血不止。

3. 软产道裂伤

发生在胎儿娩出后，出血持续不断，血色鲜红且自凝。若损伤小动脉，出血较多，此时子宫收缩良好。宫颈裂伤多在两侧，也可能呈花瓣样。若裂伤较重，出血量大。阴道裂伤多发生在阴道侧壁、后壁和会阴部，多呈不规则裂伤，由于血运丰富，可引起严重出血。按会阴裂伤的程度可分为4度：Ⅰ度是指会阴部皮肤及阴道入口黏膜撕裂，出血不多；Ⅱ度是指裂伤已达到会阴体筋膜及肌层，累及阴道后壁黏膜，向阴道后壁两侧沟延伸并向上撕裂，解剖结构不易辨认，出血较多；Ⅲ度是指裂伤向深部扩展，肛门外括约肌已断裂，直肠黏膜尚完整；Ⅳ度裂伤是指肛门、直肠和阴道完全贯通，直肠肠腔外露，组织损伤严重，出血量可不多。

4. 凝血功能障碍

在孕前或妊娠期已有出血倾向，如牙龈出血。当胎盘剥离或产道有裂伤时，凝血功能障碍表现为全身不同部位的出血，最常见的为子宫大量出血或少量持续出血，血液不凝，不易止血。

（三）辅助检查

1. 一般检查

测血压、脉搏、中心静脉压、体温。测量前三项主要了解循环血量减少的程度，观察体温变化以识别感染征象。

2. 实验室检查

检查血型、血常规、血小板计数、出凝血时间、凝血酶原时间、纤维蛋白原测定和进行 3P 试验，以及纤溶酶确诊试验等。

（四）心理-社会评估

产妇一旦发生产后出血，创面局部针眼出血或阴道流血不凝时，家属及产妇均会产生恐惧、烦躁不安、悲观绝望等心理，担心产妇生命安危，渴望得到紧急抢救。

（五）治疗

迅速止血、维持正常的循环血量及预防感染。

（1）静脉输液、输血，以纠正失血性休克。

（2）针对出血原因，提供相应的止血措施以达到迅速有效的止血。

（3）适当给予预防性的广谱抗生素，以预防感染的发生。

四、护理诊断

1. 组织灌注量改变

与产后出血有关。

2. 有感染的危险

与产后出血造成抵抗力降低，侵入性临床操作有关。

3. 焦虑

与担心自身健康与婴儿喂养有关。

4. 自我照顾能力缺失

与产后出血使产妇活动受限，需卧床时间延长，产后失血性贫血及体质极度虚弱有关。

五、护理措施

（一）预期目标

产妇能维持体液及电解质平衡，改善组织灌注量。住院期间，产妇无感染和并发症的发生。减轻产妇及其家属的焦虑心理，情绪稳定。

（二）护理措施

1. 产后出血的预防

（1）产前预防措施。①加强孕前及孕期的保健工作，对于并发凝血功能障碍、重症肝炎等不宜继续妊娠的妇女，及时在早孕时终止妊娠。②产前需做好血液系统检查，以早期诊断和治疗血液系统疾病及各种妊娠并发症。对有可能发生产后出血的孕妇，如妊娠期高血压、胎盘早剥、多胎、子宫发育不良、羊水过多等应提前住院分娩，检查血型，配血备用。

（2）产时预防措施。①第一产程密切观察产妇情况，为孕妇提供心理护理以消除其恐惧、焦虑情绪，注意产妇的饮食、休息和排尿情况。密切观察产程进展情况，防止产程延长。②第二产程加强会阴保护，指导产妇正确使用腹压，防止胎儿娩出过快，会阴侧切应适时适度，防止软产道损伤。胎肩娩出后，立即肌内注射缩宫素 10 U 或静脉滴注缩宫素，以加强子宫收缩，减少出血。③第三产程应妥善处理，准确收集并测量产后出血量。胎盘未剥离前，不可过早牵拉脐带或按摩、挤压子宫；待胎盘剥离征象出现后，及时协助胎盘娩出，并仔细检查胎盘、胎膜是否完整，检查软产道有无撕裂或血肿，观察子宫收缩情况并按摩子宫以促进子宫收缩。

（3）产后预防措施。产后出血约 80% 发生在产后 2 小时内，应让产妇在胎盘娩出后继续留置产房观察两小时，严密观察产妇一般情况、生命体征、子宫收缩和阴道出血情况，重视产妇的主诉。对可能发生产后出血的高危孕产妇，分娩时保持静脉通路，以及早补充血容量。鼓励产妇产后及时排空膀胱和挤压出宫腔内积血。提倡分娩后 30 分钟内新生儿即早期吸吮，母婴皮肤接触，通过乳头吸吮反射加强子宫收缩，减少阴道流血量。

2. 产后出血的一般护理

（1）保持安静，使产妇充分休息，保证足够的睡眠，避免过多移动。

（2）食用高蛋白质、富含维生素和无刺激性食物，以增强机体抵抗力。

（3）密切观察产妇的一般状态、生命体征、子宫收缩情况、阴道流血量、尿量等。

（4）失血多、休克者应取平卧位、吸氧、保暖、保持静脉通路，做好输液、输血准备。

3. 找出出血原因，及时协助止血

（1）子宫收缩乏力性出血：应立即按摩子宫，同时使用缩宫素或麦角新碱，以维持子宫处于良好收缩状态。腹壁按摩子宫底的方法是：一手置于宫底部，拇指在前臂，其余四指在后壁，均匀有节律地按摩宫底，挤出积血和血块。腹壁-阴道双手按摩子宫法是：一手握拳置于阴道前穹隆，顶住子宫前壁，另一手自腹壁按压子宫后壁使宫体前屈，双手相对紧压子宫并做按摩。若经上述方法止血效果不理想时，及时配合医师做好宫腔填塞，结扎盆腔血管，髂内动脉栓塞术及切除子宫的准备工作。

（2）胎盘因素引起的出血：若胎盘已剥离未排除，膀胱过度膨胀应行导尿术后排空膀胱，用手按摩子宫使子宫收缩，另一手轻轻牵拉脐带协助胎盘娩出。胎盘剥离不全、滞留、粘连应人工徒手剥离胎盘，若残留胎盘胎膜组织徒手取出困难时，可用大号刮匙清除。胎盘嵌顿在子宫狭窄环以上者，可在全身麻醉下，待子宫狭窄环松解后用手取出。若疑为胎盘植入，则需做好子宫切除术的术前准备。

（3）软产道裂伤出血：及时准确地修补、缝合裂伤而有效地止血。

（4）凝血功能障碍出血：若发现出血不凝或会阴伤口出血不止等，立即通知医师，同时抽血做凝血酶原、纤维蛋白原、3P 试验等。除配合医师对因治疗积极止血外，还应及时遵医嘱补充血容量，输入新鲜血液改善微循环，纠正休克，并做好紧急抢救的准备。

4. 预防感染的护理措施

保持床单的清洁干燥，严格会阴护理，注意观察会阴伤口情况，恶露的颜色、气味及量的变化，遵医嘱给予广谱抗生素以预防感染。

5. 心理支持

产后出血后产妇会面临体力差、活动无耐力、生活自理差等诸多困难，并对出血引起的并发症产生恐惧，因此应为产妇及其家属详细解释说明各种治疗护理措施，并鼓励他们参与制订产妇的护理计划，以减轻其恐惧、焦虑心理。尽量给产妇及其家属提供机会，鼓励其说出内心的感受。

（三）健康教育

（1）指导产妇及其家属进行子宫按摩、观察子宫复旧情况、恶露的变化及掌握会阴护理的技巧。

（2）宣传产褥期的康复技巧，强调营养、休息和运动的重要性。

（3）告诉产妇及其家属出院后复查的时间、目的、意义，鼓励并支持产妇按时产后复查，并注意继续观察产后出血的症状，发现异常情况及时返院就诊。

六、护理评价

出院时产妇的生命体征平稳，无并发症发生。产妇及其家属焦虑感减轻。产妇出院时日常生活能自理。

（尹春华）

第九节　异常产褥

一、产褥感染

（一）概述

产褥感染是指在分娩期和产褥期病原体侵入生殖道引起的局部或全身性炎症反应。产褥感染发病率约为60%。产褥病率指分娩24小时后的10天内，每日用口表测体温4次，间隔4小时，有2次体温大于等于38 ℃。产褥感染与产褥病率之间，既有区别又有联系。产褥病率的主要原因是生殖道感染，但也可能是其他系统、器官的感染，如常见的上呼吸道感染、泌尿系感染、乳腺炎等。

（二）病因

1. 诱因

能够造成产妇生殖道防御功能和自净作用降低的因素均为产褥感染的诱因。

（1）胎膜早破，病原体侵入子宫。

（2）胎盘残留、组织坏死有利于病原体生长。

（3）产程延长、难产时，手术助产造成产道损伤，病原体入侵。

（4）妊娠期生殖道感染未得到控制，妊娠后期性生活不注意卫生，感染扩散。

（5）孕期贫血、产后出血，导致产妇身体虚弱，抵抗力下降。

以上因素增加了病原体侵入生殖道的机会。

2. 病原体

妊娠期、产褥期女性生殖道内寄生着大量病原体，有厌氧菌、需氧菌、真菌、支原体、衣原体等，其中一部分是非致病菌，但在特定环境下可以致病。

（1）需氧性链球菌：是外源性产褥感染的主要原因，其中以β溶血性链球菌致病性最强，感染迅速扩散，可引起败血症。

（2）厌氧革兰阳性球菌：正常情况下阴道中寄生着消化链球菌和消化球菌，当有产道损伤、胎盘残留、局部组织坏死缺氧时，细菌迅速繁殖，与大肠杆菌混合感染，分泌物有异常恶臭气味。

（3）葡萄球菌：主要是金黄色葡萄球菌和表皮葡萄球菌。前者多为外源性感染，可引起严重的伤口感染。后者存在于阴道菌群中，引起的感染较轻。

（4）大肠杆菌：大肠杆菌与其相关的革兰阴性杆菌、变形杆菌常寄生于阴道、会阴、尿道口周围，能产生内毒素，是菌血症和感染性休克的最常见原因。

（5）其他病原体：厌氧芽孢梭菌产生的外毒素可溶解蛋白，产生气体和溶血，产气荚膜梭菌可引起子宫内膜炎、腹膜炎，严重时引起溶血、急性肾衰竭、气性坏疽导致死亡。厌氧革兰阴性杆菌可加速血液凝固，引起感染邻近部位的血栓性静脉炎。沙眼衣原体寄生在女性生殖道内，可引起感染，但临床表现轻微，多无明显症状。

3. 感染来源

造成产褥感染的病原体来源有两个：一是内源性感染，正常产妇生殖道和身体其他部位寄生有病原体，多数不致病，当身体抵抗力下降时可转化为致病菌引起感染。研究表明内源性感染更为重要，因为产妇生殖道内的病原体不仅可以引起产褥感染，还可以透过胎盘、胎膜、羊水感染胎儿，导致流产、早产、胎膜早破、胎死宫内等。二是外源性感染，病原体可通过被污染的手术器械、敷料、衣服甚至医务人员的手进行传播。

（三）护理评估

1. 健康史

了解患者的既往健康状况，有无泌尿系统及生殖道感染史；全身营养状况，是否有严重的贫血、营养不良；个人卫生习惯。

2. 本次妊娠、分娩经过

重点了解妊娠、分娩的经过。是否并发糖尿病、心脏病，是否并发妊娠期高血压；分娩过程中有无产程延长、胎膜早破、手术助产、产道损伤；产后评估会阴、腹部伤口状况，恶露性状，子宫复旧情况以及产妇体温变化。

3. 临床表现

发热、疼痛、恶露异常是产褥感染的3个主要症状，一般出现在产后3~7天，血栓静脉炎症状出现在产后7~14天。症状因感染的病原体、部位、严重程度不同而不同。

（1）急性外阴、阴道、宫颈炎：通常由于自然分娩时损伤或手术助产引起，病原体主要为葡萄球菌和大肠杆菌。会阴裂伤或侧切伤口可见红肿，有压痛，产妇不能取坐位，伤口裂开，有脓性分泌物，感染蔓延可出现发热。阴道裂伤或挫伤时表现为阴道黏膜充血、溃疡、脓性分泌物增多。感染部位较深时，可引起阴道旁结缔组织炎。宫颈裂伤感染可出现黏膜充血、溃疡、分泌物增多，向深部蔓延可达宫旁组织，引起盆腔结缔组织炎。

（2）急性子宫内膜炎、子宫肌炎：病原体经过胎盘剥离面侵入子宫内膜形成子宫内膜炎，侵入子宫肌层形成子宫肌炎。临床表现为子宫内膜坏死，恶露增多、脓性、有臭味。炎症侵入子宫肌层，子宫复旧不佳，恶露呈脓性，下腹痛加重，宫底部有压痛，伴寒战，体温升高达38 ℃，白细胞数量增多。

（3）急性盆腔结缔组织炎、急性输卵管炎：病原体侵入宫旁组织，形成炎性包块，并波及输卵管，形成输卵管炎。产妇可出现寒战、高热、腹胀，下腹压痛、反跳痛、肌紧张等症状和体征，严重时病变可波及整个盆腔形成“冰冻骨盆”。

（4）急性盆腔腹膜炎及弥漫性腹膜炎：病原体还可扩散至子宫浆膜层，形成盆腔腹膜炎，继续发展为弥漫性腹膜炎，出现高热、恶心、呕吐、腹胀等全身中毒症状，下腹部有明显的压痛、反跳痛。急性期治疗不彻底可转为慢性腹膜炎。

（5）血栓性静脉炎：以厌氧菌感染为主。血栓来自胎盘剥离处，随血液循环播散，侵入子宫静脉、卵巢静脉、髂内静脉、髂总静脉，盆腔静脉炎向下扩散可形成下肢深静脉炎。盆腔内血栓静脉炎患者表现为寒战、高热。下肢静脉血栓的产妇可出现下肢持续性疼痛，局部静脉压痛或触及硬索状物，血液回流受阻，皮肤发白、疼痛，下肢水肿，俗称“股白肿”。

（6）脓毒血症及败血症：脱落的感染血栓或大量病原体进入血液循环，引起脓毒血症、败血症，患者可出现持续高热、寒战等全身中毒症状，严重时可出现感染性休克，危及生命。

4. 辅助检查

（1）血常规：白细胞总数增高，中性粒细胞百分比升高明显，红细胞沉降率加快。

（2）药物敏感试验：会阴伤口分泌物、宫腔分泌物培养，血液细菌培养和药物敏感试验，寻找病原体，为选择抗生素提供依据。

（3）B超：检查子宫及盆腔组织，可发现炎症包块、脓肿的位置及性质。

（4）C反应蛋白：检测血清C反应蛋白 >8 mg/L，有助于早期诊断感染。

5. 心理－社会评估

产褥感染的产妇因发热、腹痛等身体不适，可能降低母乳喂养和对新生儿的照顾能力，感染严重时，因治疗需要可能停止母乳喂养甚至造成母子分离，产妇常表现为疲劳、烦躁、睡眠不佳、焦虑等。

6. 治疗

（1）抗生素治疗：先根据临床表现选用广谱高效抗生素，然后根据细菌培养和药物敏感试验结果调整抗生素种类和剂量。对于中毒症状严重的患者，为提高机体的应激能力，可加用肾上腺皮质激素。

（2）支持疗法：为患者提供高热量、高蛋白质、易消化的食物，以增加机体抵抗力。高热患者应行物理降温；病情严重者注意纠正水、电解质失衡；贫血患者可少量多次输血。

（3）局部治疗：会阴伤口或腹部切口感染的患者，行切开引流；盆腔脓肿者可经阴道后穹隆切开引流；胎盘、胎膜残留者应清除宫腔内容物；产妇取半坐卧位以利恶露引流，使炎症局限于盆腔。

（4）血栓性静脉炎的治疗：在应用抗生素治疗的同时，加用肝素、尿激酶进行溶栓治疗，用药期间注意监测凝血功能。口服双香豆素、阿司匹林等。

（四）护理诊断

1. 体温过高

与产褥感染有关。

2. 体液不足

与发热消耗、摄入减少有关。

3. 疼痛

与伤口裂开有关。

4. 焦虑

与担心自身健康及新生儿喂养有关。

5. 母乳喂养中断

与产褥感染有关。

（五）护理措施

1. 预期目标

（1）产妇炎症得到控制，体温及各项生命体征恢复正常。

（2）产妇液体摄入能够满足机体需要，未出现电解质失衡。

（3）产妇主诉疼痛缓解。

（4）产妇能复述疾病、自我护理及新生儿喂养相关知识。

（5）新生儿得到有效喂养，生长发育正常。

2. 护理措施

（1）一般护理。

1）做好生活护理，满足患者基本需要，提供舒适的休养环境，保证患者能够充分休息；协助取半坐卧位，促进恶露排出。

2）增加营养，提供高热量、高蛋白、高维生素的食物，补充消耗，增强机体抵抗力，同时要保证液体的摄入，保持电解质平衡，必要时可通过静脉输液补充液体。

（2）病情观察。

1）监测患者的体温、脉搏及其他生命体征；观察患者全身状况，注意有无寒战、腹痛等；监测血清电解质、白细胞计数变化；准确记录出入量。

2）评估会阴、腹部伤口情况；观察恶露的量、颜色、性状、气味；每日定时检查子宫复旧情况。

3）观察患者有无下肢持续性疼痛、局部静脉压痛或触及硬索状物，下肢是否水肿及皮肤颜色改变。

（3）配合治疗。

1）遵医嘱给予抗生素治疗，保持有效血药浓度；定期采血检查，了解白细胞计数、分类。

2）协助医生进行脓肿引流、伤口清创或清除宫腔残留物，术后注意观察引流液的量、性状、伤口愈合情况，子宫收缩及阴道出血情况。

（4）预防感染：妊娠、分娩过程中注意预防感染，减少阴道操作。产妇的便盆等用物应一人一物，用后消毒，防止交叉感染。医护人员在操作过程中要严格执行无菌操作原则，被污染的物品要按规定处理，避免医源性感染。

3. 健康指导

（1）产褥感染的预防：指导患者平时养成良好的卫生习惯，积极治疗生殖道炎症。妊娠后期避免性生活及盆浴。

（2）指导产妇注意个人卫生，做好会阴部护理：每日用1∶5 000高锰酸钾溶液或1∶40络合碘溶液冲洗外阴两次；产后10天可温水坐浴，每日2次；教会产妇正确、及时地更换会阴垫。

（3）指导母乳喂养，新生儿吸吮乳头，反射性地刺激子宫收缩，促进恶露排出。

（4）向产妇讲解产褥感染及其治疗的相关知识，缓解产妇的焦虑情绪，如母婴分离，指导产妇、家属如何挤出和贮存乳汁，喂养新生儿。

（5）教会产妇及其家属识别产褥感染的症状、体征，有发热、腹痛、恶露异常应及时就医。

（6）提供产后休养、饮食、活动、复查等相关信息。

（六）护理评价

产妇的感染症状得到及时控制，体温恢复正常，疼痛缓解，心理状态趋于稳定，能够进行产后自我护理，新生儿生长发育正常。

二、晚期产后出血

（一）概述

分娩结束24小时后，在产褥期内发生的子宫大量出血，称晚期产后出血。多发生在产后1～2周，也有发生在产后6周者。表现为阴道少量或中量出血，持续或间断，严重者可大量出血，患者晕厥甚至休克。

（二）病因

1. 胎盘、胎膜残留

自然分娩产妇晚期产后出血的主要原因，多发生在产后10天左右。残留在宫腔内的胎盘组织发生变性、坏死、机化，形成胎盘息肉，当坏死组织脱落时，暴露基底部血管，引起大量出血。

2. 蜕膜残留

正常情况下，蜕膜多在产后1周内脱落，随恶露排出。若蜕膜剥离不全、长时间残留，也可影响子宫复旧，继发子宫内膜炎症，引起晚期产后出血。

3. 子宫胎盘附着面感染或复旧不全

子宫胎盘附着面的血管在胎盘娩出后形成血栓，继而血栓机化，出现玻璃样变，血管上皮增厚，管腔上皮增厚，管腔变窄、堵塞。胎盘附着部边缘有内膜向内生长，底蜕膜深层的残留腺体和内膜也重新生长，使子宫内膜得以修复，这个过程需要6～8周。如胎盘附着面感染、复旧不全，可引起血栓脱落，血窦重新开放，子宫出血。

4. 剖宫产术后子宫伤口裂开

多见于子宫下段剖宫产横切口两侧。主要原因是止血不良、切口选择过低或过高、缝合技术不当，切口感染等，这些原因均可使得肠线溶解脱落后，血窦重新开放，产妇大量阴道出血。

5. 其他原因

产后子宫滋养细胞肿瘤、子宫黏膜下肌瘤等也可引起晚期产后出血。

（三）护理评估

1. 健康史

除一般病史外，应特别注意收集与产后出血有关的资料，如是否有多胎史、全身出血性疾病史、产后出血史等。

2. 本次妊娠、分娩经过

了解胎儿大小，有无前置胎盘、胎盘早剥，分娩方式，是否有产程延长，有无子宫收缩乏力，剖宫产手术指征、手术方式、术后恢复情况，产褥期子宫复旧状况、恶露性状等。

3. 临床表现

（1）胎盘、胎膜残留出血：产后血性恶露多，持续时间长，子宫复旧差，子宫增大、软，宫口松弛，反复出血或突然大量阴道出血，有子宫底压痛、低热等感染征象。出血多发生在产后数日至十余日。

（2）蜕膜残留出血：与胎盘残留出血相似，宫腔刮出物病理检查可见坏死蜕膜，但没有绒毛。

（3）胎盘附着面感染或复旧不全出血：常于产后十余日突然发生阴道大量出血，妇科检查发现子宫大而软，宫口松弛，阴道及宫口有血块堵塞。

（4）剖宫产后出血：发生于产后二十余日，表现为急性大量出血，也可反复出血，可因失血过多引起休克。

4. 辅助检查

（1）血常规：检查白细胞计数及分类和血红蛋白含量，了解感染和贫血情况。

（2）宫腔分泌物培养、涂片检查：了解有无感染。

（3）B超：了解子宫大小，宫腔内有无残留的胎盘、胎膜，子宫伤口愈合情况。

（4）病理检查：行清宫术，宫腔刮出物送病理检查。

（5）血 β-hCG 检查：了解有无胎盘残留，排除绒毛膜癌。

5. 心理－社会评估

晚期产后出血一旦发生，特别是出血较多时，产妇及其家属会产生恐惧、烦躁不安甚至悲观绝望等心理，担心产妇生命安危，渴望得到紧急抢救，同时也担心婴儿的照顾。

6. 治疗

（1）明确原因，通过血 hCG 检查、B 超检查，发现有无胎盘、胎膜、蜕膜残留及子宫伤口裂开。

（2）疑有胎盘、胎膜、蜕膜残留或胎盘附着部位复旧不全者，应行刮宫术，可起到止血的作用，刮出物应送病理检查，以明确诊断。刮宫后给予抗生素及子宫收缩剂。

（3）疑有剖宫产术后切口裂开者，根据出血情况做清创缝合及髂内动脉、子宫动脉结扎止血或髂内动脉栓塞术，组织坏死范围大者，行子宫次全切除术或子宫全切术。

（4）若因肿瘤引起的阴道出血，应作相应处理。

（四）护理诊断

1. 潜在并发症

出血性休克。

2. 有感染的危险

与出血造成机体抵抗力降低或胎盘、胎膜残留有关。

3. 组织灌注量改变

与晚期产后出血有关。

4. 焦虑

与担心自身健康、生命安全及婴儿喂养有关。

（五）护理措施

1. 预期目标

（1）护士及时发现产妇出血性休克的症状及体征，报告医生及时处理。

（2）产妇住院期间体温正常，未出现感染。

（3）产妇维持体液平衡，维持基本生理功能。

（4）产妇能复述产褥期自我照顾及新生儿照顾的知识。

2. 护理措施

（1）观察子宫复旧情况，阴道出血的量、颜色、性状和气味，剖宫产伤口愈合情况。监测患者的体温、脉搏等生命体征并注意其一般情况。

（2）大量出血、反复出血可导致贫血，应注意监测产妇的血红蛋白及一般情况，遵医嘱应用止血药物，为其提供高热量、高蛋白、高维生素的饮食，以纠正贫血，增强抵抗力。

（3）怀疑胎盘、胎膜残留者应配血，建立静脉通路，准备行刮宫术，术中注意观察患者的一般情况及出血量，刮出物送病理检查。术后遵医嘱给予抗生素及缩宫素，并注意观察子宫收缩及阴道出血情况。

（4）剖宫产伤口清创者，应注意观察伤口的愈合情况。

（5）保持产妇外阴清洁，及时更换会阴垫，每日外阴冲洗 2 次。

（6）做好生活护理，满足产妇的基本需要。母婴分离者如无禁忌可将乳汁挤出，喂养婴儿。

（7）预防：分娩后仔细检查胎盘、胎膜是否完整，产后 2 小时内密切观察子宫收缩及阴道出血情况，产褥期密切观察并促进子宫复旧。

3. 健康指导

（1）通过孕妇学校授课及产后健康教育指导产妇及其家属进行子宫按摩，观察子宫复旧情况、恶露的变化及会阴护理的技巧。

（2）讲解产褥期的康复技巧，强调营养、休息和运动的重要性。

（3）向产妇及其家属强调出院后复查的时间、目的、意义，强调按时产后复查的重要性。出院后仍应注意继续观察产后出血的症状，发现异常情况及时返院就诊。

（六）护理评价

产妇出血状况得到及时控制，未出现感染、休克，婴儿得到照顾。

三、产褥期抑郁症

（一）概述

产褥期抑郁症是指产妇在产褥期内出现抑郁症状，是产褥期精神综合征中最常见的一种类型。有关其发病率，国外报道发生率高达 30%，国内研究表明发病率为 3.8%～16.7%。通常在产后 2 周内出现症状，表现为易激惹、烦躁、悲伤、焦虑、沮丧和对自身及婴儿健康过度担忧，常失去生活自理及照顾婴儿的能力，甚至自杀或伤害婴儿。

（二）病因

造成产后抑郁的因素很多，包括生理、遗传、心理、产科、社会因素，其中心理和社会因素被认为是主要因素。

1. 生理因素

在妊娠、分娩过程中，体内激素水平发生变化，尤其是产后雌、孕激素水平的突然下降及不平衡是产褥期抑郁症的可能原因，和产褥期抑郁症相关的激素还有人绒毛膜促性腺激素、胎盘生乳素、肾上腺类固醇等。

2. 遗传因素

有精神病家族史特别是有抑郁症家族史的产妇易患产褥期抑郁症。过去有情感障碍、经前抑郁者易患产褥期抑郁症。曾患过产褥期抑郁症的产妇再次妊娠分娩，复发率较高。

3. 心理因素

有学者指出患有产褥期抑郁症的产妇具有敏感、情绪不稳定、固执、自我为中心等个性特征，时常表现出焦虑以及强迫的特殊品质，或者出现过度自我控制和听从，容易产生产后心理障碍。另外，对母亲角色有认同缺陷的产妇，时常有强烈的依赖需求，这种依赖需求会使产妇无法适应母亲角色，一直对自己的母亲角色产生冲突和适应不良，无法应对初为人母的角色期望所带来的压力，容易发生产褥期抑郁症。另外，有些学者认为妊娠期间情绪压力大、高度焦虑、人际关系不协调、婴儿健康状况差等因素易诱发产后精神异常。

4. 产科因素

分娩过程不顺利、新生儿畸形、对分娩的恐惧导致躯体和心理应激增强，可诱发产褥期抑郁症。产褥感染对产褥期抑郁症的发生也有一定影响。

5. 社会因素

大多数产妇是第一次生育，缺乏育儿经验，可能出现角色适应不良，产生焦虑、罪恶感和敌意，并逐渐丧失自我照顾能力和照顾婴儿的能力，最终使她们产生无助和绝望感，导致抑郁。另外，目前以核心家庭居多，家中可以帮忙照顾新生儿的亲属极少，雇用月嫂的费用又很高，产妇面临经济与照顾孩子的双重压力。

造成产后妇女压力源的 4 个主要因素有母亲角色不胜任、支持系统缺乏、面临抉择、身体心理改变。

（1）不胜任母亲角色：产妇特别是初产妇在照顾新生儿的过程中，常常遇到各种各样的问题，例如，“孩子哭闹不停是饿了还是病了”“孩子打嗝吐奶怎么办”“孩子穿多少衣服合适”，等等，由于缺乏经验，这些问题日复一日地困扰着产妇，使她们感到紧张、焦虑，丧失信心，造成心理压力而无法履行母亲的职责。

（2）支持系统缺乏：产妇得不到来自家庭和社会的支持，尤其是丈夫、长辈以及专业人员在育儿方面的指导和帮助。丈夫也没有适应父亲的角色，没有参与家务或照顾婴儿的工作，不能理解产妇情绪的变化，不能提供育儿以及心理、精神方面的支持。另外，产妇经历的负性生活事件、家庭经济条件的恶化等也可诱发产褥期抑郁症。

（3）面临抉择：孩子的出生使原来的家庭生活内容、节奏甚至结构都发生了变化，产妇面临着许多选择，例如，“谁可以帮助自己带小孩”“是否雇用保姆”“哪一种品牌的奶粉更好”“给孩子起什么名字”等。

（4）身体心理改变：产妇因妊娠和分娩身体结构、身体功能、身体感觉和社会功能等方面发生改变，常常会担心“体形恢复不到理想状态”“担心性生活后再次妊娠”等。

（三）护理评估

1. 健康史

既往有无心理问题、精神疾病，有无精神病家族史。

2. 本次妊娠、分娩经过

本次妊娠、分娩是否正常，新生儿是否健康。

3. 临床表现

产褥期抑郁症通常在产后 2 周出现症状，产后 4 ~6 周症状明显，表现为以下几个方面。

（1）焦虑、恐惧、易怒等情绪问题，产妇常感到心情压抑、沮丧、情绪淡漠、孤独、害羞、不愿见人，伤心、流泪等。

（2）自暴自弃、自责、自罪等自我评价降低表现，对身边的人有戒心甚至敌意，与家人、丈夫关系不协调，有负面情绪，对自身和新生儿健康过度担忧。

（3）主动性降低，行动反应迟钝，注意力无法集中，健忘，工作效率和处理问题的能力下降。

（4）对事物缺乏兴趣，对生活缺乏信心，出现厌食、失眠、疲倦，可能伴有头痛、便秘、呼吸及心率加快、泌乳减少等躯体症状。

（5）严重者常常失去生活自理和照顾新生儿的能力，一些产妇甚至出现伤害婴儿或自我伤害的行为。由于不能建立正常的母婴关系，可能影响婴儿的生理、认知及情感发育。

4. 辅助检查

产褥期抑郁症至今尚无统一的诊断标准。

（1）美国精神学会（1994）在《精神疾病的诊断与统计手册》一书中，制定了产褥期抑郁症的诊断标准（表 4-2）。

表 4-2　产褥期抑郁症的诊断标准

1. 在产后 2 周内出现下列 5 条或 5 条以上的症状，必须具备（1）、（2）两条。
（1）情绪抑郁。
（2）对全部或多数活动明显缺乏兴趣或愉悦。
（3）体重显著下降或增加。
（4）失眠或睡眠过度。
（5）精神运动性兴奋或阻滞。
（6）疲劳或乏力。
（7）遇事皆感毫无意义。
（8）思维力减退或注意力溃散。
（9）反复出现死亡想法。
2. 在产后 4 周内发病

（2）爱丁堡产后抑郁量表是应用广泛的自评量表，共 10 个项目，在产后 6 周进行调查。根据症状

的严重程度，每个项目的评分设 0、1、2、3 四个等级。10 个项目分值总和为总分，总分≥13 分提示可能有抑郁障碍，在初级保健人员进行常规筛查时也可用 9/10 作为抑郁的区分点。

5. 心理-社会评估

评估产妇的人际关系、情感表达方式、社会支持系统、近期有无重大生活事件发生、婚姻关系是否稳定等。

6. 治疗

治疗包括心理治疗和药物治疗。

（1）心理治疗：通过心理咨询，解除致病的心理因素（如婚姻关系紧张、想要男孩却生女孩，既往有精神障碍史等）。对产妇多加关心和照顾，尽量调整好家庭关系，指导其养成良好的睡眠习惯，可减轻抑郁症状。

（2）药物治疗：应用抗抑郁药，主要选择 5-羟色胺再吸收抑制剂、三环类抗抑郁药等，如帕罗西汀、舍曲林、氟西汀、阿米替林等。这类药物不进入乳汁中，可用于产褥期抑郁症。

（四）护理诊断

1. 个人/家庭应对无效

与产妇抑郁造成角色冲突有关。

2. 父母不称职

与产妇的抑郁行为有关。

3. 有自伤的危险

与产后严重的悲观情绪、自责、负罪感有关。

4. 睡眠规律紊乱

与焦虑、恐惧等情绪有关。

（五）护理措施

1. 预期目标

（1）产妇的生理、心理舒适感增加。

（2）产妇和婴儿健康安全，产妇能照顾自己和婴儿。

（3）产妇的情绪稳定，能配合护理人员与家人采取有效应对措施。

2. 护理措施

（1）在妊娠、分娩及产褥期关注孕产妇的精神、心理状态，及时发现问题，加以干预。指导产妇认识产褥期的生理变化及其影响，调节情绪。

（2）协助产妇照顾新生儿，指导母乳喂养，保证产妇有充足的休息时间。帮助产妇掌握母乳喂养、照顾新生儿及产后自我护理的技巧，使其树立信心，尽快适应母亲角色。

（3）调动家庭及社会资源，为产妇提供支持。向产妇介绍社区卫生服务的资源，鼓励其在遇到困难时积极寻求帮助。鼓励产妇的丈夫学习、参与新生儿的照顾，减轻产妇负担。

（4）药物治疗的护理。督促产妇按时服药，监测药物不良反应，严重时及时处理。

3. 健康指导

产褥期抑郁症的发生，受社会因素、心理因素及妊娠因素影响。产前利用孕妇学校等多种渠道普及有关妊娠、分娩的常识，减轻孕妇对妊娠、分娩的紧张、恐惧心理，完善自我保健。开展心理教育、放松训练、社会支持干预疗法等预防产褥期抑郁症发生。分娩过程中，运用导乐分娩，助产士注意倾听产妇的主诉，提供全程连续护理。产后向产妇及其家属介绍抑郁知识，社区护士提供家庭访视，帮助解决产后恢复和婴儿喂养中遇到的问题。

（六）护理评价

产妇情绪稳定，掌握照顾新生儿的技巧，树立信心，适应母亲角色。

（尹春华）

第五章

妇科疾病专科护理

第一节　外阴炎

一、外阴炎

（一）概述

外阴部皮肤或前庭部黏膜发炎，称为外阴炎。由于外阴部位暴露于外，又与尿道、肛门、阴道邻近，因此较易发生炎症。外阴炎可发生于任何年龄的女性，多发生于大、小阴唇。外阴炎以非特异性外阴炎多见。

（二）病因

（1）外阴与尿道、肛门邻近，经常受到经血、阴道分泌物、尿液、粪便的刺激，若不注意皮肤清洁易引起外阴炎。

（2）糖尿病患者糖尿的刺激、粪瘘患者粪便的刺激以及尿瘘患者尿液的长期浸渍等易引发本病。

（3）穿紧身化纤内裤，导致局部通透性差，局部潮湿以及经期使用卫生巾的刺激，均可引起非特异性外阴炎。

（4）营养不良可使皮肤抵抗力低下，易受细菌的侵袭，也可发生本病。

（三）护理评估

1. 健康史

重点评估患者年龄、平时卫生习惯、内裤材质及松紧度，是否应用抗生素及雌激素治疗，是否患有糖尿病、老年性疾病或慢性病等，育龄妇女应了解其采用的避孕措施及此次疾病症状等。

2. 临床表现

外阴皮肤瘙痒、疼痛、烧灼感，于活动、性交、排尿、排便时加重。检查见局部充血、肿胀、糜烂，常有抓痕，严重者形成溃疡或湿疹。慢性炎症可使皮肤增厚、粗糙、皲裂，甚至苔藓样变。严重时腹股沟淋巴结肿大且有压痛，体温升高，白细胞数量增多。糖尿病性外阴炎常表现为皮肤变厚，色红或呈棕色，有抓痕，因为尿糖是良好的培养基而常并发假丝酵母菌感染。幼儿性外阴炎还可发生两侧小阴唇粘连，覆盖阴道口甚至尿道口。

3. 辅助检查

取外阴处分泌物做细菌培养，寻找致病菌。

4. 心理–社会评估

评估出现外阴瘙痒症状后对患者生活有无影响，以及影响程度；患者就医的情况及是否为此产生心理负担。

5. 治疗

（1）病因治疗：积极寻找病因，若发现糖尿病应积极治疗，若有尿瘘、粪瘘，应及时行修补术。

（2）局部治疗：可用1 ：5 000高锰酸钾液坐浴，每日2次，每次15～20分钟。若有破溃涂抗生素软膏或局部涂擦40%紫草油。此外，可选用中药苦参、蛇床子、白鲜皮、土茯苓、黄柏各15 g，川椒6 g，水煎熏洗外阴部，每日1～2次。急性期可选用微波或红外线局部物理治疗。

（四）护理诊断

1. 皮肤及黏膜完整性受损

与炎症引起的外阴皮肤及黏膜充血、破损有关。

2. 舒适度的改变

与皮肤瘙痒、烧灼感有关。

3. 知识缺乏

缺乏疾病及其防护知识。

（五）护理措施

1. 预期目标

（1）患者能正确使用药物，避免皮肤抓伤，皮损范围不增大。

（2）患者症状在最短时间内解除或减轻，舒适感增强。

（3）患者了解疾病有关的知识及防护措施。

2. 护理措施

（1）告知患者坐浴的方法：取高锰酸钾放入清洁容器内加温开水配成1 ：5 000的溶液，配制好的溶液呈淡玫瑰红色。每次坐浴20分钟，每日2次。坐浴时，整个会阴部应全部浸入溶液中，月经期间停止坐浴。

（2）应积极协助医生寻找病因，进行外阴处分泌物检查，必要时进行血糖或尿糖检查。

（3）指导患者遵医嘱正确使用药物，将剂量、使用方法向患者解释清楚。

（4）告知患者按医生要求进行复诊，治疗期间如出现新的症状或症状加重应及时就诊。

3. 健康指导

（1）保持外阴部清洁干燥，严禁穿化纤及过紧内裤，穿纯棉内裤并每日更换。

（2）做好经期、孕期、分娩期及产褥期卫生护理。发现过敏性用物后立即停止使用。

（3）饮食注意勿饮酒或食辛辣食物，增加新鲜蔬菜和水果的摄入。

（4）严禁搔抓局部，勿用热水烫洗和刺激性药物或肥皂擦洗外阴。

（5）配制高锰酸钾溶液时，浓度不可过高，防止灼伤局部皮肤。

（六）护理评价

患者在治疗期间能够按医嘱使用药物，症状减轻。患者了解外阴炎相关知识及防护措施。

二、前庭大腺炎

（一）概述

前庭大腺炎是病原体侵入前庭大腺引起的炎症，包括前庭大腺脓肿和前庭大腺囊肿。前庭大腺位于两侧大阴唇后1/3深部，腺管开口于处女膜与小阴唇之间。因解剖部位的特点，在性交、分娩等其他情况污染外阴部时，病原体容易侵入而引起前庭大腺炎。此病多见于育龄妇女，幼女及绝经后妇女较少见。

（二）病因

主要病原体为内源性及性传播疾病的病原体，内源性病原体有葡萄球菌、大肠杆菌、链球菌、肠球菌等，性传播疾病的病原体常见的是淋病奈瑟菌及沙眼衣原体。

急性炎症发作时，病原体首先侵犯腺管，腺管呈急性化脓性炎症，腺管开口往往因肿胀或渗出物凝聚而阻塞，脓液不能外流、积存而形成脓肿，称前庭大腺脓肿。在急性炎症消退后腺管堵塞，分泌物不能排出，脓液逐渐转为清液而形成囊肿，或由于慢性炎症使腺管堵塞或狭窄，分泌物不能排出或排出不畅，也可形成囊肿。

（三）护理评估

1. 健康史

重点评估患者年龄，平时卫生习惯，近期是否有流产、分娩等特殊情况，育龄妇女应了解其性生活情况，有无不洁性生活史。

2. 临床表现

炎症多发生于一侧，初起时局部肿胀、疼痛、灼热感，行走不便，有时会致大小便困难。检查见局部皮肤红肿、发热、压痛明显。若为淋病奈瑟菌感染，挤压局部可流出稀薄、淡黄色脓汁。当脓肿形成时，可触及波动感，脓肿直径可达5～6 cm，患者出现发热等全身症状。当脓肿内压力增大时，表面皮肤变薄，脓肿自行破溃，若破孔大，可自行引流，炎症较快消退而痊愈，若破孔小，引流不畅，则炎症持续不消退，并可反复急性发作。慢性期囊肿形成时，患者有外阴部坠胀感，偶有性交不适。检查时局部可触及囊性肿物，常为单侧，大小不等，无压痛。囊肿可存在数年而无症状，有时可反复急性发作。

3. 辅助检查

可取前庭大腺开口处分泌物做细菌培养，确定病原体。

4. 心理–社会评估

评估症状出现后对患者生活影响的程度；评估患者就医的情况及有无因害怕疼痛和害羞的心理而使自己的疾病未能得到及时治疗及对疾病的治愈是否有信心等。对性传播疾病的病原体感染的患者，应通过与其交谈、接触了解其心理状态，帮助患者积极就医并采取正确的治疗措施。

5. 治疗

根据病原体选用口服或肌内注射抗生素，在获得培养结果前应使用广谱抗生素治疗。此外，可选用清热、解毒的中药，如蒲公英、紫花地丁、金银花、连翘等，局部热敷或坐浴。脓肿形成后可切开引流并作造口术。单纯切开引流只能暂时缓解症状，切口闭合后，仍可形成囊肿或反复感染，故应行造口术。

（四）护理诊断

1. 舒适度的改变

与局部皮肤肿胀、疼痛有关。

2. 焦虑

与疾病反复发作有关。

3. 体温升高

与脓肿形成有关。

4. 知识缺乏

缺乏前庭大腺炎的相关知识及预防措施。

（五）护理措施

1. 预期目标

（1）患者在最短时间内解除或减轻症状，舒适感增强。

（2）患者紧张焦虑的心情恢复平静。

（3）患者及时接受治疗，体温恢复正常。

（4）患者了解前庭大腺炎的相关知识并掌握预防措施。

2. 护理措施

（1）急性炎症发作时，患者需卧床休息，保持外阴部清洁。

（2）局部热敷或用1∶5 000高锰酸钾溶液坐浴，每日2次。

（3）遵医嘱正确使用抗生素。

（4）引流造口的护理：术前护理人员应备好引流条。术后应局部保持清洁，患者最好取半卧位，以利于引流。每日用1∶40络合碘棉球擦洗外阴2次，并更换引流条，直至伤口愈合。以后继续用1∶5 000

高锰酸钾溶液坐浴，每日 2 次。

3. 健康指导

注意个人卫生，尤其是经期卫生；勤洗澡，勤换内裤，外阴处出现局部红、肿、热、痛及时就诊，以免延误病情。

（六）护理评价

患者接受治疗后，舒适感增加，症状减轻。患者能够了解前庭大腺炎的相关知识并掌握预防措施，焦虑感减轻，并能保持良好的卫生习惯，主动实施促进健康的行为。

（赵　波）

第二节　阴道炎

一、滴虫阴道炎

（一）概述

滴虫阴道炎是由阴道毛滴虫感染而引起的阴道炎症，是临床上常见的阴道炎。

（二）病因

阴道毛滴虫适宜在温度为 25～40℃、pH 为 5.2～6.6 的潮湿环境中生长，在 pH 5 以下或 7.5 以上的环境中不能生长。滴虫的生活史简单，只有滋养体而无包囊期，滋养体活力较强，能在 3～5℃的环境中生存 21 日；在 46℃时生存 20～60 分钟；在半干燥环境中约生存 10 小时；在普通肥皂水中也能生存 45～120 分钟。阴道毛滴虫呈梨形，后端尖，大小为多核白细胞的 2～3 倍。虫体顶端有 4 根鞭毛，体部有波动膜，后端有轴柱凸出。活的滴虫透明无色，呈水滴状，诸鞭毛随波动膜的波动而摆动。

滴虫有嗜血及耐碱的特性。隐藏在腺体及阴道皱襞中的滴虫，在月经前、后，阴道 pH 发生变化时得以繁殖，引起炎症的发作。阴道毛滴虫能消耗或吞噬阴道上皮细胞内的糖原，阻碍乳酸生成，使阴道内 pH 升高。滴虫不仅寄生于阴道，还常侵入尿道或尿道旁腺，甚至膀胱、肾盂以及男性的包皮皱褶、尿道或前列腺中。

临床上，滴虫阴道炎往往与其他阴道炎并存，多并发细菌性阴道病。

（三）发病机制与传染方式

1. 发病机制

滴虫主要通过其表面的凝集素及半胱氨酸蛋白酶黏附于阴道上皮细胞，进而经阿米巴样运动的机械损伤以及分泌物的蛋白水解酶、蛋白溶解酶的细胞毒作用，共同损伤上皮细胞，并诱导炎症介质的产生，最后导致上皮细胞溶解、脱落，局部炎症发生。

2. 传染方式

（1）经性交直接传播：与女性患者有一次非保护性交后，约 70% 男性发生感染，通过性交男性传给女性的概率更高。由于男性感染后常无症状，因此易成为感染源。

（2）经公共浴池、浴盆、浴巾、游泳池、坐式便器、衣物等间接传播。

（3）医源性传播：通过污染的器械及敷料传播。

（四）护理评估

1. 健康史

询问患者的年龄，可能的发病原因。了解患者个人卫生及月经期卫生保健情况，以及症状与月经的关系。了解其性伙伴有无滴虫感染，发病前是否到公共浴池或游泳池等。

2. 临床表现

（1）潜伏期：4～28 日。

（2）症状：有25%～50%患者在感染初期无症状，其中1/3在感染6个月内出现症状，症状的轻重取决于局部免疫因素、滴虫数量多少及毒力强弱。滴虫阴道炎的主要症状是阴道分泌物增加及外阴瘙痒，分泌物为稀薄的泡沫状，黄绿色有臭味。瘙痒部位主要为阴道口及外阴，间或有灼热、疼痛、性交痛等。若尿道口有感染，可有尿频、尿痛，有时可见血尿。阴道毛滴虫能吞噬精子，并能阻碍乳酸生成，影响精子在阴道内存活，可致不孕。

（3）体征：检查时见阴道黏膜充血，严重者有散在出血斑点，甚至宫颈有出血点，形成“草莓样”宫颈。阴道后穹隆有大量白带，呈灰黄色、黄白色稀薄液体或黄绿色脓性分泌物，常呈泡沫状。带虫者阴道黏膜常无异常改变。

3. 辅助检查

在阴道分泌物中找到滴虫即可确诊。生理盐水悬滴法是进行阴道毛滴虫检查最简便的方法。具体方法是：在载玻片上加温生理盐水1小滴，于阴道后穹隆处取少许分泌物混于生理盐水中，立即在低倍光镜下寻找滴虫。显微镜下可见到波状运动的滴虫及增多的白细胞被推移。此方法敏感性为60%～70%。对可疑但多次未能发现滴虫的患者，可取阴道分泌物进行培养，其准确率可达98%。取阴道分泌物送检时应注意及时和保暖，并且在取分泌物前24～48小时避免性交、阴道灌洗及局部用药，取分泌物时注意不要使用润滑剂等。

目前，检查阴道毛滴虫还可用聚合酶链反应，其敏感性为90%，特异性为99.8%。

4. 心理-社会评估

评估患者的心理状况，了解患者是否会因害羞不愿到医院就诊。同时评估影响治疗效果的心理压力和反复发作造成的苦恼，以及患者家属对患者的理解和配合。

5. 治疗

由于阴道毛滴虫可同时感染尿道、尿道旁腺、前庭大腺，因此，滴虫阴道炎患者需要全身用药，主要治疗的药物为甲硝唑和替硝唑。

（1）全身用药方法：初次治疗可单次口服甲硝唑2 g或替硝唑2 g。也可选用甲硝唑400 mg，每日2次，7日为1个疗程；或用替硝唑500 mg，每日2次，7日为1个疗程。女性患者口服药物治愈率为82%～89%，若性伴侣同时治疗，治愈率可达95%。患者服药后偶见胃肠道反应，如食欲减退、恶心、呕吐。此外，偶见头痛、皮疹、白细胞数量减少等，一旦发现应停药。

（2）局部用药：不能耐受口服药物治疗的患者可以选用阴道局部用药。但单独阴道用药的效果不如全身用药好。局部可选用甲硝唑阴道泡腾片200 mg，每晚1次，连用7日。局部用药的有效率低于50%。局部用药前，可先用1%乳酸液或0.1%～0.5%醋酸液冲洗阴道，改善阴道内环境，以提高疗效。

（五）护理诊断

1. 舒适度的改变

与阴部瘙痒及白带增多有关。

2. 自我形象紊乱

与阴道分泌物异味有关。

3. 排尿异常

与尿道口感染有关。

4. 性生活形态改变

与炎症引起性交痛，治疗期间禁止性生活有关。

（六）护理措施

1. 预期目标

（1）患者在最短时间内解除或减轻症状，舒适感增强。

（2）经过积极治疗和护理，患者阴道分泌物增多及有异味的症状减轻。

（3）患者能积极配合治疗，相应症状得到缓解。

（4）患者了解治疗期间禁止性生活的重要性。

2. 护理措施

（1）指导患者注意个人卫生，保持外阴部清洁、干燥，尽量避免搔抓外阴部，以免局部皮肤损伤加重症状。

（2）向患者讲解易感因素和传播途径，特别是要到正规的浴池和游泳池等场所活动。

（3）治疗期间禁止性生活。服用甲硝唑或替硝唑期间及停药24小时内要禁酒，因药物与乙醇结合可出现皮肤潮红、呕吐、腹痛、腹泻等反应。甲硝唑能通过乳汁排泄，因此，哺乳期妇女用药期间及用药后24小时内不能哺乳。

（4）性伴侣治疗：滴虫阴道炎主要是由性交传播，性伴侣应同时治疗，治疗期间禁止性生活。

（5）观察用药反应：患者口服甲硝唑后如出现食欲减退、恶心、呕吐，以及头痛、皮疹、白细胞数量减少等，应及时告知医生并停药。

（6）留取阴道分泌物送检应注意及时。告知患者在取分泌物前24～48小时避免性交、阴道灌洗及局部用药，取分泌物时应注意不要使用润滑剂等。

3. 健康指导

（1）预防措施：做好卫生宣传，积极开展普查普治工作，消灭传染源。严格管理制度，应禁止滴虫患者或带虫者进入游泳池。浴盆、浴巾等用具应消毒。医疗单位必须作好消毒隔离，防止交叉感染。

（2）治疗中注意事项：患病期间应每日更换内裤，内裤及洗涤用毛巾应用开水煮沸消毒5～10分钟，以消灭病原体。洗浴用具应注意专人使用，以免交叉感染。

（3）随访：部分滴虫阴道炎治疗后可发生再次感染或与月经后复发，治疗后应随访到症状消失。告知患者如治疗7日后症状仍持续存在应及时复诊。

（4）治愈标准：滴虫阴道炎常于月经后复发，应向患者解释检查治疗的重要性，防止复发。复查阴道分泌物时，应选择在月经干净后来院复诊。若经3次检查阴道分泌物为阴性，为治愈。

（七）护理评价

患者了解滴虫阴道炎的相关知识及预防措施。治疗期间能够按医生的方案坚持用药，并按时复诊，使疾病彻底治愈。

二、外阴阴道假丝酵母菌病

（一）概述

外阴阴道假丝酵母菌病（VVC）是由假丝酵母菌引起的一种常见的外阴阴道炎，曾被称为外阴阴道念珠菌病。外阴阴道假丝酵母菌病发病率较高，有资料显示，约75%的妇女一生中至少患过一次VVC，其中40%～50%的妇女经历过一次复发。

（二）病因

引起外阴阴道假丝酵母菌病的病原体80%～90%为白假丝酵母菌，10%～20%为光滑假丝酵母菌、近平滑假丝酵母菌及热带假丝酵母菌等。该菌对热的抵抗力不强，加热至60℃ 1小时即可死亡，但对干燥、日光、紫外线及化学制剂有较强的抵抗力。酸性环境适宜假丝酵母菌生长，有假丝酵母菌感染的阴道pH多为4.0～4.7，通常<4.5。

白假丝酵母菌为条件致病菌，10%～20%的非孕妇女及30%孕妇阴道中有此菌寄生，但菌量很少，并不引起症状。但当全身及阴道局部免疫力下降，尤其是局部免疫力下降时，病原体大量繁殖而引发阴道炎。常见的诱发因素有妊娠、糖尿病、大量应用免疫抑制剂及广谱抗生素。妊娠时机体免疫力下降，雌激素水平高，阴道组织内糖原增加、酸度增高，有利于假丝酵母菌生长。此外，雌激素可与假丝酵母菌表面的激素受体结合，促进阴道黏附及假菌丝形成。糖尿病患者机体免疫力下降，阴道内糖原增加，适合假丝酵母菌繁殖。大量应用免疫抑制剂使机体抵抗力降低。长期应用广谱抗生素，改变了阴道内病原体的平衡，尤其是抑制了乳杆菌的生长。其他诱因有胃肠道假丝酵母菌、含高剂量雌激素的避孕药，另外，穿紧身化纤内裤及肥胖会使会阴局部温度及湿度增加，假丝酵母菌易于繁殖而引起感染发生。

（三）发病机制与传染方式

1. 发病机制

假丝酵母菌在阴道内寄居以致形成炎症，要经过黏附、形成菌丝、释放侵袭性酶等过程。假丝酵母菌通过菌体表面的糖蛋白与阴道宿主细胞的糖蛋白受体结合，黏附宿主细胞，然后菌体出芽形成芽管和假菌丝，菌丝可穿透阴道鳞状上皮吸收营养，假丝酵母菌进而大量繁殖。假丝酵母菌生长过程中，分泌多种蛋白水解酶并可激活补体旁路途径，产生补体趋化因子和过敏毒素，导致局部血管扩张、通透性增强和炎性反应。

2. 传染方式

（1）内源性传染：假丝酵母菌除寄生于阴道外，还可寄生于人的口腔、肠道，这 3 个部位的假丝酵母菌可互相传染，当局部环境条件适合时易发病。

（2）性交传染：少部分患者可通过性交直接传染。

（3）间接传染：极少数患者是接触感染的衣物间接传染。

（四）护理评估

1. 健康史

评估患者有无诱发因素存在，如妊娠、糖尿病、长期应用激素或抗生素或免疫抑制剂等情况，以及发病后的治疗情况，是否为初次发病。

2. 临床表现

主要表现为外阴瘙痒、灼痛，严重时坐卧不宁，异常痛苦，还可伴有尿频、尿痛及性交痛。急性期白带增多，白带特征是白色稠厚呈凝乳或豆渣样。检查见外阴抓痕，小阴唇内侧及阴道黏膜附有白色膜状物，擦除后露出红肿黏膜面，急性期还可能见到糜烂及浅表溃疡。

由于患者的流行情况、临床表现轻重不一，感染的假丝酵母菌菌株、宿主情况不同，对治疗的反应有差别。为利于治疗及比较治疗效果，目前将外阴阴道假丝酵母菌病根据宿主情况、发生频率、临床表现及真菌种类不同分为单纯性外阴阴道假丝酵母菌病和复杂性外阴阴道假丝酵母菌病。具体分类方法见表5-1。

表 5-1 外阴阴道假丝酵母菌病的临床分类

项目	单纯性 VVC	复杂性 VVC
发生频率	散发或非经常发生	复发性
临床表现	轻到中度	重度
真菌种类	白假丝酵母菌	非白假丝酵母菌
宿主情况	免疫功能正常	免疫力低下或应用免疫抑制剂或糖尿病、妊娠

3. 辅助检查

（1）悬滴法检查：将 10% 氢氧化钾或生理盐水 1 滴滴于玻片上，取少许阴道分泌物混于其中，混匀后在显微镜下寻找孢子和假菌丝。由于 10% 氢氧化钾可溶解其他细胞成分，假丝酵母菌检出率高于生理盐水，阳性率为 70% ~80% 。

（2）培养法检查：若有症状而多次悬滴法检查均为阴性，可用培养法。将阴道分泌物少许放入培养管内培养，结果为（+）可确诊。

（3）pH 测定：若 pH <4. 5，可能为单纯性假丝酵母菌感染，若 pH >4. 5，并且涂片中有大量白细胞，可能存在混合感染。

4. 心理-社会评估

外阴阴道假丝酵母菌病患者由于自觉症状较重，严重影响其日常生活和学习，特别是影响患者入睡，多会出现焦虑和烦躁情绪，因此，护理人员应着重评估患者的心理反应，了解其对于疾病和治疗有无顾虑，特别是需停用激素和抗生素的患者要做好解释工作，以便积极配合治疗。

5. 治疗

（1）消除诱因：若有糖尿病应积极治疗；及时停用广谱抗生素、雌激素、类固醇激素。

（2）局部用药：单纯性VVC可选用以下药物进行局部治疗：①咪康唑栓剂，每晚1粒（200 mg），连用7日，或每晚1粒（400 mg），连用3日；②克霉唑栓剂或片剂，每晚1粒（150 mg）或1片（250 mg），连用7日或每日早晚各1粒（150 mg），连用3日，或1粒（500 mg），单次用药；③制霉菌素栓剂，每晚1粒（10万U），连用10～14日。复杂性VVC局部用药选择与单纯性VVC基本相同，可适当延长治疗时间。

（3）全身用药：单纯性VVC也可选用口服药物：①伊曲康唑每次200 mg，每日1次口服，连用3～5日，或用1日疗法，口服400 mg，分两次服用；②氟康唑150 mg，顿服。复杂性VVC全身用药选择与单纯性VVC基本相同，可适当延长治疗时间。

（4）复发性VVC的治疗：外阴阴道假丝酵母菌病治疗后容易在月经前复发，故治疗后应在月经前复查白带。VVC治疗后5%～10%复发。对复发病例应检查原因，如是否有糖尿病，是否应用抗生素、雌激素或类固醇激素，是否穿紧身化纤内裤、有局部药物的刺激等，消除诱因。性伴侣应进行假丝酵母菌的检查及治疗。由于肠道及阴道深层假丝酵母菌是重复感染的重要来源，抗真菌剂以全身用药为主，可适当加大抗真菌剂的剂量及延长用药时间。

（五）护理诊断

1. 睡眠型态改变

与阴部奇痒、烧灼痛有关。

2. 焦虑

与疾病反复发作有关。

3. 知识缺乏

缺乏疾病及防护知识。

4. 皮肤及黏膜完整性受损

与炎症引起的阴道黏膜充血、破损有关。

（六）护理措施

1. 护理目标

（1）患者在最短时间内解除或减轻症状，睡眠恢复正常。

（2）患者紧张焦虑的心情恢复平静。

（3）患者能够掌握有关外阴阴道假丝酵母菌病的防护措施。

（4）患者能正确使用药物，皮肤破损范围不增大。

2. 护理措施

（1）心理护理：VVC患者多数有焦虑及烦躁心理，护理人员应耐心倾听其主诉，并安慰患者，向其讲清该病的治疗效果及效果显现时间，使其焦虑、烦躁情绪得到缓解和释放，还应告知患者按医生的用药和方案坚持治疗和按时复诊，不要随意中断，以免影响疗效。

（2）局部用药指导：局部用药前可以2%～4%碳酸氢钠液冲洗阴道，改变阴道酸碱度，不利于假丝酵母菌生长，可提高疗效。阴道上药时要尽量将药物放入阴道深处。

（3）保持外阴清洁和干燥，分泌物多时应勤换内裤，用过的内裤、盆及毛巾应用开水烫洗或煮沸消毒5～10分钟。

3. 健康指导

（1）注意个人卫生，勤换内裤，用过的内裤、盆及毛巾均应用开水烫洗，尽量不穿紧身及化纤材质内衣裤。

（2）讲解外阴阴道假丝酵母菌病的易感因素，强调外阴清洁的重要性，洗浴卫生用品专人使用，避免交叉感染，特别注意妊娠期和月经期卫生，出现外阴瘙痒等症状及时就医。

（3）尽量避免长时间应用广谱抗生素，如有糖尿病应及时、积极治疗。

（4）患病及治疗期间应注意休息，避免过度劳累。饮食上增加新鲜蔬菜和水果的摄入，禁食辛辣食物及饮酒。

（七）护理评价

患者了解外阴阴道假丝酵母菌病的相关知识及预防措施。治疗期间能够遵医嘱坚持用药，并按时复诊，使疾病得到彻底治愈。随着病情恢复，患者的焦虑及烦躁心理得到缓解。

三、细菌性阴道病

（一）概述

细菌性阴道病是阴道内正常菌群失调所致的一种混合感染。曾被命名为嗜血杆菌阴道炎、加德纳菌阴道炎、非特异性阴道炎、棒状杆菌阴道炎，目前被命名为细菌性阴道病。细菌性阴道病是临床及病理特征无炎症改变的阴道炎。

（二）病因

细菌性阴道病非单一致病菌所引起，而是多种致病菌共同作用的结果。

（三）病理生理

生理情况下，阴道内有各种厌氧菌及需氧菌，其中以产生过氧化氢的乳杆菌占优势。细菌性阴道病时，阴道内乳杆菌减少而其他细菌大量繁殖，主要有加德纳菌、动弯杆菌、类杆菌、消化链球菌等及其他厌氧菌，部分患者并发人型支原体，其中以厌氧菌居多。厌氧菌的浓度可以是正常妇女的100～1 000倍。厌氧菌繁殖的代谢产物使阴道分泌物的生化成分发生相应改变，pH升高，胺类物质、有机酸和一些酶类增加。胺类物质可使阴道分泌物增多并有臭味。酶和有机酸可破坏宿主的防御机制而引起炎症。

（四）护理评估

1. 健康史

了解患者阴道分泌物的形状，以及分泌物量是否增多和有臭味。

2. 临床表现

细菌性阴道病多发生在性活跃期妇女。10%～40%患者无临床症状，有症状者主要表现为阴道分泌物增多，有鱼腥臭味，于性交后加重。可伴有轻度外阴瘙痒或烧灼感。分泌物呈灰白色、均匀一致、稀薄，常黏附在阴道壁，其黏稠度低，容易将分泌物从阴道壁拭去。阴道黏膜无充血等炎症表现。

3. 辅助检查

细菌性阴道病临床诊断标准为下列检查中有3项阳性，即可明确诊断。

（1）阴道分泌物为匀质、稀薄白色。

（2）阴道 pH＞4.5，阴道分泌物 pH 通常为4.7～5.7，多为5.0～5.5。

（3）胺臭味试验阳性：取阴道分泌物少许放在玻片上，加入10%氢氧化钾1～2滴，产生一种烂鱼肉样腥臭气味即为阳性。

（4）线索细胞阳性：取少许分泌物放在玻片上，加一滴生理盐水混合，置于高倍显微镜下寻找线索细胞。线索细胞即阴道脱落的表层细胞，于细胞边缘黏附大量颗粒状物即各种厌氧菌，尤其是加德纳菌，细胞边缘不清。严重病例，线索细胞可达20%以上，但几乎无白细胞。

（5）可参考革兰染色的诊断标准，其标准为每个高倍光镜下，形态典型的乳杆菌≤5，两种或两种以上其他形态细菌（小的革兰阴性杆菌、弧形杆菌或阳性球菌）≥6。

4. 心理－社会评估

了解患者对自身疾病的心理反应。一般情况下，患者会因为阴道分泌物的异味而难为情，有一定的心理负担。

5. 治疗

细菌性阴道病多选用抗厌氧菌药物，主要有甲硝唑、克林霉素。甲硝唑抑制厌氧菌生长，而不影响乳杆菌生长，是较理想的治疗药物，但对支原体效果差。

（1）全身用药：口服甲硝唑400 mg，每日2～3次，共7日或单次口服甲硝唑2 g，必要时24～48小时重复给药1次。甲硝唑单次口服效果不如连服7日效果好。也可选用口服克林霉素300 mg，每日2次，连服7日。

（2）局部用药：阴道用甲硝唑泡腾片200 mg，每晚1次，连用7～14日。2%克林霉素软膏涂阴道，每晚1次，每次5 g，连用7日。局部用药与全身用药效果相似，治愈率可达80%。

（五）护理诊断

1. 自我形象紊乱

与阴道分泌物异味有关。

2. 知识缺乏

缺乏疾病及防护知识。

（六）护理措施

1. 护理目标

（1）帮助患者建立治疗信心，积极接受治疗，使症状及早缓解。

（2）患者能够掌握有关生殖系统炎症的防护措施。

2. 护理措施

（1）心理护理：向患者解释异味产生的原因，告知患者坚持用药和治疗，症状会缓解，使患者心理负担减轻。

（2）用药指导：向患者讲清口服药的用法、用量，阴道用药的方法及注意事项。

（3）协助医生进行阴道分泌物取材，注意取材时应取阴道侧壁的分泌物，不应取宫颈管或阴道后穹隆处分泌物。

（4）阴道局部可用1%乳酸溶液或0.5%醋酸溶液冲洗阴道，改善阴道内环境以提高疗效。

3. 健康指导

（1）注意个人卫生，勤换内裤。平时尽量不穿紧身及化纤材质内衣裤。清洁会阴部用品要专人专用，避免交叉感染。

（2）阴道用药方法：阴道用药最好选在晚睡前，先清洗会阴部，然后按医嘱放置药物，药物最好放置在阴道深部，可保证疗效。

（七）护理评价

患者阴道分泌物减少，异味消除，并了解细菌性阴道病的相关知识，掌握全身及局部用药方法。

四、萎缩性阴道炎

（一）概述

萎缩性阴道炎常见于自然绝经及卵巢去势后妇女，也可见于产后闭经或药物假绝经治疗的妇女。因卵巢功能衰退，雌激素水平降低，阴道壁萎缩、黏膜变薄，上皮细胞内糖原含量减少，阴道内pH增高，局部抵抗力降低，致病菌容易入侵繁殖而引起炎症。

（二）病因

由于卵巢功能衰退，雌激素水平降低，阴道壁萎缩、黏膜变薄，上皮细胞内糖原含量减少，阴道内pH增高，局部抵抗力下降，致病菌容易侵入并繁殖，而引起炎症。

（三）护理评估

1. 健康史

了解患者的年龄，是否已经绝经，有无卵巢手术史、盆腔放射治疗史或药物性闭经史，近期身体状况如何，有无其他慢性疾病等。

2. 临床表现

主要症状为阴道分泌物增多及外阴瘙痒、灼热感。阴道分泌物稀薄，呈淡黄色，严重者呈血样脓性白带，患者有性交痛。

阴道检查见阴道呈萎缩性改变，上皮萎缩、菲薄、皱襞消失，阴道黏膜充血，有小出血点，有时见浅表溃疡。若溃疡面与对侧粘连，阴道检查时粘连可被分开而引起出血，粘连严重时可造成阴道狭窄甚至闭锁，炎症分泌物引流不畅可形成阴道积脓或宫腔积脓。

3. 辅助检查

（1）阴道分泌物检查：取阴道分泌物在显微镜下可见大量基底层细胞及白细胞而无滴虫及假丝酵母菌。

（2）宫颈细胞学检查：有血性白带的患者应行宫颈细胞学检查，首先应排除宫颈癌的可能。

（3）分段诊刮：有血性分泌物的患者，应根据其情况进行分段诊刮，以排除子宫恶性肿瘤。

4. 心理－社会评估

萎缩性阴道炎患者多数为绝经期妇女，由于绝经期症状已经给患者带来严重的心理负担，患者多表现出严重的负性心理情绪，如烦躁、焦虑、紧张等。护理人员应对患者各种情绪反应做出准确评估，同时了解患者家属是否存在不耐烦等不良情绪。

5. 治疗

萎缩性阴道炎的治疗原则是抑制细菌生长及增加阴道抵抗力。

（1）抑制细菌生长：用1%乳酸液或0.5%醋酸液冲洗阴道，每日1次，可增加阴道酸度，抑制细菌生长繁殖。阴道冲洗后，用甲硝唑200 mg或氧氟沙星100 mg，放于阴道深部，每日1次，7～10日为1个疗程。

（2）增加阴道抵抗力：针对病因给予雌激素治疗，可局部用药，也可全身用药。己烯雌酚0.125～0.25 mg，每晚放入阴道深部1次，7日为1个疗程或用0.5%己烯雌酚软膏局部涂抹。全身用药，可口服尼尔雌醇，首次4 mg，以后每2～4周服1次，每次2 mg，维持2～3个月。尼尔雌醇是雌三醇的衍生物，剂量小，作用时间长，对子宫内膜影响小，较安全。对应用性激素替代治疗的患者，可口服结合雌激素0.625 mg或戊酸雌二醇1 mg和甲羟孕酮2 mg，每日1次。乳癌或子宫内膜癌患者慎用雌激素制剂。

（四）护理诊断

1. 皮肤及黏膜完整性受损

与炎症引起的阴道黏膜充血、破损有关。

2. 舒适度的改变

与皮肤瘙痒、烧灼感有关。

3. 知识缺乏

缺乏疾病及其防护知识。

4. 焦虑

与外阴瘙痒等症状有关。

（五）护理措施

1. 预期目标

（1）患者能正确使用药物，避免皮肤抓伤，皮损范围不增大。

（2）患者在最短时间内解除或减轻症状，舒适感增强。

（3）患者了解疾病有关的知识及防护措施。

（4）患者焦虑感减轻，能够积极主动配合治疗。

2. 护理措施

（1）心理护理：认真倾听患者对疾病的主诉及其内心感受；耐心向患者讲解有关萎缩性阴道炎的相关知识、治疗方法及效果，帮助其树立治疗信心。同时，与患者家属沟通，了解家属的态度与反应，积极做好家属工作，使其能够劝导患者，减轻焦虑及烦躁情绪。

（2）用药指导：嘱患者遵医嘱用药，年龄较大的患者，应教会其家属用药，使家属能够监督或协助使用。

3. 健康指导

（1）注意个人卫生，勤换内裤。平时尽量不穿紧身及化纤材质内衣裤。

（2）阴道用药方法：阴道用药最好选在晚睡前，先清洗会阴部，然后按医嘱放置药物，药物最好放置在阴道深部，以保证疗效。

（六）护理评价

患者阴道分泌物减少，外阴瘙痒症状减轻或消失。患者焦虑及紧张情绪好转，其家属能够理解并帮助患者缓解情绪及治疗疾病。

（高文凯）

第三节 宫颈炎

宫颈炎是妇科常见的疾病之一，包括宫颈阴道部炎症及宫颈管黏膜炎症。临床上多见的宫颈炎是宫颈管黏膜炎。宫颈炎又分为急性宫颈炎和慢性宫颈炎，临床上以慢性宫颈炎多见。

一、急性宫颈炎

（一）概述

急性宫颈炎是病原体感染宫颈引起的急性炎症，其常与急性子宫内膜炎或急性阴道炎同时发生。

（二）病因

急性宫颈炎主要见于感染性流产、产褥期感染、宫颈损伤或阴道异物并发感染。常见的病原体为葡萄球菌、链球菌、肠球菌等。近年来随着性传播疾病的增加，急性宫颈炎病例也不断增多。病原体主要是淋病奈瑟菌、沙眼衣原体。淋病奈瑟菌及沙眼衣原体均感染宫颈管柱状上皮，沿黏膜面扩散引起浅层感染，病变以宫颈管明显，引起黏液脓性宫颈黏膜炎。除宫颈管柱状上皮外，淋病奈瑟菌还常侵袭尿道移行上皮、尿道旁腺及前庭大腺。沙眼衣原体感染只发生在宫颈管柱状上皮，不感染鳞状上皮，故不引起阴道炎，仅形成急性宫颈炎症。葡萄球菌、链球菌更易累及宫颈淋巴管，侵入宫颈间质深部。

（三）病理

肉眼见宫颈红肿，宫颈管黏膜充血、水肿，脓性分泌物可经宫颈外口流出。镜下见血管充血，宫颈黏膜及黏膜下组织、腺体周围大量中性粒细胞浸润，腺体内口可见脓性分泌物。

（四）护理评估

1. 健康史

了解患者近期有无妇科手术史、孕产史及性生活情况，评估患者的身体状况。

2. 临床表现

主要症状为阴道分泌物增多，呈黏液脓性，阴道分泌物的刺激可引起外阴瘙痒和灼热感，伴有腰酸及下腹部坠痛。此外，常有下泌尿道症状，如尿急、尿频、尿痛。沙眼衣原体感染还可出现经量增多、经间期出血、性交后出血等症状。

妇科检查见宫颈充血、水肿、黏膜外翻，有黏液脓性分泌物从宫颈管流出。衣原体宫颈炎可见宫颈红肿、黏膜外翻、宫颈触痛，且常有接触性出血。淋病奈瑟菌感染还可见到尿道口、阴道口黏膜充血、水肿以及多量脓性分泌物。

3. 辅助检查

宫颈分泌物涂片作革兰染色。先擦去宫颈表面分泌物后，用小棉拭子插入宫颈管内取出，肉眼看到拭子上有黄色或黄绿色黏液脓性分泌物，然后作革兰染色，若光镜下平均每个油镜视野有10个以上或每个高倍视野有30个以上中性粒细胞为阳性。

急性宫颈炎患者还应进行衣原体及淋病奈瑟菌的检查，包括宫颈分泌物涂片作革兰染色、分泌物培养、酶联免疫吸附试验及核酸检测。

4. 心理－社会评估

急性宫颈炎一般起病急，症状重，患者多会表现出紧张及焦虑的情绪，特别是有不洁性生活史的患者，担心自己患有性传播疾病，严重者可出现恐惧心理。护理人员应仔细评估患者患病后的内心感受，及时发现其不良情绪并进行合理的心理疏导。

5. 治疗

主要针对病原体治疗，应做到及时、足量、规范、彻底治疗，如急性淋病奈瑟菌性宫颈炎，性伴侣需同时治疗。

（1）单纯急性淋菌性宫颈炎应大剂量、单次给药，常用第三代头孢菌素及大观霉素。

（2）衣原体性宫颈炎治疗常用的药物有四环素类、红霉素类及喹诺酮类。

（五）护理诊断

1. 舒适度的改变

与阴道分泌物增多、腰骶部疼痛及下腹部坠痛有关。

2. 焦虑

与对疾病诊断的担心有关。

3. 排尿改变

与炎症刺激产生尿频、尿急、尿痛症状有关。

4. 知识缺乏

缺乏急性宫颈炎病因、治疗及预防等相关知识。

（六）护理措施

1. 预期目标

（1）经治疗后患者在最短时间内解除或减轻症状，舒适感增强。

（2）患者紧张、焦虑的情绪得到缓解。

（3）患者治疗后排尿形态恢复正常。

（4）患者了解急性宫颈炎的病因及治疗方法，掌握预防措施。

2. 护理措施

（1）患者出现症状后及时到医院就诊，使疾病能够得到及时诊断、正确治疗，并指导患者按医嘱使用抗生素。

（2）对症处理：急性期应卧床休息。高热患者在遵医嘱用药的同时可给予物理降温、酒精或温水擦浴，也可用冰袋降温，并定时监测体温、脉搏、血压。有严重腰骶部疼痛的患者可遵医嘱服用镇痛药。有尿道刺激症状者应多饮水，以减轻症状。

（3）心理护理：耐心倾听患者的主诉，了解和评估患者的心理状态。向患者介绍急性宫颈炎的发病原因及引起感染的病原菌，特别是要强调急性宫颈炎的治疗效果和意义，增强患者治疗疾病的信心，鼓励其坚持并严格按医嘱服药。

3. 健康指导

（1）指导患者做好经期、孕期及产褥期的卫生；指导患者保持性生活卫生，以减少和避免性传播疾病。

（2）指导患者定期进行妇科检查，发现宫颈炎症积极予以治疗。

（七）护理评价

患者症状减轻或消失，焦虑、紧张的情绪有所缓解，并随着症状的消失进一步好转并恢复正常。患者了解急性宫颈炎的相关知识，并掌握了预防措施。

二、慢性宫颈炎

（一）概述

慢性宫颈炎多由急性宫颈炎转变而来，常因急性宫颈炎未治疗或治疗不彻底，病原体隐藏于宫颈黏膜内形成慢性炎症。

（二）病因

慢性宫颈炎多由于分娩、流产或手术损伤宫颈后，病原体侵入而引起。也有的患者无急性宫颈炎症状，直接发生慢性宫颈炎。慢性宫颈炎的病原体主要为葡萄球菌、链球菌、大肠杆菌及厌氧菌，其次为性传播疾病的病原体，如淋病奈瑟菌及沙眼衣原体。

目前沙眼衣原体及淋病奈瑟菌感染引起的慢性宫颈炎日益增多。此外，单纯疱疹病毒也可能与慢性宫颈炎有关。病原体侵入宫颈黏膜，并在此处潜藏，由于宫颈黏膜皱襞多，感染不易彻底清除，往往形成慢性宫颈炎。

（三）病理

慢性宫颈炎根据病理组织形态，临床上分为以下 5 种。

1. 宫颈糜烂样改变

以往称为“宫颈糜烂”，并认为是慢性宫颈炎常见的一种病理改变。随着阴道镜的发展以及对宫颈病理生理认识的提高，“宫颈糜烂”这一术语在西方国家的妇产科教材中已被废弃。宫颈外口处的宫颈阴道部外观呈细颗粒状的红色区，称宫颈糜烂样改变。糜烂面边界与正常宫颈上皮界限清楚，糜烂面为完整的单层宫颈管柱状上皮所覆盖，由于宫颈管柱状上皮抵抗力低，病原体易侵入发生炎症。在炎症初期，糜烂面仅为单层柱状上皮所覆盖，表面平坦，称单纯性糜烂；随后由于腺上皮过度增生并伴有间质增生，糜烂面凹凸不平呈颗粒状，称颗粒型糜烂；当间质增生显著，表面不平现象更加明显呈乳突状，称乳突型糜烂。幼女或未婚妇女，有时见宫颈呈红色，细颗粒状，形似糜烂，但事实上并无明显炎症，是宫颈管柱状上皮外移所致，不属于病理性宫颈糜烂。

2. 宫颈肥大

由于慢性炎症的长期刺激，宫颈组织充血、水肿，腺体和间质增生，还可能在腺体深部有黏液潴留形成囊肿，使宫颈呈不同程度的肥大，但表面多光滑，有时可见到宫颈腺囊肿突起。由于纤维结缔组织增生，使宫颈硬度增加。

3. 宫颈息肉

宫颈管黏膜增生，局部形成突起病灶称为宫颈息肉。慢性炎症长期刺激使宫颈管局部黏膜增生，子宫有排除异物的倾向，使增生的黏膜逐渐自基底部向宫颈外口突出而形成息肉，一个或多个不等，直径一般约 1 cm，色红、呈舌形、质软而脆，易出血，蒂细长，根部多附着于宫颈管外口，少数在宫颈管壁。光镜下见息肉中心为结缔组织，伴有充血、水肿及炎性细胞浸润，表面覆盖单层高柱状上皮，与宫颈管上皮相同。宫颈息肉极少恶变，恶变率 $<1\%$，但临床上应注意子宫恶性肿瘤可呈息肉样突出于宫颈口，应予以鉴别。

4. 宫颈腺囊肿

在宫颈转化区中，鳞状上皮取代柱状上皮过程中，新生的鳞状上皮覆盖宫颈腺管口或伸入腺管，将腺管口阻塞。腺管周围的结缔组织增生或瘢痕形成，压迫腺管，使腺管变窄甚至阻塞，腺体分泌物引流受阻，潴留形成囊肿。检查时见宫颈表面突出多个青白色小囊泡，内含无色黏液。若囊肿感染，则外观呈白色或无组织，宫颈阴道部外观很光滑，仅见宫颈外口有脓性分泌物堵塞，有时宫颈管黏膜增生向外口突出，可见宫颈口充血发红。

5. 宫颈黏膜炎

病变局限于宫颈管黏膜及黏膜下组织，宫颈阴道部外观光滑，宫颈外口可见有脓性分泌物，有时宫颈管黏膜增生向外突出，可见宫颈口充血、发红。由于宫颈管黏膜及黏膜下组织充血、水肿、炎性细胞浸润和结缔组织增生，可使宫颈肥大。

（四）护理评估

1. 健康史

了解和评估患者的一般情况、目前身体状况、婚姻状况及孕产史。

2. 临床表现

（1）症状及体征：慢性宫颈炎的主要症状是阴道分泌物增多。由于病原体、炎症的范围及程度不同，分泌物的量、性质、颜色及气味也不同。阴道分泌物多呈乳白色黏液状，有时呈淡黄色脓性，伴有息肉形成时易有血性白带或性交后出血。当炎症沿宫骶韧带扩散到盆腔时，可有腰骶部疼痛、盆腔部下坠痛等。当炎症涉及膀胱下结缔组织时，可出现尿急、尿频等症状。宫颈黏稠脓性分泌物不利于精子穿过，可造成不孕。

妇科检查时可见宫颈有不同程度糜烂、肥大，有时质较硬，有时见息肉、裂伤、外翻及宫颈腺囊肿。

（2）宫颈糜烂的分度：根据糜烂面积大小将宫颈糜烂分为 3 度。轻度指糜烂面小于整个宫颈面积的 1/3，中度指糜烂面占整个宫颈面积的 1/3 ~ 2/3，重度指糜烂面占整个宫颈面积的 2/3 以上。根据糜烂的深浅程度可分为单纯型、颗粒型和乳突型 3 型。诊断宫颈糜烂应同时表示糜烂的面积和深浅。

3. 辅助检查

（1）淋病奈瑟菌及衣原体检查：用于有性传播疾病的高危患者。

（2）宫颈刮片、宫颈管吸片检查：主要用于鉴别宫颈糜烂与宫颈上皮内瘤样病变或早期宫颈癌。

（3）阴道镜检查及活体组织检查：当高度怀疑宫颈上皮内瘤样病变或早期宫颈癌时，进行该项检查以明确诊断。

4. 心理-社会评估

慢性宫颈炎一般药物治疗效果欠佳，且临床症状出现时间较长，症状虽不重但影响患者日常生活和工作，另外慢性宫颈炎还有可能癌变，上述因素使患者思想压力大，易产生烦躁和不安。患者家属也会因为患者的情绪及病情而产生焦虑和紧张的负性情绪。

5. 治疗

慢性宫颈炎以局部治疗为主，可采用物理治疗、药物治疗及手术治疗，其中以物理治疗最常用。

（1）宫颈糜烂的治疗。

1）物理治疗：物理治疗是最常用的有效治疗方法，其原理是以各种物理方法将宫颈糜烂面单层柱状上皮破坏，使其坏死脱落后，为新生的复层鳞状上皮覆盖。创面愈合需 3 ~ 4 周，病变较深者需 6 ~ 8 周。常用方法有激光治疗、冷冻治疗、红外线凝结疗法及微波法等。宫颈物理治疗有出血、宫颈管狭窄、不孕、感染的可能。

2）药物治疗：局部药物治疗适用于糜烂面积小和炎症浸润较浅的病例，过去局部涂硝酸银或铬酸腐蚀，现已少用。中药有许多验方、配方，临床应用有一定疗效。如子宫颈粉，内含黄矾、金银花各 9 g，五倍子 30 g，甘草 6 g。将药粉撒在棉球上，敷塞于宫颈，24 小时后取出。月经后上药，每周 2 次，4 次为 1 个疗程。已知宫颈糜烂与若干病毒及沙眼衣原体感染有关，也是诱发宫颈癌因素。干扰素是细胞受病毒感染后释放出的免疫物质，为病毒诱导白细胞产生的干扰素。重组人 α2a 干扰素具有抗病毒、抗肿瘤及免疫调节活性，睡前 1 粒塞入阴道深部，贴近宫颈部位，隔日 1 次，7 次为 1 个疗程，可以重复应用。若为宫颈管炎，宫颈外观光滑，宫颈管内有脓性排液，此处炎症局部用药疗效差，需行全身治疗。取宫颈管分泌物做培养及药敏试验，同时查找淋病奈瑟菌及沙眼衣原体，根据检测结果采用相应的抗感染药物。

（2）宫颈息肉治疗：宫颈息肉一般行息肉摘除术，术后将切除的组织送病理组织学检查。

（3）宫颈管黏膜炎治疗：宫颈管黏膜炎需进行全身治疗，局部治疗效果差。根据宫颈管分泌物培养及药敏试验结果，选用相应的抗生素进行全身抗感染治疗。

（4）宫颈腺囊肿治疗：对小的宫颈腺囊肿，无任何临床症状的可不进行处理，若囊肿较大或并发感染者，可选用微波治疗或用激光治疗。

（五）护理诊断

1. 舒适度的改变

与阴道分泌物增多、腰骶部疼痛及下腹部坠痛有关。

2. 焦虑

与接触性出血、不孕及该病有癌变可能有关。

3. 有感染的可能

与物理治疗创面有关。

4. 知识缺乏

缺乏慢性宫颈炎治疗、治疗前后注意事项及预防措施等相关知识。

（六）护理措施

1. 预期目标

（1）患者在最短时间内解除或减轻症状，舒适感增强。

（2）患者紧张、焦虑的情绪恢复平静。

（3）物理治疗期间未发生感染。

（4）患者能够了解慢性宫颈炎治疗方法并掌握治疗前后注意事项及预防措施。

2. 护理措施

（1）心理护理：了解患者的心理状态及负性情绪表现程度，并进行心理疏导。帮助患者建立治疗的信心，并能够坚持治疗。同时应与患者家属沟通，评估家属对患者疾病的态度及看法，帮助其了解该病相关知识，使其能够主动关心和照顾患者。

（2）物理治疗的护理。

1）治疗前护理：治疗前应配合医生做好宫颈刮片检查，有急性生殖器炎症的患者应暂缓此项检查，先进行急性炎症的治疗，物理治疗应选择在月经干净后3～7日内进行。

2）治疗后护理：宫颈物理治疗后均有阴道分泌物增加，甚至有大量水样排液，此时患者应保持外阴部清洁，必要时垫会阴垫并及时更换，以防感染发生。一般术后1～2周脱痂时有少许出血属正常现象，如患者阴道流血量多于月经量应及时到医院就诊。在创面尚未完全愈合期间（4～8周）禁盆浴、性交和阴道冲洗，以免发生大出血和感染。治疗后须定期检查，第一次检查时间是术后2个月月经干净后，复查内容有观察创面愈合情况及有无颈管狭窄等。

（3）用药指导：向患者解释药物的用法及使用注意事项。

3. 健康指导

（1）预防措施：积极治疗急性宫颈炎；定期作妇科检查，发现宫颈炎症予以积极治疗；避免分娩时或器械损伤宫颈；产后发现宫颈裂伤应及时缝合。

（2）物理治疗后，患者应禁止性生活和盆浴2个月。保持外阴的清洁和干燥，每日用温开水清洗会阴并更换内裤及会阴垫。

（3）患者应遵医嘱定期进行随诊。

（七）护理评价

患者接受护理人员的指导后焦虑、紧张的情绪有所缓解，患者家属能够主动关心和帮助患者治疗疾病。物理治疗期间未发生感染，了解了慢性宫颈炎的相关知识，并掌握了物理治疗的注意事项及预防措施。

（陈　娟）

第四节　盆腔炎性疾病

一、盆腔炎性疾病护理

（一）概述

盆腔炎性疾病是指女性上生殖道的一组感染性疾病，主要包括子宫内膜炎、输卵管炎、输卵管卵巢脓肿、盆腔腹膜炎。炎症可局限于一个部位，也可同时累及几个部位，最常见的是输卵管炎及输卵管卵巢炎，单纯的子宫内膜炎或卵巢炎较少见。盆腔炎性疾病大多发生在性活跃期有月经的妇女。初潮前、绝经后或未婚者很少发生盆腔炎性疾病，若发生盆腔炎性疾病也往往是由于邻近器官炎症的扩散。

（二）病因

引起盆腔炎性疾病的病原体有两个来源，即内源性和外源性，两种病原体可单独存在，也可混合感染，临床上通常为混合感染。

1. 内源性病原体

来自原寄居于阴道内的菌群，包括厌氧菌和需氧菌。厌氧菌及需氧菌都可单独感染，但通常是混合感染，常见的为大肠杆菌、溶血性链球菌、金黄色葡萄球菌、脆弱类杆菌、消化球菌、消化链球菌。

2. 外源性病原体

主要为性传播疾病的病原体，如沙眼衣原体、淋病奈瑟菌、支原体等。

（三）感染途径

1. 经淋巴系统蔓延

细菌经外阴、阴道、宫颈及宫体创伤处的淋巴管侵入盆腔结缔组织及内生殖器其他部分，是产褥感染、流产后感染及放置宫内节育器后感染的主要传播途径，多见于链球菌、大肠杆菌、厌氧菌引起的感染。

2. 沿生殖器黏膜上行蔓延

病原体侵入外阴、阴道后或阴道内的菌群沿黏膜面经宫颈、子宫内膜、输卵管黏膜蔓延至卵巢及腹腔，是非妊娠期、非产褥期盆腔炎性疾病的主要感染途径。淋病奈瑟菌、沙眼衣原体及葡萄球菌等常沿此途径扩散。

3. 经血循环传播

病原体先侵入人体的其他系统，再经血循环感染生殖器，为结核菌感染的主要途径。

4. 直接蔓延

腹腔其他脏器感染后，直接蔓延到内生殖器，如阑尾炎可引起右侧输卵管炎。

（四）病理

1. 急性子宫内膜炎及子宫肌炎

子宫内膜充血、水肿，有炎性渗出物，严重者内膜坏死、脱落形成溃疡。镜下见大量白细胞浸润，炎症向深部侵入形成子宫肌炎。

2. 急性输卵管炎、输卵管积脓、输卵管卵巢脓肿

急性输卵管炎主要由化脓菌引起，根据不同的传播途径而有不同的病变特点。病变以输卵管间质炎为主。轻者输卵管仅有轻度充血、肿胀，略增粗；重者输卵管明显增粗、弯曲，纤维素性脓性渗出物多或与周围组织粘连。

若炎症经子宫内膜向上蔓延，首先引起输卵管黏膜炎，输卵管黏膜肿胀、间质水肿、充血及大量中性粒细胞浸润，引起输卵管黏膜粘连，导致输卵管管腔及伞端闭锁，若有脓液积聚于管腔内则形成输卵管积脓。

卵巢很少单独发生炎症，白膜是良好的防御屏障。卵巢常与发生炎症的输卵管伞粘连而发生卵巢周围炎，称为输卵管卵巢炎，习称附件炎。炎症可通过卵巢排卵的破孔侵入卵巢实质形成卵巢脓肿，脓肿壁与输卵管积脓粘连并穿通，形成输卵管卵巢脓肿。脓肿多位于子宫后方或子宫、阔韧带后叶及肠管间粘连处，可破入直肠或阴道，若破入腹腔则引起弥漫性腹膜炎。

3. 急性盆腔结缔组织炎

内生殖器急性炎症时或阴道、宫颈有创伤时，病原体经淋巴管进入盆腔结缔组织而引起结缔组织充血、水肿及中性粒细胞浸润，以宫旁结缔组织炎最常见，首先表现为局部增厚、质地较软、边界不清，然后向两侧盆壁呈扇形浸润，若组织化脓则形成盆腔腹膜外脓肿，可自发破入直肠或阴道。

4. 急性盆腔腹膜炎

盆腔内器官发生严重感染时，往往蔓延到盆腔腹膜，发生炎症的腹膜充血、水肿，并有少量含纤维素的渗出液，形成盆腔脏器粘连。当有大量脓性渗出液积聚于粘连的间隙内，可形成散在小脓肿；积聚于直肠子宫陷凹处则形成盆腔脓肿，较多见。脓肿的前方为子宫，后方为直肠，顶部为粘连的肠管及大网膜，脓肿可破入直肠而使症状突然减轻，也可破入腹腔引起弥漫性腹膜炎。

5. 败血症及脓毒血症

当病原体毒性强、数量多，患者抵抗力降低时，常发生败血症。多见于严重的产褥感染、感染流产，近年也有报道放置宫内节育器、输卵管结扎手术损伤器官引起的败血症，若不及时控制，往往很快出现感染性休克，甚至死亡。发生感染后，若身体其他部位发现多处炎症病灶或脓肿，应考虑有脓毒血症存在，但需经血培养证实。

6. Fitz-Hugh-Curtis 综合征

指肝包膜炎症而无肝实质损害的肝周围炎，淋病奈瑟菌及衣原体感染均可引起，5% ~10% 输卵管炎可出现此综合征。

（五）护理评估

1. 健康史

了解患者的年龄、职业、近期身体状况、既往史等，特别要了解患者有无不洁性生活史，及目前表现出的各种症状。

2. 临床表现

可因炎症轻重及范围大小而有不同的临床表现，轻者无症状或症状轻微。

（1）症状。

1）常见症状：盆腔炎性疾病常见症状包括下腹痛、发热、阴道分泌物增加。月经期发病可出现月经量增加，经期延长。

2）下腹痛：腹痛为持续性，活动或性交后加重。

3）重症症状：病情严重的可有寒战、高热、头痛、食欲缺乏。

4）其他症状：若出现腹膜炎，可有消化系统症状如恶心、呕吐、腹胀、腹泻等；若有脓肿形成，可有下腹包块及局部压迫刺激症状；包块位于子宫前方可出现膀胱刺激症状；包块位于子宫后方可有直肠刺激症状；若在腹膜外可致腹泻、里急后重感和排便困难。

（2）体征。

1）盆腔炎性疾病的患者体征差异较大，轻者无明显异常表现或妇科检查仅发现宫颈举痛或宫体压痛或附件区压痛。

2）严重患者全身检查时，表现为急性病容，体温升高，心率加快，下腹部有压痛、反跳痛及肌紧张，叩诊鼓音明显，肠鸣音减弱或消失。

3）盆腔检查。①阴道可见大量脓性分泌物，并有臭味。②宫颈充血、水肿、举痛，当宫颈管黏膜或宫腔有急性炎症时，将宫颈表面分泌物拭净，可见脓性分泌物从宫颈口流出。③宫体稍大，有压痛，活动受限。④子宫两侧压痛明显，若为单纯输卵管炎，可触及增粗的输卵管，有压痛。⑤若为输卵管积脓或输卵管卵巢脓肿，可触及包块且压痛明显，不活动。⑥宫旁结缔组织炎时，可扪到宫旁一侧或两侧有片状增厚或两侧宫骶韧带高度水肿、增粗，压痛明显。⑦若有盆腔脓肿形成且位置较低时，可扪及阴道后穹隆或侧穹隆有肿块且有波动感，三合诊常能协助进一步了解盆腔情况。

3. 辅助检查

临床诊断盆腔炎性疾病需同时具备下列 3 项：①下腹压痛，伴或不伴反跳痛；②宫颈或宫体举痛或摇摆痛；③附件区压痛。

以下标准可增加诊断的特异性。

（1）宫颈分泌物培养或革兰染色涂片：淋病奈瑟菌阳性或沙眼衣原体阳性。

（2）血常规检查：WBC 计数 $>10\times10^9/L$。

（3）阴道后穹隆穿刺：抽出脓性液体。

（4）双合诊、B 超或腹腔镜检查：发现盆腔脓肿或炎性包块。腹腔镜检查能提高确诊率。其肉眼诊断标准有：①输卵管表面明显充血；②输卵管壁水肿；③输卵管伞端或浆膜面有脓性渗出物。

（5）分泌物做细菌培养及药物敏感试验：在做出急性盆腔炎的诊断后，要明确感染的病原体，通过剖腹探查或腹腔镜直接采取感染部位的分泌物进行细菌培养及药物敏感试验结果最准确，但临床应用有一定的局限性。宫颈管分泌物及阴道后穹隆穿刺液的涂片、培养及免疫荧光检测虽不如直接采取感染部位的分泌物进行培养及药物敏感试验准确，但对明确病原体有帮助。涂片可作革兰染色，若找到淋病奈瑟菌可确诊，除查找淋病奈瑟菌外，可以根据细菌形态及革兰染色，可明确病原体，为选用抗生素及时提供线索。

（6）免疫荧光检查：主要用于衣原体。

4. 心理－社会评估

盆腔炎性疾病症状明显且较严重，特别是治疗不及时或未能使用恰当的抗生素时，患者往往会出现焦虑甚至是恐惧心理。此时护理人员应重点了解患者的心理状态，评估因症状而造成的焦虑、恐惧程度。同时，了解患者家属的态度。

5. 治疗

主要为药物治疗，必要时行手术治疗。

（1）药物治疗：应用抗生素的原则是经验性、广谱、及时及个体化。根据细菌培养及药物敏感试验，合理选用抗生素治疗。盆腔炎性疾病经抗生素积极治疗，绝大多数能彻底治愈。

由于急性盆腔炎多为需氧菌、厌氧菌及衣原体的混合感染，需氧菌及厌氧菌又有革兰阴性及革兰阳性之分，因此，在抗生素的选择上多采用联合用药。常用的抗生素有第二代头孢菌素、第三代头孢菌素、氨基糖苷类、喹诺酮类及甲硝唑等。

（2）手术治疗：可根据情况选择开腹手术或腹腔镜手术。手术范围原则上以切除病灶为主，下列情况为手术指征。

1）药物治疗无效：盆腔脓肿形成，经药物治疗 48 ~ 72 小时，体温持续不降，患者中毒症状加重或包块增大者，应及时手术，以免发生脓肿破裂。

2）输卵管积脓或输卵管卵巢脓肿：经药物治疗病情有好转，继续控制炎症数日，肿块仍未消失但已局限化，应行手术切除，以免日后再次急性发作。

3）脓肿破裂：突然腹痛加剧，寒战、高热、恶心、呕吐、腹胀，检查腹部拒按或有中毒性休克表现，均应怀疑为脓肿破裂，需立即剖腹探查。

（3）支持疗法：患者应卧床休息。取半卧位，此卧位利用脓液积聚于直肠子宫陷凹而使炎症局限。摄入高热量、高蛋白、高维生素流食或半流食，注意补充水分，保持水、电解质平衡，高热时可给予物理降温。

（4）中药治疗：主要使用活血化瘀、清热解毒药物，如银翘解毒汤、安宫牛黄丸及紫血丹等。

（六）护理诊断

1. 高热

与盆腔感染引起体温升高有关。

2. 下腹痛

与盆腔感染引起生殖器脓肿形成有关。

3. 营养失调——低于机体需要量

与高热、食欲缺乏、恶心、呕吐等症状有关。

4. 潜在的并发症：感染性休克

与未能及时应用有效抗生素致病情加重有关。

5. 知识缺乏

缺乏盆腔炎性疾病的相关知识及预防措施。

6. 恐惧

与盆腔炎性疾病症状重、持续时间长有关。

（七）护理措施

1. 预期目标

（1）患者体温升高时得到及时处理。

（2）经治疗患者下腹痛症状减轻甚至消失。

（3）患者体液平衡，未发生水、电解质平衡紊乱。

（4）经积极抗感染治疗，患者未出现感染性休克等并发症。

（5）患者了解盆腔炎性疾病的相关知识，并掌握该病的预防措施。

（6）患者恐惧感消失，能够积极配合治疗。

2. 护理措施

（1）一般护理：卧床休息，半卧位有利于脓液积聚于直肠子宫陷凹而使炎症局限。给予高热量、高蛋白、高维生素流食或半流食，补充液体，注意纠正电解质平衡紊乱及酸碱失衡，必要时少量输血，以增加身体抵抗力。尽量避免不必要的妇科检查，禁用阴道灌洗，以免引起炎症扩散，若有腹胀应行胃肠减压或肛管排气。腹痛时遵医嘱使用镇痛药。

（2）高热的护理：应每 4 小时测体温、脉搏、呼吸 1 次，体温超过 39℃时应首先采用物理降温。根据患者全身状况，给予酒精或温水擦浴，也可用冰袋降温，若体温下降不明显，可按医嘱给药降温，如吲哚美辛（消炎痛）等。在降温过程中，患者大量出汗，可出现血压下降、脉快、四肢厥冷等虚脱症状，故应密切观察体温、脉搏、呼吸、血压，每 0.5～1 小时监测 1 次，同时应及时配合医生给予静脉输液或加快液体速度，必要时吸氧。应及时为患者更换被褥及衣物，鼓励其多饮水。

（3）使用抗生素期间，注意观察患者有无过敏反应或药物毒性反应，严格执行药物输入时间，以确保体内的药物浓度，维持药效。

（4）严格掌握产科、妇科手术指征，做好术前准备。进行妇科手术时严格无菌操作，术后做好护理，预防感染。

3. 健康指导

（1）治疗盆腔炎性疾病时，患者应积极配合医生，按时按量应用抗生素，并注意用药后的反应，观察症状是否有减轻。

（2）治疗期间应停止工作和学习，卧床休息，并取半坐卧位，这样有利于恢复。

（3）饮食宜高热量、高蛋白、高维生素流食或半流食，注意多喝水，特别是高热的患者应用退热药后，需及时补充水分和盐分，可口服淡盐水，以保持水、电解质平衡。

（4）教会患者及其家属进行物理降温的方法和注意事项。

（5）平时注意性生活卫生，减少性传播疾病，经期禁止性交。做好经期、孕期及产褥期的卫生。

（6）保持良好的心态，树立战胜疾病的信心，以积极的态度坚持治疗。

（八）护理评价

患者全身、局部症状及阳性体征消失，身体康复，了解盆腔炎性疾病的相关知识，并掌握防护措施，有良好的卫生习惯。在治疗期间，患者能够按时按量服用药物，未发生水、电解质平衡紊乱及感染性休克等并发症。患者的心情恢复平静，能积极配合治疗，其家属在精神上能主动关心患者，生活上仔细照顾患者。

二、盆腔炎性疾病后遗症护理

（一）概述

盆腔炎性疾病后遗症是指盆腔炎性疾病的遗留病变，主要改变为组织破坏、广泛粘连、增生及瘢痕形成。

（二）病理

输卵管卵巢炎及输卵管炎的遗留改变可造成输卵管阻塞及增粗；输卵管卵巢粘连形成输卵管卵巢肿块；输卵管伞端闭锁、浆液性渗出物聚集形成输卵管积水；输卵管积脓或输卵管卵巢脓肿的脓液吸收，被浆液性渗出物代替形成输卵管积水或输卵管卵巢囊肿。积水输卵管表面光滑，管壁甚薄，由于输卵管系膜不能随积水输卵管囊壁的增长扩大而相应延长，故积水输卵管向系膜侧弯曲，形似腊肠或呈曲颈的蒸馏瓶状，卷曲向后，可游离或与周围组织有膜样黏连。

盆腔结缔组织炎的改变为主韧带、骶韧带增生、变厚，若病变广泛，可使子宫固定。

（三）护理评估

1. 健康史

了解患者患盆腔炎性疾病的时间、过程、治疗情况，以及近期的身体状况。

2. 临床表现

（1）慢性盆腔痛：盆腔炎性疾病后慢性炎症形成的粘连、瘢痕以及盆腔充血，常引起下腹部坠胀、疼痛及腰骶部酸痛，常在疲劳、性交后及月经前后加重。

（2）盆腔炎反复发作：由于盆腔炎性疾病后遗症造成的输卵管组织结构的破坏，局部防御功能减退，若患者仍有高危因素，可造成盆腔炎性疾病再次感染导致反复发作。

（3）不孕：输卵管粘连阻塞可致患者不孕。盆腔炎性疾病后不孕发生率为20%～30%。不孕的发生率与发作的次数有关，随着发作次数的增加，不孕的可能性增大。

（4）异位妊娠：盆腔炎后异位妊娠的发生率是正常女性的8～10倍，发生率随盆腔炎发作次数的增加而增大。

（5）体征：若为盆腔结缔组织病变，子宫常呈后倾后屈，活动受限或粘连固定，子宫一侧或两侧有片状增厚、压痛，宫骶韧带常增粗、变硬，有触痛。若为输卵管炎，则在子宫一侧或两侧触到呈索条状的增粗输卵管，并有轻度压痛。若为输卵管积水或输卵管卵巢囊肿，则在盆腔一侧或两侧触及囊性肿物，活动多受限。

3. 辅助检查

盆腔炎性疾病后遗症可进行腹腔镜及B超检查协助诊断。

4. 心理－社会评估

盆腔炎性疾病后遗症的患者往往精神负担较重，护理人员应重点关注患者对疾病的认识及态度，是否有消极情绪，特别是有无悲观失望的表现，还应了解患者家属和亲友对患者的态度，以帮助患者寻求支持。

5. 治疗

对盆腔炎性疾病后遗症尚无有效的治疗方法，重在预防。一般采用综合治疗，可缓解症状，增加受孕机会。

（1）物理治疗：温热能促进盆腔局部血液循环，改善组织营养状态，提高新陈代谢，以利炎症吸收和消退。常用的有短波、超短波、微波、激光、离子透入（可加入各种药物如青霉素、链霉素）等。

（2）中药治疗：慢性盆腔炎以湿热型居多，治疗以清热利湿、活血化瘀为主，方剂为丹参18 g、赤芍15 g、木香12 g、桃仁9 g、金银花30 g、蒲公英30 g、茯苓12 g、丹皮9 g、生地9 g，剧痛时加延胡索9 g。有些患者为寒凝气滞型，治法为温经散寒、行气活血，常用桂枝茯苓汤加减，气虚者加党参15 g、白术9 g、黄芪15 g，中药可口服或灌肠。

（3）其他药物治疗：应用抗炎药物的同时，也可采用糜蛋白酶 5 mg 或透明质酸酶1 500 U肌内注射，隔日 1 次，7～10 次为 1 个疗程，以利粘连分解和炎症的吸收。出现局部或全身过敏反应时应停药。在某些情况下，抗生素与地塞米松同时应用，口服地塞米松 0.75 mg，每日 3 次，停药前注意地塞米松应逐渐减量。

（4）手术治疗：有肿块，如输卵管积水或输卵管卵巢囊肿应行手术治疗；存在小感染灶，反复引起炎症急性发作者也应手术治疗。手术以彻底治愈为原则，避免遗留病灶有再复发的机会，行单侧附件切除术或全子宫切除术加双侧附件切除术。对年轻妇女应尽量保留卵巢功能。

（四）护理诊断

1. 舒适度的改变

与腰骶部疼痛及下坠感有关。

2. 焦虑

与病程长，治疗效果不明显有关。

3. 知识缺乏

缺乏盆腔炎性疾病后遗症的相关知识。

（五）护理措施

1. 预期目标

（1）患者症状解除或减轻，舒适感增强。

（2）患者紧张、焦虑的情绪得到缓解，树立起战胜疾病的信心。

（3）患者能够掌握有关治疗的知识及防护措施。

2. 护理措施

（1）心理护理：对患者的心理问题进行疏导，解除患者思想顾虑，增强治疗的信心。

（2）指导患者适当加强锻炼，注意劳逸结合，提高机体抗病能力。

（3）指导患者按医嘱正确服药。

3. 健康指导

注意加强营养及饮食搭配，增加蛋白质及维生素的摄入，增加体力。

（六）护理评价

见盆腔炎性疾病的相关章节。

（王景佳）

第五节　生殖器结核

一、概述

由结核杆菌引起的女性生殖器炎症称为生殖器结核，又称结核性盆腔炎，是由结核杆菌侵入人体引起的输卵管、子宫内膜、卵巢、盆腔腹膜及宫颈等女性生殖器官的炎性病变。多发于 20～40 岁妇女，也可见于绝经后的老年妇女。在生殖器结核中以输卵管结核最常见，约占女性生殖器结核的 90% 以上，其次为子宫内膜结核，其他类型发病较少。绝大多数生殖器结核为继发感染，常继发于肺结核、肠结核、腹膜结核、肠系膜淋巴结的结核病灶，也可继发于骨结核或泌尿系统结核。原发女性生殖系统结核罕见。近年由于耐药结核、艾滋病的增加以及对结核病控制的松懈，生殖器结核的发病率有升高的趋势。

二、传播途径

生殖器结核是全身结核的一个表现，常继发于身体其他部位结核，如肺结核、肠结核、腹膜结核、肠系膜淋巴结的结核病灶，也可继发于淋巴结结核、骨结核或泌尿系统结核。生殖器结核常见的传播途径有以下 4 种。

1. 血行传播

为最主要的传播途径。青春期正值生殖器官发育，血供丰富，结核分枝杆菌易借血行传播。结核分枝杆菌感染肺部后，大约 1 年内可感染内生殖器官，由于输卵管黏膜有利于结核分枝杆菌的潜伏感染，因此，其首先侵犯输卵管，然后依次扩散到子宫内膜及卵巢，侵犯宫颈、阴道或外阴者较少见。

2. 直接蔓延

腹膜结核、肠结核可直接蔓延到内生殖器官，引起生殖器结核。

3. 淋巴传播

较少见。消化道结核可通过淋巴管逆行传播而感染内生殖器官。

4. 性交

极罕见。男性患泌尿道结核，通过性交传播上行感染。

三、病理

1. 输卵管结核

约占女性生殖器结核的 90% 以上，多为双侧性，但双侧的病变程度有可能不同。输卵管增粗肥大，其伞端外翻如烟斗嘴状是输卵管结核的特有表现，也可表现为伞端封闭，管腔内充满干酪样物质，有的输卵管增粗，管壁内有结核结节，有的输卵管僵直变粗，峡部有多个结节隆起。输卵管管腔内发现干酪样物质，有助于与非结核性炎症鉴别。输卵管浆膜面可见粟粒结节，盆腔腹膜、肠管表面及卵巢表面也布满类似结节或并发腹腔积液型结核性腹膜炎，输卵管常与其邻近器官如卵巢、子宫、肠管粘连。

2. 子宫内膜结核

常由输卵管结核蔓延而来，占生殖器结核的 50% ~80%。半数输卵管结核患者同时有子宫内膜结核。早期结核病变出现在宫腔两侧角，子宫大小、形状无明显变化，随着病情的进展，子宫内膜受到不同程度的破坏，最后代以瘢痕组织，可使宫腔粘连、变形、缩小。

3. 宫颈结核

较少见，常由子宫内膜结核蔓延而来或经淋巴或血循环传播，占生殖器结核的 10% ~20%。病变可表现为乳头状增生或溃疡，这时根据外观不易与宫颈癌区别。

4. 卵巢结核

多由输卵管结核蔓延而来，占生殖器结核的 20% ~30%。由于卵巢有白膜包围，通常仅有卵巢周围炎，侵犯卵巢深层组织较少。但少部分卵巢结核由血循环传播的感染，可在卵巢深部形成结节及干酪样坏死性脓肿。

5. 盆腔腹膜结核

盆腔腹膜结核多并发输卵管结核，根据病变特征不同分为两型，即渗出型和粘连型。渗出型腹膜炎以渗出为主，特点为腹膜及盆腔脏器浆膜面布满无数大小不等的散在的灰黄色结节，渗出物为浆液性草黄色澄清液体，积聚于盆腔，有时因粘连可形成多个包裹性囊肿；粘连型腹膜炎以粘连为主，特点为腹膜增厚，与邻近脏器之间发生紧密粘连，粘连间的组织常发生干酪样坏死，易形成瘘管。

四、护理评估

（一）健康史

了解患者既往有无结核病史，有无低热、盗汗、乏力等结核病症状。同时应详细了解患者婚育情况，是否有月经稀少或闭经。

（二）临床表现

生殖器结核的临床表现很不一致，不少患者可无症状，有的患者则症状较重。

1. 月经失调

早期因子宫内膜充血及溃疡，可有月经过多，晚期因子宫内膜遭受不同程度破坏，可表现为月经稀少或闭经，多数患者就诊时已是晚期。

2. 下腹坠痛

由于盆腔炎症和粘连，可有不同程度的下腹坠痛，经期加重。

3. 全身症状

若为活动期，可有结核病的一般症状，如发热、盗汗、乏力、食欲缺乏、体重减轻等，有时仅有经期发热。但症状较重的患者，可表现为高热等全身中毒症状。

4. 不孕

由于输卵管黏膜破坏与粘连，常使管腔阻塞或由于输卵管周围粘连，有时管腔尚保持部分通畅，但黏膜纤毛被破坏，输卵管僵硬、蠕动受限，丧失其运输功能，也不能受孕，故临床上多数患者因不孕就诊。在原发性不孕患者中生殖器结核常为主要原因之一。

5. 体征

本病行妇科及全身检查，由于病变程度与范围不同而有较大差异，较多患者因不孕行诊断性刮宫、腹腔镜等检查时才发现患有生殖器结核，而无明显体征和其他自觉症状。较严重患者若有腹膜结核，检查时腹部有柔韧感或腹腔积液征，形成包裹性积液时，可触及囊性肿块，边界不清，不活动，表面因有肠管粘连，叩诊空响。子宫一般发育较差，往往因周围有粘连使活动受限。若附件受累，在子宫两侧可触及大小不等及形状不规则的肿块，质硬、表面不平，呈结节状或乳头状突起或可触及钙化结节。

（三）辅助检查

1. 子宫内膜病理检查

子宫内膜病理检查是诊断子宫内膜结核最可靠的依据。由于月经前子宫内膜较厚，此时适于进行内膜病理检查。应于经前 1 周或月经来潮 6 小时内做刮宫术。在行刮宫术前 3 日及术后 4 日应每日肌内注射链霉素 0.75 g 及口服异烟肼 0.3 g，以预防刮宫引起结核病灶扩散。由于子宫内膜结核多由输卵管蔓延而来，故刮宫时应注意刮取子宫角部内膜，并将全部刮出物送病理检查，在病理切片上找到典型结核结节，诊断即可成立，但阴性结果并不能排除结核的可能。如条件允许，可将刮出的组织或分泌物做结核菌培养。遇有子宫腔小而坚硬，无组织物刮出，结合临床病史及症状，也应考虑子宫内膜结核，并作进一步检查。若宫颈有结核可疑，做活组织检查，可明确诊断。

2. X 线检查

（1）胸部 X 线拍片。必要时作消化道或泌尿系统 X 线检查，以便发现原发病灶。

（2）盆腔 X 线平片。发现孤立的钙化点，提示曾有盆腔淋巴结结核病灶。

（3）子宫输卵管碘油造影，可出现下列特征。①子宫腔呈不同形态和不同程度狭窄或畸形，边缘呈锯齿状。②输卵管腔有多个狭窄部分，呈典型串珠状或显示管腔细小而僵直。③在相当于盆腔淋巴结、输卵管、卵巢的部位有钙化灶。④若碘油进入子宫一侧或两侧的静脉丛，应考虑有子宫内膜结核的可能。子宫输卵管碘油造影对生殖器结核的诊断帮助较大，但也有可能将输卵管腔中的干酪样物质及结核菌带到腹腔，故造影前、后应使用链霉素及异烟肼等抗结核药物。

3. 腹腔镜检查

腹腔镜能直接观察盆腔情况，并可取腹腔液作结核菌培养或在病变处作活检。

4. 结核菌检查

若有条件，将月经血、刮出的子宫内膜或腹腔液作结核菌检查。可进行结核菌培养、抗酸染色找结核菌，或者采用动物接种或分子生物学方法，以确诊。

5. 结核菌素试验

结核菌素试验阳性说明体内曾有结核分枝杆菌感染，若为强阳性，则说明目前仍有活动性病灶，但不能确定病灶部位；若为阴性，一般情况下表示未有过结核分枝杆菌感染。

6. 其他检查

白细胞计数不高，分类中淋巴细胞百分比可能增多，不同于一般化脓性盆腔炎，活动期红细胞沉降率增快，但红细胞沉降率正常不能除外结核病变。旧结核菌素试验若为阳性说明体内曾有结核感染；若为强阳性说明目前仍有活动性病灶，但不能说明病灶部位；若为阴性表示未有过结核感染。这些化验检查均非特异性，只能作为诊断的参考。

（四）心理－社会评估

生殖器结核患者多无自觉症状，常因不孕来医院进行检查，最终发现患生殖器结核。因此，护理人员应特别注意了解患者有无因不孕引起的悲观情绪。孕育新的生命对一个家庭来说是至关重要的事情，因此对生殖器结核患者来说，护理人员特别要评估和关注其家庭成员的情绪表现及态度。

（五）治疗

采用抗结核药物治疗为主、休息营养为辅的治疗原则。

1. 抗结核药物治疗

抗结核药物治疗对女性生殖器结核的有效率达 90%。药物治疗应遵循早期、联合、规律、适量、全程的原则。既往将链霉素、异烟肼、对氨基水杨酸钠作为一线基本药物，疗程长，需要 1.5～2 年。有的患者症状好转或消失即不愿再坚持而使治疗中断，复发时再行治疗往往产生耐药而影响疗效。近年采用利福平、异烟肼、乙胺丁醇、链霉素等抗结核药物联合治疗，可将疗程缩短为 6～9 个月，取得良好疗效。常用的抗结核药物有利福平、异烟肼、链霉素、乙胺丁醇、吡嗪酰胺等。

2. 支持治疗

急性患者至少要休息 3 个月，慢性患者可从事学习和工作，但要注意劳逸结合，避免劳累，加强营养，适当参加锻炼，增强体质。

3. 手术治疗

生殖器结核也可用手术治疗，但为避免手术时感染扩散，手术前后应进行抗结核药物治疗。手术方法应根据患者病情、年龄、是否需要保留生育功能等因素决定。可考虑手术治疗的情况有以下几种。

（1）盆腔包块经药物治疗后缩小，但不能完全消退时，可手术治疗。

（2）抗结核药物治疗无效或治疗后反复复发的患者。

（3）盆腔结核形成较大的包块或较大的包裹性积液者。

（4）子宫内膜结核严重，内膜破坏广泛，药物治疗无效者。

五、护理诊断

1. 舒适度改变

与下腹坠痛及盗汗、乏力、发热等症状有关。

2. 焦虑

与不孕有关。

3. 知识缺乏

缺乏生殖器结核检查、预后、治疗方法及注意事项等相关知识。

六、护理措施

（一）预期目标

（1）经抗结核治疗患者下腹坠痛及结核感染相关症状减轻，舒适感增强。

（2）患者紧张、焦虑的情绪改善。

（3）患者了解生殖器结核相关检查项目及治疗方法，并能够掌握用药方法及注意事项。

（二）护理措施

1. 心理护理

生殖器结核的治疗是一个相对漫长的过程，尤其是并发不孕的患者，其同时需要进行多方面的检查，在此过程中患者往往表现出烦躁、失望、焦虑等多种负面情绪交织在一起的情况，特别是由于不孕而失去爱人关心和支持的女性，会出现重度的消极悲观情绪。此时护理人员一方面要鼓励患者倾诉自己的不良情绪，另一方面要积极向患者讲解与疾病及治疗相关的知识，帮助其树立治疗信心。同时作患者家属的工作，指导其关心和帮助患者的方法，共同争取早日痊愈。

2. 药物治疗的护理

抗结核药物治疗虽已缩短了疗程，但仍需要 6 ~ 9 个月的治疗，同时其应用的药物种类多，方法也各异。护理人员应根据患者用药的种类，讲清用药的名称、服用方法及时间、服药期间的注意事项。告知患者应严格按医嘱服药，不能擅自停药，同时注意药物不良反应，如应用链霉素的患者应注意有无眩晕、口麻、四肢麻木感、耳鸣等症状出现，如有应及时到医院就诊。

3. 日常护理

生殖器结核患者急性期至少应卧床休息 3 个月，每日保证 8 ~ 12 小时睡眠。慢性患者可以从事较轻的工作和学习任务，但要注意劳逸结合，适当参加体育锻炼，增强体质。

（三）健康指导

1. 用药指导

认真仔细向患者讲解其所用药物的服药方法、时间、剂量及注意事项。

2. 饮食指导

宜摄入营养丰富的高蛋白、高热量、富含维生素饮食。结核患者膳食中还应特别注意钙和铁的补充。应多吃瘦肉、鱼、虾、蛋类及豆制品等。新鲜的蔬菜、水果含有丰富的维生素，可搭配鱼虾、动物内脏等食用。总之，提倡食物多样，荤素搭配，做到色、香、味俱全，营养全面。

3. 预防措施

平时应注意锻炼身体，增强体质。按要求做好卡介苗的接种，积极防治肺结核、淋巴结结核和肠结核等。

七、护理评价

患者完成了各项检查并经正规的药物治疗后症状逐渐减轻。患者了解了生殖器结核的检查和治疗方法及预防措施，并掌握自己所用药物的名称、服药方法及时间，特别是掌握了服药的注意事项。

（马　驰）

第六章

肿瘤科疾病专科护理

第一节 肿瘤患者的化学治疗及其护理

一、概述

（一）肿瘤化疗的历史及发展

肿瘤的化学治疗，简称化疗，是用一种或多种化学合成药物预防和治疗肿瘤的方法，是肿瘤内科治疗中的主要方法，与外科治疗、放射治疗构成癌症的三大主要治疗方法。

药物治疗癌症的历史虽可追溯到几个世纪以前，但以细胞毒类药物为代表的化疗却从20世纪40年代才真正开始。第二次世界大战中，德国人将运输化学武器氮芥的船只击沉，毒物迅速暴露扩散，导致船员中毒，幸存者出现严重的骨髓抑制，并致使部分船员死亡。基于此，1942年Gilmen和Philips在美国耶鲁大学首先将氮芥用于治疗淋巴瘤的临床试验，并取得了惊人的疗效，使人类相信化学药物可以有效地治疗癌症，同时也揭开了近代肿瘤化学治疗的序幕。1948年Farber等成功地用叶酸类似物氨甲蝶呤治疗儿童急性淋巴细胞白血病，成为药物治愈癌症的第一个范例。1952年Elion等发现了6-巯嘌呤的抗癌作用，并因此获得了1988年度的诺贝尔医学奖。1957年环磷酰胺和氟尿嘧啶两种具有广谱抗肿瘤作用药物的合成，成为肿瘤内科治疗中的又一个里程碑。20世纪70年代顺铂和多柔比星的问世，进一步扩大了肿瘤化疗的适应证，使得一部分血液系统和实体肿瘤的药物治疗效果有了明显提高。20世纪80—90年代，紫杉醇、多西他赛、长春瑞滨、吉西他滨、奥沙利铂等抗肿瘤新药陆续进入临床，为一些晚期癌症提供了更多的治疗选择。

随着经验的积累、新的抗肿瘤药物和辅助用药的相继研发，肿瘤化疗已取得了重大进展，患者对于化疗的耐受性大大提高，化疗效果也得到了更好的发挥。化学药物治疗的目的逐渐从姑息性治疗向根治性治疗迈进。同时，随着生物学治疗、介入治疗等肿瘤治疗方法的不断发展，如何联合化疗与其他治疗以达到更好抗肿瘤效果已成为化学治疗研究逐步扩展的新领域。

（二）肿瘤细胞增殖动力学与肿瘤化疗

1. 肿瘤细胞增殖动力学

化疗药物之所以具有抗癌效果，在于药物可干扰或抑制癌细胞的生长。肿瘤细胞无论在细胞数量还是成分等方面，均处于不断变化中，而肿瘤细胞增殖动力学则是研究肿瘤细胞群体生长、增殖、分化、丢失和死亡的变化规律。与正常体细胞相同，肿瘤细胞由1个细胞分裂为2个子代细胞所经历的规律性过程称为细胞增殖周期，简称细胞周期。处于细胞周期中的肿瘤细胞依次经历4个周期，即G_1期、S期、G_2期、M期，另外有部分细胞停止分裂或只是暂时脱离细胞活动而处于G_0期。

G_1期（分裂后期）：细胞进行RNA及酶等蛋白质的合成，并为DNA合成做准备。

S期（DNA合成期）：完成DNA的复制，为细胞分裂提供遗传物质基础。

G_2期（分裂前期）：继续进行RNA和蛋白质的合成，准备进入有丝分裂期。

M 期（有丝分裂期）：DNA 和蛋白质形成染色体，并平均分配到两个子细胞中。

G_0 期（静止期）：此期细胞有增殖能力而暂不进行分裂，但在一定条件下又可重新进入细胞周期。G_0 期细胞的存在是肿瘤细胞耐药的原因之一，也是肿瘤复发的基础。

2. 化疗药物在细胞增殖周期中的作用

细胞异常增殖是肿瘤的重要生物学特性，针对此，化疗药物作用于细胞周期的不同时间而起到抑制或杀灭肿瘤细胞的目的。根据化疗药物在不同细胞周期中的作用，将其分为细胞周期非特异性药物（CCNSA）和细胞周期特异性药物（CCSA）。

（1）细胞周期非特异性药物：主要在大分子水平上直接破坏 DNA 结构，作用较强而迅速，对各增殖周期的细胞均有杀灭作用，可能也包括 G_0 期细胞。细胞周期非特异性药物具有剂量依赖性的特点，即杀伤肿瘤细胞的效果与药物剂量成正比。该类药包括烷化剂、抗肿瘤抗生素等。

（2）细胞周期特异性药物：主要在小分子水平上阻断 DNA 合成，进而影响 RNA 转录与蛋白质合成，因此只针对某一增殖周期的肿瘤细胞具有杀伤作用。细胞周期特异性药物具有给药时机依赖性的特点，即给药开始时间与药物疗效成正比。该类药包括抗代谢药、植物类抗肿瘤药物等。

（3）细胞增殖动力学与联合化疗：由于肿瘤细胞存在异质性，在治疗开始前就存在对某种化疗药物耐药的细胞，针对此类细胞，单一药物并无效果，致使细胞会继续生长而成为肿瘤不断发展的根源。而联合化疗则是利用不同药物杀伤肿瘤细胞不同时相的协同作用，将两种或两种以上不同种类的抗癌药物联合应用，以达到提高药物疗效、降低不良反应、减少耐药性的目的。

二、化疗药物分类及不良反应

（一）化疗药物分类及作用机制

按照化疗药物的来源和药理学机制可将其分为烷化剂、抗代谢类药、植物药、抗肿瘤抗生素、铂类及其他 6 类。

1. 烷化剂

烷化剂是临床上较常用的一类抗肿瘤药物，其中烷化基团在体内能和细胞核蛋白质和核酸结合，使蛋白质和核酸失去正常活性，抑制癌细胞分裂。分裂旺盛的肿瘤细胞对烷化剂非常敏感，其缺点是选择性差，对骨髓、胃肠道上皮和生殖系统等生长旺盛的正常细胞有较大的毒性，对免疫功能抑制也较为明显。烷化剂为细胞周期非特异性药物，一般对 M 期和 G_1 期细胞杀伤作用较强，增大剂量时可杀伤各期的增殖细胞和非增殖细胞，具有广谱抗癌作用。此类常用药为氮芥类（如氮芥、环磷酰胺）、甲烷磺酸酯类（如白消安）、亚硝脲类（如卡莫司汀、司莫司汀）等。

2. 抗代谢类药

抗代谢类药通过干扰细胞正常代谢过程发挥作用。此类药物与正常代谢物质相似，与其特异性酶相结合，使正常酶促反应不能完成，从而阻断代谢过程，阻止核酸合成，抑制肿瘤生长。抗代谢类药为细胞周期特异性药物，主要抑制细胞 DNA 合成，其对 S 期细胞最敏感，对 G_1、G_2 期细胞也有一定作用。化疗中常用的有四类抗代谢药，包括：叶酸类抗代谢药（氨甲蝶呤，MTX）、胞苷类代谢药（如阿糖胞苷，Ara-C）、嘌呤类抗代谢药（如 6-巯基嘌呤，6-MP）和嘧啶类抗代谢药物（如氟尿嘧啶，5-Fu 等）。

3. 植物药

这类药物多是从植物中提取的抗肿瘤有效成分，属细胞周期特异性药物，主要作用于细胞周期的 M 期，通过阻止细胞有丝分裂而杀灭癌细胞。主要药物有紫杉醇（泰素，Paclitaxel，PTX）、多西他赛（泰素帝，Taxotere，TAX）、依托泊苷（足叶乙苷，Eroposide，VP-16）、长春新碱（VCR）等。

4. 抗肿瘤抗生素

抗肿瘤抗生素是由微生物产生的具有抗肿瘤活性的化合物，可以嵌入 DNA 的碱基对之间，干扰 DNA 的合成，属于细胞周期非特异性药物，对增殖和非增殖细胞均有杀伤作用，对 G_1 ~ S 期细胞作用最强。此类药物的代表为蒽环类、糖肽类药物（如博来霉素，BLM）及苯醌类药物（如丝裂霉素，

MMC）等，蒽环类常用药物有多柔比星（阿霉素，ADM）、表阿霉素（表柔比星，EPI）、米托蒽醌（NVT）等。

5. 铂类

铂类药物的作用机制类似于烷化剂，通过与DNA结合导致DNA在复制时断裂，达到抑制肿瘤细胞增殖的作用，属细胞周期非特异性药物。主要代表药物为顺铂（DDP）和卡铂（CBP）等。

6. 其他

包括激素类、维生素甲类化合物及羟基脲（HU）、达卡巴嗪（DIC）等杂类。

（二）化疗药物的常见不良反应

化疗作为全身性的治疗方法，在作用于肿瘤细胞的同时对人体正常细胞也产生一定的毒性反应，尤其对于增殖迅速的骨髓、毛囊、上皮细胞等损害更为严重。根据WHO分级标准，抗癌药物可引起急性及亚急性毒性反应。此外，化疗药物除产生近期毒性外，还可引起一些远期毒性，如致癌作用以及通过影响生殖细胞的生长和内分泌功能而导致不育和致畸等。

三、化疗的临床应用

（一）化疗的分类及原则

1. 化疗的分类

根据肿瘤的病理类型及分期、不同类型肿瘤对于化疗的敏感性、患者的身体状况等因素，化疗的目的不同，可将其分为以下4类。

（1）根治性化疗：指通过化疗杀灭体内全部肿瘤细胞，达到治愈癌症的目的。适用于对化疗药高度敏感的肿瘤，如血液、淋巴和生殖细胞系统的部分肿瘤。根治性化疗常需采取有效的联合化疗方案，运用足够的剂量及疗程以达到根治目的，故毒副反应的积极处理和支持治疗是其基本保障。

（2）辅助化疗：指经手术、放疗等有效的局部治疗后，针对体内可能存在的微小转移灶或残留病灶进行化疗，防止疾病的复发及转移。因手术等可有效降低体内肿瘤负荷，从而可能降低耐药的发生率，进而提高化疗的敏感性。目前已证实的通过术后化疗可提高治愈率的肿瘤包括乳腺癌、结直肠癌、非小细胞肺癌、卵巢癌和骨肉瘤等。

（3）新辅助化疗：指在手术治疗等局部治疗之前进行的化疗。其作用主要包括：①降低肿瘤的临床分期，使局部病灶及区域淋巴结转移病灶缩小，使部分无法手术切除的肿瘤降期达到可以手术或放疗，进而提高手术切除率、减少术中损害；②减少手术过程中肿瘤细胞播散的机会；③进行局部治疗前，因肿瘤的血管完整，使化疗药物对肿瘤细胞具有良好的、高限度的杀伤作用；④作为最好的体内药物敏感试验，为进一步辅助化疗用药提供重要指导。

（4）姑息性化疗：指对于一些已失去手术、放疗等局部治疗价值的晚期肿瘤，或由于某些原因（如患者身体状况较差或拒绝手术等）而不能采取局部根治治疗者所采取的化疗。其化疗效果有限，主要目的在于延长生存期、缓解症状及改善生活质量。

2. 化疗的原则和策略

（1）进行化疗前需有明确的肿瘤病理学诊断，并根据肿瘤的性质选择化疗的时机和方案。

（2）患者具有令人满意的功能状况评分，患者一般情况较好，能耐受化疗的毒副反应。

（3）采取有效的联合化疗方案。通过多药联合方式、多周期治疗，尽快减少肿瘤负荷，降低或延缓肿瘤细胞的耐药，以提高治愈率。

（4）选择合适的药物剂量、时程及给药途径。化疗的实施需参照标准治疗方案中的推荐剂量，并在治疗前及治疗过程中根据患者耐受性进行调整。在患者能耐受的前提下，应给予充足剂量的治疗，以免降低疗效。化疗过程中还需注意药物给药的持续时间、时间间隔及不同药物的先后顺序等。联合化疗中常用的策略之一是先使用细胞周期非特异性药物减小肿瘤负荷，使更多的细胞进入细胞周期，再使用细胞周期特异性药物以杀灭增殖活跃的肿瘤细胞。且根据药物的生物学特性，细胞周期非特异性药物常在短时间一次性静脉推注本周期内全部剂量；而细胞周期特异性药物则通过缓慢滴注、肌内注射或口服来延长药物的作用时间。

（二）影响化疗效果的主要因素

1. 肿瘤相关因素

（1）肿瘤生物学特性：由于肿瘤细胞存在异质性，不同病理类型、不同生长速度的肿瘤细胞对药物的敏感性不同。但多数化疗药物对于分裂中的癌细胞有较好的针对性，因此对于体积小、生长速度快的肿瘤效果较好。这也正是强调癌症要早期发现、早期治疗的原因。

（2）肿瘤生长特点：肿瘤的生长、侵袭部位对化疗效果也产生影响，如神经中枢系统的颅脑肿瘤，因有血脑屏障阻隔而使药物难以进入。此外，因药物需借助血液循环到达肿瘤部位，因此肿瘤血管分布情况越差，化疗药物越无法达到肿瘤部位，其药效也越差。

（3）肿瘤的耐药性：常被视为影响化学药物效果的最主要因素。肿瘤的耐药，是因肿瘤细胞存在某些机制使其对化疗药物产生抵抗，即对原来有效的方案变得不敏感，表现为在常规化疗疗程后，肿瘤体积没有缩小或持续增大。但这并不意味着化疗未能杀伤肿瘤细胞，而是因为被杀伤细胞的数量低于细胞增殖的数量，而导致肿瘤细胞数量的净增长。

2. 药物相关因素

（1）药物敏感性：凡特异性越强的化疗药物，其杀灭肿瘤细胞的能力也越强。因此，针对不同的肿瘤需选择相应有效的药物，且由于耐药及药物疗效限制，常需联合化疗。

（2）药物剂量及给药方式：药物剂量与化疗效果及不良反应的严重程度有着密切的关系。如何最大限度达到治疗效果、减少不良反应，需根据患者体表面积并结合个体情况而定。此外，给药方式、联合用药的先后顺序、每次治疗的间隔时间等都将影响化疗的效果。

3. 患者相关因素

（1）身体状况：因化疗药物对机体各个系统均会产生不同程度的损害，故患者的年龄、器官功能、营养状况、免疫因素等都将对化疗效果及毒副反应严重程度有一定影响。且由于大多数化疗药物需经过肝、肾分解代谢，因此患者的肝肾功能状况对化疗的耐受和影响尤应考虑。

（2）疾病治疗史：由于各种治疗方法均会对人体造成不同程度的永久性损害，癌症及抗癌治疗对于患者身心都将产生巨大的影响。对于曾经历过抗癌历程的患者，由于机体状况的改变、药物耐药性的产生等因素，使其对于药效也产生不可忽视的影响。

（3）其他：除上述因素外，患者的精神状况、对疾病及治疗的了解、治疗依从性、所获得的社会支持、经济状况等因素都可能间接影响化疗的效果。

（三）化疗药物临床试验

1. 临床试验的分期

药物临床试验是以患者为研究对象的实验研究，是药物进入临床应用之前的必需程序。临床试验分为 4 个阶段。

Ⅰ期临床试验：是起始的小规模试验，对药物进行初步的临床药理学及人体安全性评价，确定用于临床的安全有效剂量，为制定给药方案提供依据。研究对象一般选择经确诊的、对常规治疗不再有效的晚期癌症患者，但需一般状况良好，以便客观评价药物的不良反应。

Ⅱ期临床试验：治疗作用初步评价阶段。其目的是找出对该药有效的肿瘤类型，注意观察疗效与剂量及给药方案的关系，进一步评价药物的安全性。该期试验对象通常选择无其他有效治疗方法可采用且最可能产生疗效的患者。

Ⅲ期临床试验：治疗作用确证阶段。在较大范围内进一步验证药物对目标适应证患者的治疗作用和安全性，包括新药的疗效、适应证、不良反应、药物相互作用等，评价利益与风险关系，最终为药物注册申请的审查提供充分依据。该期试验应采取多中心研究，入选的患者标准也应具有普遍性。

Ⅳ期临床试验：新药上市后由申请人进行的应用研究阶段。其目的是考察在广泛使用条件下的药物疗效和不良反应、评价在普通或特殊人群中使用的利益与风险关系以及改进给药剂量等。

2. 临床试验中患者的风险与获益

药物临床试验由于其疗效的不明确、采用双盲的研究方法等，不可避免会有一些风险。但随着相关法律的健全和制度的完善，风险规避的措施也日益完善。尤其对于一些采取其他治疗方法效果不佳的癌症患者，往往利大于弊。

（1）用于临床试验的药物均为相应领域中最新的、前沿的治疗药物，且用药方案经过药政管理部门批准及医学伦理委员会审批，并有一系列的风险控制措施。

（2）双盲研究方法中的对照组并不意味着没有治疗，大多只是未增加新药的常规治疗。

（3）由于试验目的明确，整个临床试验阶段，患者的不良反应将更加受到关注。

（4）临床试验阶段的用药及检查费用均由研究经费支出，减少了患者的经济负担。

四、肿瘤患者化疗的护理

（一）化疗前的护理

1. 患者的准备

作为“以毒攻毒”的全身性治疗方法，化疗对于患者存在着各种显性和隐性的损害。面对身体形象的改变、即将出现的各种不良反应、经济负担的加重等，患者需在治疗开始前做好充分的准备。护士也应针对不同的个体特点，做好相应的评估、宣教和护理工作。

（1）身体准备：指导患者充分休息、合理饮食、适当运动，鼓励患者进食高热量、高蛋白、富有维生素、易消化的食物，多食水果、蔬菜，少吃油煎食物，注意饮食调配。针对体质较弱的患者，可根据医嘱适当以静脉途径补充氨基酸、脂肪乳剂等，从而改善其全身状况，以便接受治疗。治疗前还需控制原有的一些基础疾病，如糖尿病、高血压等；如有口腔溃疡、牙周炎、不合适的义齿等口腔疾患，也需在化疗前进行检查和治疗。

（2）心理准备：鼓励患者通过各种有效途径缓解由于疾病及治疗而产生的焦虑、恐惧等不良情绪反应。如提供疾病和治疗信息，以帮助患者预防并积极应对不良反应的发生；鼓励患者参加病友组织及活动，帮助其获得更有效的社会支持等。可嘱患者结合自身情况，通过听音乐等形式放松身心；鼓励患者家属给予更多的心理支持。针对癌症复发转移者、小儿或年轻患者、临终患者等特殊人群，需给予更多的个体化心理关怀。如有严重的精神心理问题，则需求助于相关专业人员。

（3）知识准备：护士需结合患者需求与疾病治疗等情况，给予针对性的健康宣教。如通过一对一的宣教、提供宣传资料、组织集体讲座等方式，让患者及其家属了解治疗的程序及可能出现的不良反应，并指导其采取积极的应对方式。对于选择新辅助化疗或进入临床试验的患者，应给予针对性的宣教，以缓解其因知识缺乏而产生的焦虑。

（4）治疗配合：遵医嘱完善相关检查，如血常规、肝功能、肾功能、心电图、B 超、胸片等，必要时做 CT 或磁共振等。根据患者实际情况及治疗方法，选择建立合理的静脉通路，如 PICC 置管、Port 埋置、深静脉穿刺置管等，并做好相应导管的护理。

2. 护士的准备

（1）建立良好的护患关系：通过恰当的工作方式取得患者及其家属的信任，随时了解患者的需求并予以解决，提供各种治疗相关信息及知识。

（2）了解化疗方案：护理人员应了解患者的病情及其化疗方案。同时，熟悉化疗药物的剂量、方法、治疗作用、并发症、药物间的关系、配伍禁忌、有效期、避光注意事项等，对治疗中可能出现的情况要有预见性。

（3）掌握各种给药方式：根据所选治疗方案，护士需熟练掌握各种给药方式，尤其是静脉给药及其不良反应的处理，以及局部给药的配合等。

（二）化疗实施中的护理

1. 选择正确的给药途径

化疗可经多种方法给药，需根据药物的药代动力学，药溶解后的稳定性、酸碱值，肿瘤的大小、部位、是否转移以及患者的一般生理状况及血管情况等酌情选择。大体而言，给药方式包括系统性全身给药和局部给药。全身给药方式包括口服给药、肌内注射和静脉注射；局部给药方式包括腔内给药、鞘内给药和动脉内给药。化疗的常用给药途径及护理要点见表6-1。无论何种方式的给药途径，在化疗药物配制、给药等过程中，护理人员均须做好自身防护。

表6-1　化疗常用给药途径及护理要点

给药方式	特点	护理要点
A 系统性给药		
口服给药	适用于胃肠道吸收较完全的药物，药物毒性低，作用持久、平缓，用药便捷	让患者了解用药注意事项，了解患者的治疗依从性，观察药物不良反应
肌内注射	适用于对组织刺激性小的药物	注意患者出血凝血时间是否异常，注意药物对局部组织的刺激或损害，长针头深部肌内注射并轮换注射部位
静脉注射	可经周围或中央静脉快速给药；便于给予准确剂量，且易于随时调整或撤出药物；但不良反应可能也较严重，且费用较高	需由训练有素的专业人员选择合适的静脉进行注射，联合化疗时需注意配伍禁忌，有效预防并能及时处理药物外渗
B 局部给药		
腔内给药 胸腔内化疗 腹腔内化疗 心包内化疗 膀胱内灌注	药物可直接与局部肿瘤细胞接触，可减轻全身毒副反应；需经介入治疗置管或穿刺（膀胱内灌注可置导尿管）；每次注药前需抽尽积液	须严格无菌操作；相应导管的护理；预防感染；指导患者取合理体位，使药物与腔壁充分接触以更好地发挥疗效
鞘内给药	可通过血脑屏障达到有效治疗浓度。但每次给药需进行腰椎穿刺，患者痛苦较大且增加了髓内感染机会	须严格执行无菌操作，观察患者有无头痛、颈项强直、发热或意识改变
动脉内给药	用于局部肿瘤或单一器官受侵犯，可使药物在靶器官或组织达到最高浓度	导管护理，生命体征监测，观察有无腹痛、栓塞、感染及出血现象

2. 化疗不良反应的护理

（1）局部不良反应：多数抗肿瘤药物对血管刺激性较大，静脉注射时易造成静脉炎，表现为从注射部位沿静脉走向的皮肤血管发红、疼痛、色素沉着及血管变硬等。如药物不慎外渗至血管旁或皮下组织，则可引起疼痛、肿胀，甚至局部组织溃疡、坏死。具体护理措施包括：①根据患者情况选择合适的注射部位，避开关节、瘢痕及术侧患肢，避免同一部位多次注射；有条件者建议患者建立保留性静脉通路，如PICC、Port、深静脉导管等；②输注药液时严格按照浓度、剂量要求，禁忌过浓、过快给药；③做好患者的健康宣教工作，减少穿刺肢体活动，活动中防止针头及管道滑出，用药过程中如有不适及时告知护士；④化疗前后应用0.9%的生理盐水充分冲洗管道，且化疗前须确认针头在血管内，化疗后应确保输液管及针头内的药液完全进入体内，以减少拔针时药物渗出造成局部组织损害；⑤疑有药物外渗或已发生外渗时，应立即停药，保留针头，尽量回抽药物以减少药物存留，若有可用的解毒剂立即从原静脉通路注入，并用解毒剂加利多卡因溶液进行局部皮下注射达到封闭的作用。拔出针头后避免加压于注射处以防药物扩散，抬高患肢并行局部冷敷（部分药物不可冷敷，如奥沙利铂等），每次15～20分钟，每天至少4次，持续24～48小时。之后可用50%硫酸镁溶液湿敷或遵医嘱应用外用药膏。严重组织破坏或溃疡可能在数天或数周后出现，必要时需行外科扩创及植皮手术。

（2）急性变态反应：在常用的化疗药物中，门冬酰胺酶、博来霉素及紫杉醇等可引起速发型变态反应。表现为哮喘、皮疹、低血压、寒战、发热等。具体护理措施包括：①用药前做好急救准备，遵医嘱给予预防性用药；②用药过程中进行心电监护，密切观察患者反应及主诉，关注高危人群患者，如老年人、营养状态不良者、曾有过敏史者；③怀疑出现过敏反应须立即停药，给予急救药物，并同时报告医师。

（3）疲劳：癌因性疲劳的机制至今不明，患者表现为身心无力，其程度和出现时间因人而异。具体可表现为劳累、嗜睡、精疲力竭、兴趣及活动减少、敏感或易怒、注意力减弱等。疲劳不仅降低了患者的活动量、自我管理能力及社交活动的机会，而且导致其情绪低落和焦虑，对患者生活质量产生了较大的负面影响。具体护理措施包括：①告知患者及其家属疲劳出现的可能性；②排除由其他病理原因导致疲劳的可能，如贫血等；③找出可能加剧或减轻疲劳的因素，协助其制订生活计划，如适当的锻炼及日常活动，调整活动及休息时间；④通过看电视、收听广播等方式寻找信息刺激。

（4）胃肠道反应：人体消化系统因其细胞生长及代谢旺盛，而对化学药物异常敏感。大多数化疗药物均会产生胃肠道不良反应，出现恶心、呕吐、口腔炎、胃肠道溃疡、腹痛、腹泻、便秘等一系列不良反应。其中，恶心、呕吐依其出现时间又可分为急性呕吐、迟发性呕吐和预期性呕吐。具体护理措施如下。①做好健康宣教工作，化疗时创造良好的环境，减少不良刺激，指导患者通过听音乐、聊天等方式转移注意力。②随时听取患者主诉，观察不良反应情况。③化疗期间应指导患者少食多餐、多饮水，以加快化疗药物的排泄，减少毒副反应。④对患有黏膜炎的患者，指导其戒烟、戒酒，保持口腔清洁；避免食用刺激性较强或较粗糙生硬的食物，且食物温度要适宜；使用软毛牙刷，可用盐水或20%利多卡因含漱，或遵医嘱外敷锡类散及相应外用药。⑤对恶心、呕吐的患者，化疗前遵医嘱给予止吐药。指导患者食用清淡、易消化饮食，避免刺激性食物。化疗日晨可进食少量营养丰富的早餐，化疗后4～6小时内最好不进食。呕吐、腹泻者防止脱水及水、电解质失衡等，严重者遵医嘱予以补液。⑥对腹泻的患者，指导其多饮水，食少渣、易消化饮食；无严重肾功能损害者，可适当补充电解质，特别是富含钾离子的食物，如香蕉、橘子等。注意大便的次数和颜色，必要时留取标本并及时就医。⑦对便秘患者，指导其多饮水，吃富含水分及纤维素的食物；适当运动，养成定时排便的习惯。可服用液体石蜡等软化大便或酌情应用缓泻剂。

（5）骨髓抑制：由于化疗药物对于体内血液系统的影响，尤其是引起白细胞减少，常成为导致感染、降低药物剂量或停药的主要原因。化疗药物对骨髓细胞产生的影响多为暂时性。一般在治疗后数天便可出现骨髓抑制反应，10～14天反应达到峰值，大约隔周可恢复。抗肿瘤药物中除博来霉素、门冬酰胺酶、激素类等对骨髓影响较小外，多数化疗药物常会引起不同程度的骨髓抑制。具体护理措施包括：①化疗前后应监测血常规及肝、肾功能，若有明显贫血，或白细胞、血小板减少者慎用化疗药，必要时遵医嘱应用升高白细胞药物；②指导患者进食高蛋白、高热量食物，多食新鲜水果、蔬菜，补充维生素C以增加抵抗力；③避免到人多的公共场所，保持手和口腔卫生，注意保暖，避免劳累或受寒；如有感染、发炎等现象及时就医。

（6）心脏毒性：蒽环类、紫杉醇、氟尿嘧啶等均对心肌有一定的毒性，轻者可无症状，仅表现为心电图异常；重者则表现为各种心律失常甚至心力衰竭。具体护理措施包括：①治疗前评估患者有无心脏病史；②指导患者戒除可能导致心脏疾患的生活习惯，如吸烟、饮酒、高胆固醇饮食等；③指导患者注意休息、少食多餐，以减少心肌耗氧量及心脏负担，避免引起反射性心律失常；④依照体表面积严格执行给药剂量，避免药物累积剂量超过危险剂量，必要时遵医嘱降低药量或停药；⑤给药初期密切观察患者是否有任何与心脏功能异常有关的症状，必要时心电监护，检测生化相关指标，防止电解质紊乱；⑥适当延长静脉给药时间以减少心脏毒性；⑦一旦出现心功能损害，遵医嘱给予相应强心、利尿、扩血管等治疗。

（7）肺毒性：因化学药物造成的肺功能异常可分为肺纤维化、变应性肺炎和心源性肺水肿，其中以肺纤维化最常见。抗肿瘤药物中博来霉素、白消安、氨甲蝶呤等均可致肺毒性，其主要表现为疲劳、干咳、呼吸困难等，可伴有发热、胸痛等，胸片及肺功能检查异常。具体护理措施包括：①评估患者是否具有相关危险因素，有无胸部放射治疗史、肺部疾患或其他器官功能异常等；②指导患者进行呼吸运动、调整生活习惯以适应肺功能变化；③注意观察病情，必要时吸氧，一旦出现肺毒性，可遵医嘱给予激素、抗生素等治疗。

（8）肝毒性：抗癌药物及其代谢产物可引起肝细胞变性，甚至坏死及胆汁淤积，导致急性或慢性肝损害，表现为乏力、食欲不振、肝区疼痛、黄疸，严重者意识不清。常见易引起肝损害的药物有大剂量氨甲蝶呤、阿糖胞苷、阿霉素、环磷酰胺等。具体护理措施包括：①治疗前评估患者肝功能，必要时进行保肝治疗；②指导患者养成良好的生活习惯，戒酒、清淡饮食，适当增加蛋白质与维生素摄入，若因并发症，化疗期间同时进行其他药物治疗，需告知医护人员；③用药过程中加强病情观察，定期监测肝功能，如有异常遵医嘱调整剂量或停药，并给予保肝治疗和对症处理。

（9）肾及膀胱毒性：因化疗药及其代谢产物需经泌尿系统排泄，故许多药物均会产生泌尿系统毒性。如顺铂、氨甲蝶呤等可造成肾脏损伤和电解质异常；环磷酰胺则可导致出血性膀胱炎。具体护理措施包括：①告知患者可能出现的不良反应，如接受蒽环类化疗药时，可致24小时内尿色红染，并带有药物的味道；②嘱患者在化疗前及化疗过程中多饮水，使尿量维持在每日2 000～3 000 mL；③使用顺铂前需输注生理盐水充分水化，并合理补充电解质；④定期监测肾功能，必要时遵医嘱碱化尿液；⑤防止尿酸性肾病，指导患者低嘌呤饮食，减少肉类、动物内脏、花生、瓜子等摄入，多使用新鲜蔬菜水果。

（10）神经毒性：长春碱类、秋水仙碱类、铂类等化疗药可通过破坏神经轴索的再生能力及神经脊髓鞘，而造成周围及中枢神经功能损害，以末梢神经损害较多见，引起手足麻木、自主神经障碍等症状。严重者可出现感觉异常、共济失调、精神异常等。具体护理措施包括：①评估患者有无相关危险因素，如是否曾有神经疾患、服用对神经损害的药物等；②用药过程中注意观察病情，定期监测神经功能，如有异常，遵医嘱给予营养神经的药物。

（11）脱发和皮肤反应：脱发是由于化疗药物损伤毛囊的结果，其程度常与药物的选择、剂量及个体因素等有关。抗肿瘤药物中烷化剂、环磷酰胺、多柔比星等较常引起脱发，停药后可再生。高剂量或长期化疗还可能造成皮肤色素沉着、皮肤完整性受损、汗腺分泌改变等，随着治疗结束会逐渐改善恢复。具体护理措施包括：①随时评估患者脱发情况及皮肤完整性；②指导患者可在治疗前先剪短头发，以免引起太多的心理不适；③指导患者选择柔软的梳子及性质温和的洗护用品，注意皮肤清洁，避免抓挠，避免长期暴露于紫外线；④指导患者根据自己的喜好，选择合适的假发、头巾、帽子等装饰品；⑤严重的皮肤反应可请皮肤科医师会诊。

（12）远期毒性：化疗药物的远期毒性主要表现为生殖系统毒性、致畸胎作用及第二恶性肿瘤的发生，以烷化剂、亚硝脲类较为常见。其中，生殖系统毒性表现为不孕不育和妇女闭经。化疗引起的第二肿瘤以急性非淋巴细胞白血病最为常见。具体护理措施包括：①治疗前及早与患者及其配偶讨论可能出现的远期毒性及处理方式；②指导患者化疗期间做好避孕，有生育计划者可咨询性及生殖方面专家；③正确掌握化疗的适应证，严格按照规定剂量及疗程给药。

（三）化疗后的护理

化疗间歇期需指导患者调整身心，以应对下一新疗程的治疗。指导患者少食多餐、清淡饮食、加强营养。定期复查血常规、血生化及肝肾功能。注意安全，防止跌倒、坠床。避免到人多的公共场所，预防感冒、防止交叉感染。鼓励患者从事力所能及的日常事务及工作，获得有效的社会支持，以进一步促进身心康复。

（邓　红）

第二节　肿瘤患者的放射治疗及其护理

一、概述

放射治疗（简称放疗）是由一种或多种电离辐射的治疗方式组成的医学治疗手段，即利用放射源或各种医疗设备产生的高能射线对肿瘤进行治疗的技术。作为肿瘤治疗的重要手段之一，放疗已发展成为一门临床学科，即放射肿瘤学，建立在放射物理学、放射生物学和放射技术学基础之上。

（一）肿瘤放疗的历史及发展

放疗的历史可追溯到19世纪末，大体上可分为初级放疗、常规放疗和现代放疗3个阶段。自1895年伦琴发现X线，1896年居里夫人发现镭之后，放射线逐渐被应用于恶性肿瘤的临床治疗。20世纪后期，随着技术进步，^{60}Co治疗机和直线加速器的问世使放疗进入了新的阶段，由于其所产生的射线穿透力强、可到达深部肿瘤，使放疗的应用范围更加广泛。20世纪末，随着放疗设备的改进和计算机的发展，放疗进入了现代放疗时代，并形成集影像、计算机、加速器于一体的现代放疗技术。

近年来，三维适形放疗、调强放疗、立体定向放疗、影像引导放疗等高新放疗技术不断发展，使照射部位和剂量日益精确，不仅提高了肿瘤治愈率，也在很大程度上改善了患者的生活质量。

（二）放射物理学概述

放射物理学研究内容包括放疗设备的特性、治疗射线的性质和特点、各种射线的剂量学、放疗实施过程以及质量控制和保障等。

1. 放射物理学基本概念

（1）照射区：是放疗医师根据时间—剂量—分次处方确定的剂量范围，一般为50%等剂量线面所包绕的范围。

（2）靶区：即放疗目标，包括肿瘤及周围潜在的受侵犯组织及可能扩散的范围，还包括因解剖部位及内在运动导致的临床不确定性而需考虑的边缘区域。治疗靶区包括大体肿瘤靶区、临床靶区和计划靶区。大体肿瘤靶区（GTV）：指临床可见或可触及的、经影像学检查证实的肿瘤部位和肿瘤范围，包括原发灶、转移淋巴结和其他转移病变，如已行根治手术则认为没有GTV。临床靶区（CTV）：包含GTV和显微镜下可见的、亚临床灶以及肿瘤可能侵犯的范围。计划靶区（PTV）：指包括CTV本身、照射中患者器官运动和由于日常摆位、治疗中靶位置和靶体积变化等因素引起的扩大照射的组织范围，以确保CTV得到规定的治疗剂量。

（3）照射剂量：指放射线在空气中的曝射量，即空气量（Dm）。

（4）吸收剂量：指单位质量物质吸收电离辐射的平均能量，单位为戈瑞（Gy），1Gy = 1 J/kg = 100 cGy。

2. 放射线种类

在放疗中所应用的多种射线按其性质和来源可分为3大类：①X治疗机和各种加速器产生的不同能量的X线；②放射性核素发出的α、β和γ射线；③各种加速器产生的电子束、中子束、质子束、负π介子束及其他重粒子束。

3. 放疗技术分类

（1）远距离照射（体外照射）：放射源距患者一定距离，集中照射患者某一部位。由于放射线须通过皮肤、正常组织才能达到肿瘤，使放射线达到肿瘤部位的剂量受到周围正常组织耐受量的限制。

（2）近距离照射（体内照射）：将密封的放射源直接放入被治疗的组织、器官及管道内或表面等部位进行照射。近距离照射具有放射源在肿瘤组织剂量高、周围组织剂量低的特点。与远距离照射相比，近距离照射时，放射源在肿瘤组织剂量的分布均匀性较差。早期的近距离照射的放射源强度低、治疗时间长，医护人员在操作中不可避免接触大量放射线。20世纪五六十年代开始了后装治疗。后装技术指先将治疗容器置于治疗部位，然后利用自动控制的方法将放射源从储源罐输入治疗容器进行放射治疗。后装技术有效减少了工作人员的放射线受量，且放射源活度高，治疗位置准确、牢固。近距离照射常用的方式包括：腔内照射、组织间插植、敷贴治疗和术中置管术后照射等。

4. 放射源及治疗设备

（1）X线治疗机：据能量不同，可将其分为接触治疗机、表层治疗机、深部治疗机和超高压治疗机（300～1 000 kV）等。但由于其能量低、穿透力弱等缺点，现已较少使用。

（2）^{60}Co治疗机：第一种兆伏级的外照射治疗设备，是将放射性核素^{60}Co所产生的γ射线经准直系统准直后来照射肿瘤。具有能量高、穿透力强、皮肤反应轻、骨损伤小等特点，但由于^{60}Co能量单一、深度剂量偏低，且存在放射源污染和半影问题等，在临床的应用逐年减少。

(3) 医用加速器：包括电子直线加速器、电子感应加速器和电子回旋加速器。直线加速器利用电子从微波电磁场中获得能量并沿直线轨道加速运动，可产生电子束和高能X线，也是加速器中使用最多、技术发展最快的。

(4) 放射性核素：^{226}镭为天然放射源，因其半衰期长，现已为人工放射性核素^{60}钴、^{137}铯、^{192}铱所替代。

(5) 放疗辅助设备：包括X线模拟定位机、CT模拟定位机、治疗计划系统（TPS）、图像数据传输网络及质量控制相关仪器。

（三）放射生物学概述

放射生物学是从器官、组织细胞及分子水平研究射线对肿瘤和正常组织的生物学机制，为提高放射治疗效果、降低正常组织损伤及改善放射防护提供理论依据。

1. 放射线的生物学效应

(1) 直接效应：放射线的粒子或光子的能量被DNA或具有生物功能的其他分子直接吸收，使生物分子发生变化的效应。电离辐射直接作用于核酸及蛋白质，可引起碱基破坏或脱落、单链或双链断裂、氢键破坏、空间结构改变等。

(2) 间接效应：辐射的能量向生物分子传递时，会游离或激发水分子产生自由基，活性自由基与生物分子如蛋白质、核酸、酶等作用，致使生物体的功能、代谢与结构发生变化的生物学效用。由于人体含水量较高，故间接效应为人体内放射线生物损害的主要机制。

放疗的生物效应受多种因素影响，包括组织细胞对放射敏感性、细胞含氧状态、放射剂量、照射时间分配等。

2. 放射敏感性

组织细胞的放射敏感性是指细胞受照射后存活的能力，是细胞的内在固有特性。肿瘤细胞的放疗敏感性与其固有敏感性、细胞分化程度及增殖能力、细胞血供等因素有关。肿瘤组织的放射敏感性见表6-2。

表6-2　肿瘤组织的放射敏感性

肿瘤敏感性	杀灭肿瘤所需的放射剂量（Gy）	肿瘤来源
高度敏感	≤50	精原细胞、恶性淋巴瘤
中度敏感	60～70	上皮来源的癌，如皮肤基底细胞癌、皮肤鳞状细胞癌、上呼吸道鳞癌、气管支气管的鳞癌和腺癌、食管鳞状细胞癌、其他消化道的腺癌
低度敏感	≥70	中枢神经系统肿瘤（大部分脑瘤）、软组织和骨恶性肿瘤、恶性黑色素瘤

二、肿瘤放疗的临床应用

（一）肿瘤放疗的分类

放疗的目标是最大程度消灭肿瘤，同时使正常组织和器官所受损害降到最低。根据治疗目的可将其分为根治性放疗和姑息性放疗。

1. 根治性放疗

以放疗为主要治疗手段，达到治疗肿瘤的目的。适用于因肿瘤生长部位及肿瘤性质不能或不适于行手术治疗，但对放疗敏感的较早期肿瘤患者。主要用于皮肤癌、鼻咽癌、头颈部恶性肿瘤等。

2. 姑息性放疗

对于经手术和其他全身及局部治疗方法不能控制的晚期癌症患者，通过给予适当剂量的放疗，达到缓解症状和痛苦，改善生活质量的目的。一般采用单次剂量较大、次数较少的大分割放疗。可有效缓解患者因骨转移引起的疼痛，减轻肿瘤引起的梗阻、压迫症状，促进溃疡性癌灶的控制等。

（二）放疗与其他治疗的配合

由于不同治疗方法的相对局限性，为了进一步提高肿瘤局部的控制且有效防止远处播散和转移，常需将放疗与其他治疗方法相结合。

1. 放疗与手术的综合治疗

（1）术后放疗：为非常普遍的治疗手段，适用于：①因侵犯重要脏器而不能完全切除的肿瘤，有肉眼和（或）镜下有残留的肿瘤；②手术野内有高度复发危险的肿瘤，如乳腺癌保乳术后，剩余乳腺组织有较高复发风险；③有较高区域淋巴结转移发生率的肿瘤，可行术后预防性放疗。

（2）术中放疗：指利用手术暴露的机会，对手术无法切除或残留肿瘤、有高复发风险的肿瘤床和淋巴引流区，进行直接外照射或近距离照射。术中放疗可较好地避开正常组织和器官，主要用于胃肠道肿瘤。

（3）术前放疗：对于一些局部晚期的肿瘤，通过术前放疗，降低肿瘤分期、缩小瘤体，使不能手术切除的肿瘤变得可以切除。目前，临床应用较多为术前放疗与化疗相联合的新诱导治疗，常用于食管癌、肺癌、子宫颈癌、直肠癌等。

2. 放疗与化疗的综合治疗

放疗与化疗的综合治疗是临床常用的治疗模式，其目的是利用放疗和化疗的空间联合作用，提高肿瘤治疗效应，减少对正常组织的损害和不良反应。放疗与化疗的综合治疗可较好地阻止耐药肿瘤细胞亚群的出现、有效降低放疗剂量。其治疗类型包括以下 3 种。

（1）同步放疗、化疗：放疗与化疗同步进行，可增强肿瘤杀灭效应，缩短总疗程，但同时也增加了正常组织的不良反应。

（2）序贯治疗：全程化疗后行全程放疗，或全程放疗后行全程化疗，可避免由于两种治疗方法同步进行时不良反应叠加效应。

（3）交替治疗：将放疗和化疗的疗程均分段后相互穿插、交替进行，对患者的不良反应较同步放疗、化疗小。

3. 放疗与其他治疗的综合治疗

随着肿瘤治疗方法的不断拓展，对于放疗与其他治疗的综合应用也日益增多。包括与分子靶向药物的联合、与热疗的联合等，均可通过不同机制有效增强疗效、降低对正常组织的不良反应。

三、肿瘤患者放疗的护理

（一）放疗前的护理

1. 治疗准备

（1）指导患者增加营养摄入，以高热量、高蛋白、易消化饮食为主，充分休息、适当锻炼以增强体质。忌食辛辣、生硬、过冷、过热的刺激粗糙的食物。

（2）全身状况差、不能耐受放射治疗者需给予支持对症治疗。

（3）并发肝炎、活动性肺结核、糖尿病等疾病者，需控制疾病后再行放射治疗。

（4）注意口腔卫生，如有龋齿或口腔疾病应于治疗前就医。

（5）照射部位有切口者需待愈合后再行放射治疗。有全身或局部感染者需先控制感染。

（6）头部放疗患者需在治疗前剃去所有头发。

2. 治疗配合

（1）进入放射治疗室时，不可带入金属物品，如手表、首饰等。

（2）因洗澡、出汗、衣物摩擦等使放射定位线模糊不清时，需及时请医师重新标记。

（3）嘱患者每次照射时都要与定位时的治疗体位一致。

（4）胸部肿瘤照射时要保持呼吸平稳，胃部放疗前需禁食，腹腔放疗前应排空小便，盆腔放疗前留有适量小便。

3. 心理护理

了解患者心理状态及情绪反应，分析其产生原因，并给予针对性心理支持，如介绍疾病及治疗相关知识、不良反应应对指导等。

（二）放疗实施中的护理

放疗过程中，可使正常组织器官发生不同程度的反应，导致可逆的放射反应和不可逆的放射损伤。后者自治疗开始后 3 个月为界限，又分为急性放射损伤和后期放射损伤。急性放射损伤主要表现为消化道和黏膜反应，以及骨髓抑制和局部渗出炎性改变等；后期放射损伤主要是血管和间质组织的损伤。在放疗实施中，护士应做好治疗配合及不良反应的宣教和指导，以确保治疗的顺利实施。常见放疗不良反应有以下 5 种。

1. 全身反应

经放疗后，一方面肿瘤组织被破坏、毒素吸收，另一方面一些快速生长的正常组织细胞对放射线高度敏感，如造血系统细胞等。因此患者在照射数小时或 1 ~ 2 天后可出现全身反应，表现为虚弱、乏力、头晕、头痛、厌食，个别有恶心、呕吐等症状，行腹部照射和大面积照射时全身反应更为严重。对症护理措施包括：①照射前少量进食，以免形成条件反射性厌食；放疗期间清淡饮食，多食蔬菜和水果及富含营养的食物，鼓励患者多饮水，促进毒素排出；②照射后可完全静卧休息 30 分钟；放疗期间保证充分的休息与睡眠，酌情适当锻炼；③保持室内空气新鲜，嘱患者少去人多的公共场所，防止呼吸道感染；④通过收听音乐、练气功等方式转移注意力；⑤每周检查血常规 1 次，遵医嘱给予升高白细胞及提高免疫力的药物。

2. 皮肤反应

包括急性皮炎和慢性皮肤反应。反应程度与放射源、照射面积和部位，以及有否其他并发症等因素有关。急性皮肤反应分为 3 度。

（1）Ⅰ度反应：红斑、有烧灼和刺痒感，继续照射时皮肤由鲜红色渐变为黯红色，以后有脱屑，称干反应。

（2）Ⅱ度反应：高度充血，水肿、水疱形成，有渗出液、糜烂，称湿反应。

（3）Ⅲ度反应：溃疡形成或坏死，侵犯至真皮，造成放射性损伤，难以愈合。

放疗后 2 个月后或更长时间，照射部位可出现皮肤萎缩、毛细血管扩张、淋巴引流障碍、水肿及深棕色斑点、色素沉着，称后期反应。对症护理措施包括：①指导患者穿着柔软、宽大、吸湿性强的内衣；②保持皮肤褶皱处皮肤清洁干燥，如乳房下、腋窝、腹股沟及会阴部等；头颈部放疗者需防止日光照晒；③指导患者使用温和的洗浴用品，照射野皮肤宜用温水和柔软的毛巾轻轻蘸洗，忌用肥皂，不可随意涂抹药物及护肤品，包括乙醇、碘酒等，并避免冷热刺激；④避免照射野皮肤受到各种硬物摩擦和损伤，如首饰、剃须刀等；勤洗手、勤剪指甲，皮肤脱屑期切勿用手撕剥；保持床面整洁干燥，避免不良刺激；⑤照射野不可贴胶布，以免所含氧化锌产生二次射线，加重皮肤损伤；⑥脱发者可佩戴合适的假发、头巾、帽子等；⑦发生干反应，可涂薄荷淀粉或羊毛脂止痒；湿反应需暴露创面，可涂甲紫或氢化可的松；如有水疱形成，涂硼酸软膏包扎 1 ~ 2 天，待渗液吸收后再暴露。放射性溃疡可用维生素 B_{12} 及中成药外用，并发感染者需合理使用抗生素。

3. 黏膜反应

放疗会使高度敏感的黏膜细胞充血、水肿，继而出现疼痛、溃疡等，严重者引起出血、穿孔。可引起口腔炎、放射性胃肠炎、膀胱损伤、角膜损伤等，出现味觉改变，张口困难，食管狭窄梗阻，恶心、呕吐，腹泻，食欲减退以及膀胱刺激征等。此外，放疗可使唾液腺中浆液细胞快速凋亡、腮腺的唾液分泌急剧减少，引起口干等症状。对症护理措施包括：①指导患者保持口腔清洁，使用软毛牙刷刷牙，遵医嘱使用漱口液含漱；②指导患者少量多餐，进食高热量、高蛋白饮食，可酌情进少渣饮食或流食；避免进食生硬、刺激性以及过冷过热的食物；鼓励多饮水，以促进毒物排泄；③腹泻者避免高纤维素饮食，通过进食饮料、水果等及时补充水分和电解质，并注意保护肛周皮肤；④反应严重致营养不良者，可给予静脉补液并遵医嘱给予相应治疗；⑤指导患者进行张口运动、叩齿等功能锻炼，预防口干、味觉减退、牙龈萎缩、张口困难等并发症；⑥口干者可嚼口香糖，并避免抽烟、饮酒等加重口干症状；⑦口腔炎剧烈疼痛者，可遵医嘱在饭前喷涂利多卡因等，或用中草药决明子、生甘草煎水当茶饮；⑧眼睛在照射野内时，注意保护角膜和晶体，照射时可使用鱼肝油或可的松眼药膏滴眼；⑨倾听患者主诉，注意病情观察，及时处理穿孔、出血等并发症；⑩为预防放射性骨髓炎，建议患者 3 年内不拔牙。

4. 放射性肺炎和肺纤维化

胸部照射后可发生放射性肺炎。常由上呼吸道感染诱发，轻者可无症状，急性放射性肺炎可于放疗后 2 ~ 6 个月出现，多伴有高热、胸痛、咳嗽、气急等，严重者可至死亡。慢性放射性肺炎表现为放射治疗后数月至数年内缓慢进展的肺纤维化。对症护理措施包括：①嘱患者治疗期间保证充分的休息、注意保暖防寒，防止感冒；②患者出现呼吸急促等急性反应时，立即给予吸氧，并遵医嘱静滴氢化可的松和抗生素；③如放疗后期出现气短、干咳等进行性肺纤维化症状时，需对症处理。

5. 其他不良反应

包括造血系统不良反应，生殖系统损伤及肝、肾功能损害等。脊髓受较大剂量照射后也可能出现放射性脊髓炎，多发生于放疗后数月至数年内，开始表现为渐进性、上行性感觉减退，行走或持续乏力，低头时有触电感，逐渐发展为四肢运动障碍、反射亢进、痉挛，以至瘫痪。对症护理措施包括：①定期监测血常规及肝、肾功能，白细胞过低者应谨防感染，血小板过低者防止外伤，必要时使用药物或成分输血；②放射时，注意保护睾丸或卵巢，对年轻、有生育计划的患者提前讨论治疗方案以及可采取的措施，如体外受精等；③注意观察患者反应，如有中枢系统损伤，及时给予 B 族维生素、激素、扩血管药物等治疗。

（三）放疗后的护理

放疗后的护理应主要针对近期不良反应的处理、远期不良反应预防，以及协助患者建立良好的生活方式，促进其提高生活质量。

（1）指导患者均衡营养、清淡饮食，注意口腔及皮肤卫生。充分休息、适当运动，增强机体免疫力。

（2）注意照射野皮肤的保护，皮肤破溃者及时就医、换药等。

（3）结合疾病治疗情况，指导患者进行功能锻炼。如头面部放疗患者的口腔锻炼，乳腺癌术后患者的患肢功能锻炼等。

（4）嘱患者定期复查、随访，一般在放疗后 1 ~ 2 个月应进行第一次随访，2 年内每 3 个月随访一次，2 年后每 3 ~ 6 个月随访一次，及时了解肿瘤控制情况及有无放疗反应。

（黄　澜）

第三节　便携式化疗泵给药操作

便携式化疗泵（以下简称化疗泵）为长期持续化疗提供了一个很好的途径，不仅可以避免化疗药物的毒性蓄积，使毒性降低，还可以延长药物与肿瘤的接触时间，增强药物的疗效，加上其易于随身携带，可适当活动，使得患者在各种场合都能接受持续化疗。目前，已于临床广泛开展，尤其是应用于氟尿嘧啶（5-Fu）的化疗中。

一、化疗泵应用指征

1. 适应证

（1）持续化疗：需要长时间保持一定的血药浓度，才能达到最佳疗效的化疗药物。

（2）精确化疗：需要准确地维持恒定的滴注速度的药物。

2. 禁忌证

（1）同化疗禁忌证（详见相关章节）。

（2）患者依从性差。

二、化疗泵的原理及特点

1. 化疗泵工作原理

便携式化疗泵由压力泵和流量控制系统两部分组成，主要由无菌保护装置（帽子）、过滤器、弹性贮药囊、外壳、连接管及流速感应器组成。压力泵有一硅胶球囊，当药液从加药口注入球囊后，球囊膨胀，使药液充满球体，弹性球囊利用本身的弹性收缩力“推动”药液通过带有流速限制器的延长管，延长管接静脉留置针的开口端进入患者体内，流速限制器准确地维持恒定的滴注速度，有利于维持药物在血管里的有效浓度。

2. 化疗泵的特点

（1）高效：使药物在体内保持一定的血药浓度，持续杀灭肿瘤细胞，增强化疗药的疗效。如氟尿嘧啶为细胞周期特异性毒性药物，半衰期短，10～20 分钟，适合采用高浓度、小剂量、长时间静脉持续给药，通过维持恒定的血药浓度增加药物与肿瘤细胞的接触时间，从而增强抗癌活性，获得最佳疗效。

（2）低毒：由于化疗药呈小剂量、持续泵入体内，减少了因大剂量、短时间输注化疗药对静脉的损伤，减少化疗药的并发症。

（3）轻便：化疗泵小型、可携带，患者在输液时也能自由活动，睡眠不受影响，日常生活不受限制，减轻了护士的工作量，降低了治疗和护理成本。

三、化疗泵的操作规范

1. 操作前准备

（1）患者准备。

1）向患者介绍化疗药可能产生的不良反应及注意事项，并签署化疗知情同意书。

2）向患者解释运用化疗泵的原因及使用注意事项，取得患者的配合。

3）建立输注化疗药的患者的静脉通路。

（2）用物准备：便携式化疗泵 1 个（根据化疗要求选择不同流速的化疗泵）、50 mL 注射器 1 个、化疗药液、0.9% 氯化钠注射液 10 mL 数支、乙醇棉球数只、砂轮 1 个、无菌纱布、弯盘、笔、输液卡。

（3）护士准备：护士应按六步法洗手后穿隔离衣，戴口罩、手套（聚乙烯手套及乳胶手套）及防护目镜。

（4）环境准备：治疗室和生物安全柜先用紫外线照射 30 分钟，并预热生物安全柜。

2. 操作关键步骤与要点

（1）核对：化疗药输注前应该由 2 名护士进行交叉核对。

（2）检查：按三查七对的要求检查化疗泵、0.9% 氯化钠注射液、化疗药液、注射器、安尔碘棉签等。

（3）加药。

1）将化疗药、0.9% 氯化钠注射液、注射器、乙醇棉球、无菌纱布放置于生物安全柜中，在化疗泵外壳上贴上标记有患者姓名、床号、药名、剂量、浓度、时间、方法等信息的粘贴单。

2）取下加药口保护帽，置于无菌纱布上，保存备用。

3）用一次性 50 mL 注射器抽取所需的药液，彻底排空加药注射器中的气体，拧下针头，连接化疗泵加药口，不要使用针头加药，否则将破坏加药口，加药时如果要使用稀释液，请先加稀释液后加药。

4）轻轻地将注射器顶端套进加药口，然后顺时针旋转锁紧。

5）将注射器置于工作台平面。在注射器凸缘上施加稳定的压力，灌注储药囊。用稳定的压力（不要施加在活塞顶部）推进注射器活塞，灌注化疗泵至所需的容量。如有需要，可重复多次用 50 mL 注射器将药液注入化疗泵，直至患者治疗所需的化疗药用量。

6）逆时针轻轻地将注射器从化疗泵上取下。

7）按顺时针方向，将加药口保护帽轻轻地拧紧到注药口上，此时见弹性球囊均匀充盈成球形，无漏液、无气泡。

（4）排气。

1）拧去延长管末端的翼状保护帽，保存好备用。药液即从系统中流出，并将系统内的空气排除。

2）见持续两滴以上药液从系统流出，延长管内无气泡则出药口的蓝色翼状帽必须拧紧，以免因药液渗出而产生结晶。

（5）化疗泵的使用。

1）将化疗泵连接到患者的静脉通路上，接入前确认静脉通路在血管内，最好选择中心静脉导管，以预防静脉炎的发生。

2）将流量限速器用胶布固定于患者皮肤，保持温度的恒定以保证药液输注速度的精确。

3）将化疗泵放于专用袋中，并与接入点持平，记录开始输注的时间。

4）交班。

3. 并发症预防及处理

（1）流速过慢或过快。

1）避免管道扭曲、打折、脱出：注意观察药液泵入情况，及时发现因化疗泵各连接管扭曲、脱管，患者翻身活动造成夹子夹管而影响导致流速的减慢。尽量使用三通旋塞连接化疗泵与静脉通路，尽量避免选用头皮针进行连接，因头皮针延长管的硅胶较软，容易反折而影响流速。

2）选择合适的稀释液类型：稀释液的类型可影响化疗药的流速，如用生理盐水代替 5% 葡萄糖注射液，则流速可增加 10%，反之则流速减慢 10%。

3）确保溶液温度：溶液温度可影响流速，如在校准温度（31℃）的基础上温度每升高 1℃流速可增加 2.3%，反之则降低 2.3%。

4）保证弹力储液囊和远端鲁尔接头的位置处于同一高度：如果弹力储液囊的位置低于远端鲁尔接头，每降低 2.54 cm（1 英寸）流速约降低 0.5%，反之流速则增加 0.5%。

5）确保合适的弹力储液囊的灌注容量：一般情况下，化疗泵的充填量低于储液囊的灌注容量可使流速增快，反之则流速减慢。

（2）药液不流。

1）判断：由于化疗泵输注速度缓慢，药液不能顺利注入患者体内往往不容易发现，此时应拆除输注装置，如果鲁尔锁定接头处没有药液流出，说明处于不流的状态。

2）压力排气技术：检查延长管内有无气泡，如有气泡将阻止药液的正常流动，需及时采用压力排气技术。①将一个三通旋塞与化疗泵延长管远端的接头连接。②将一个 10 mL 注射器连接三通旋塞的另一个端口，将三通旋塞旋至注射器与延长管接头开放的位置。③将注射器活塞向下拉产生负压，持续抽吸，直至观察到注射器内有药液出现。

3）确保导管通畅。

（3）储液囊破裂：一旦发生储液囊破裂则患者的化疗无法继续进行，必须以预防为主。除确保化疗泵的质量之外，加药时严禁注入空气，以免空气输入储液囊内致容量过量，使囊内压力增加引起爆裂。同时储存过程中还需避免阳光或者紫外线的直接照射。

（4）排气困难：当化疗泵延长管不能正常排气，延长管远端接头处无药液排除，应采用压力排气技术。

（5）药液渗漏。

1）判断是否为药液渗漏：当注入药液后，化疗泵的加药口有药液漏出，或者旋紧蓝色翼状保护帽后，仍有药液从接口处漏出称为药液渗漏。有时正常的加药口残余液会被认为是漏液。

2）预防措施：①必须旋紧蓝色翼状保护帽，以防止渗漏；②抽取药液时，使用针头不可将针头伸至药瓶瓶底，以免加药口残留的玻璃碎渣，导致单向阀失灵，产生药液倒流。

（6）化疗并发症：由于化疗泵内注入的是化疗药，所以会产生骨髓抑制、恶性呕吐等胃肠道不良反应。

4. 健康教育

（1）化疗前需为患者及其家属讲解使用化疗泵的意义、作用原理、特点、注意事项。

1）告知患者通过外周静脉针留置或中心静脉置管（如 PICC），用化疗泵持续输注氟尿嘧啶等化疗药，可避免液体渗出所致的并发症，保证化疗疗程的顺利完成。

2）应向患者解释化疗泵的流速精度是在标准条件下测得的，即标准浓度、标准温度、标准灌注容量和标准的操作。其中任何一项出现偏差都会影响化疗泵的流速，时间误差 ±10% 以内都是允许范围内的，请患者放心。

（2）向患者讲述携带化疗泵时日常活动注意事项。

1）持续输液期间，患者可自由行走及活动，但尽量使药囊与静脉穿刺处保持在同一水平线，以保证流速精确。可以将化疗泵放入上衣口袋，也可以将泵放入专用袋内挂于身上。

2）嘱患者保持留置针周围清洁、干燥，穿脱衣服时一定要小心，防止导管脱出。

3）嘱咐患者在使用化疗泵期间不要洗澡，以免影响化疗。

（3）告知患者化疗泵使用期间需要密切观察的内容。

1）告诉患者如出现渗漏及静脉炎现象，应立即报告，以便及时处理。

2）嘱患者观察皮囊缩小情况，如未见球囊缩小、输液管反折需及时通知护士。

（王　爽）

第四节　诊断性穿刺的护理

一、肝穿刺术

通过肝穿刺术可以进行肝组织活检留取标本（明确临床诊断），进行肝微波、射频消融治疗。超声引导下的穿刺方法具有简便、安全、定位准确、可靠的特点。

（一）适应证与禁忌证

1. 适应证

（1）肝脏内局限性或弥散性占位性病变，性质不明者。

（2）临床疑诊肝癌，拟行化学治疗、介入或 HIFU、射频、微波治疗前须明确病理诊断者。

（3）肝声像图不典型，含液性低回声病变。

（4）原发部位不明的肝转移肿瘤。

（5）临床疑为各型肝炎、肝硬化或脂肪肝、肝血吸虫等需要确诊，或了解、评价其衍变过程、治疗效果和预后时。

2. 禁忌证

（1）一般情况差，有严重出血倾向者。

（2）有明显腹腔积液，尤其是肝前腹腔积液者。

（3）重度梗阻性黄疸，肝内胆管明显扩张者。

（4）位于或接近肝包膜下的巨大肿瘤且内部声学界面较复杂者或肝脏血管瘤。

（5）穿刺路径无法避开肺、胆囊及大血管等重要器官。

（二）穿刺前准备

（1）向患者进行健康宣教，并嘱患者沐浴，更换休养服。

（2）穿刺前禁食、禁水 6～8 小时。

（3）进行屏气训练。

（4）物品准备：2% 碘酊、75% 乙醇、麻醉包 1 个、利多卡因 1 支（40 mg）、5 mL 注射器 1 个、肝穿刺包1个、超声向导设备1台、穿刺针（活检针）1根。若选择粗针穿刺，备尖头手术刀1把。留标本需准备标本容器1个。

（三）穿刺配合

（1）嘱患者仰卧位或侧卧位，不可随意改变体位。

（2）左上臂留置套管针。

（3）安慰、鼓励患者，使患者保持镇静，取得配合。

（4）术中密切观察病情变化，随时报告医生。

（四）穿刺后护理

（1）穿刺完毕，患者需在恢复室观察30分钟，如无不适，用平车送回病房。

（2）返回病房后，绝对卧床休息6小时，并密切观察血压、脉搏、呼吸及穿刺处的变化，询问患者有无疼痛或疼痛加剧，以监测有无出血征象，遇有异常及时通知医生，给予对症处理。

（3）穿刺处的护理。注意观察穿刺点敷料有无渗血、渗液，如次日穿刺点愈合好，可给予拆除敷料。

（4）饮食方面遵医嘱穿刺后禁食4~6小时，第一餐以清淡饮食为主。

（5）心理护理。给予患者适时的心理疏导，关心患者，使其保持心情舒畅，积极配合治疗；治疗期间配合音乐疗法，转移患者对疾病的关注，缓解其紧张情绪，以利于疾病恢复。

（五）注意事项

（1）穿刺过程中，嘱患者不可活动身体，避免咳嗽等可造成胸腹壁大幅度活动的动作。

（2）避免反复穿刺，以免造成肿瘤细胞的针道种植。

（3）密切观察病情变化，特别是术中变化，备好急救设备。

二、胸腔穿刺术

胸腔穿刺术是一种常用的诊疗技术，目的是：①抽取胸腔积液送检，明确其性质，协助诊断；②大量胸腔积液，可引起呼吸困难，胸腔穿刺以排除胸腔内积液或气体，缓解压迫症状，避免胸膜粘连增厚；③胸腔内注射药物，协助治疗。

（一）适应证与禁忌证

1. 适应证

（1）胸腔积液性质不明者。

（2）胸腔大量积液或气胸者。

（3）脓胸抽脓灌洗治疗或恶性胸腔积液，需胸腔内注入药物者。

2. 禁忌证

病情危重，有严重的出血倾向、大咯血、严重肺结核、肺气肿者。

（二）穿刺前准备

（1）胸腔穿刺前向患者说明穿刺目的和术中注意事项，以取得患者配合。

（2）协助患者反坐于靠背椅，双手平放于椅背上，前额伏于前臂；不能起床者可取半卧位，患者前臂上举抱于枕部，使肋间隙增宽。

（3）用物准备。①胸腔穿刺盘：备无菌持物钳、无菌纱布、棉签1包、中心静脉导管1套、胸腔穿刺包1个、无菌手套2副、孔巾1包、50 mL注射器1个、2 mL注射器1个、无菌试管4支（留送常规、生化、细菌、病理标本，必要时加抗凝药）；备胶布、透明敷料、75%乙醇、2%碘酊、弯盘1个、靠背椅或靠背架1个。②药品准备：2%利多卡因10 mL或按医嘱准备；治疗气胸者准备人工气胸抽气箱；需胸腔闭式引流者准备胸腔闭式引流储液装置。

（三）操作步骤及术中配合

（1）穿刺部位宜取呼吸音消失的实音处，穿刺部位一般在肩胛角下第7~9肋间或腋中线第6~7

肋间，凡包裹性积液，宜在 X 线透视或超声检查引导下决定穿刺部位；穿刺点用甲紫液标记。

（2）术者洗手、戴口罩及无菌手套；配合者应戴口罩并显露患者穿刺部位，打开胸腔穿刺包；术者以碘酊、乙醇消毒穿刺部位，在穿刺处辅以无菌孔巾后局部注射麻醉药，经胸壁达胸膜。

（3）术者左手示指和拇指固定穿刺部位的皮肤和肋间，右手将针尾套有橡皮管（用血管钳夹闭）的穿刺针缓慢刺入，进针时沿下位肋骨的上缘经皮后垂直缓慢刺入，当针头穿过胸腔壁层时，针尖突然感抵抗消失，然后将注射器接于橡皮管上，放开止血钳即可抽液，护士用止血钳协助固定穿刺针。术者取开注射器时，护士随时夹闭乳胶管，以防空气进入胸腔内。

（4）抽液完毕，拔出穿刺针，用碘酊棉签消毒穿刺点，上盖无菌纱布止血，并将透明无菌敷料以穿刺点为中心固定好，注明粘贴敷料的时间，嘱患者卧床休息。

（四）穿刺后护理

（1）穿刺完毕，注意观察有无胸痛、憋气等症状，特别要防止发生气胸。

（2）胸腔内注入药物者，应嘱患者卧床 2～4 小时，并反复转动体位，以便药液在胸腔内均匀涂布，并观察注药后的反应，如发热、胸痛等。

（3）观察穿刺处敷料是否包扎固定，有无渗血、渗液。穿刺处敷料注明日期，观察穿刺处皮肤有无发红、破溃等。穿刺处敷料因出汗或揉蹭、卷边时，根据情况随时更换，更换敷料时注意避免导管脱出。

（4）导管及引流瓶：置管成功后，应保持引流通畅，固定时导管不能打折弯曲，胸腔穿刺引流时保持引流瓶处于负压状态，引流至瓶满或需要量后及时夹闭，请医生更换或封管；引流过程中，引流瓶盖应拧紧密闭，需要再次给负压时，要先将瓶子上端的塑料导管反折夹闭，引流瓶注明更换时间；经常主动巡视患者，发现置管后不适应随时报告医生。

（5）记录抽出液体的颜色、性质和量，及时送检标本。

（五）注意事项

（1）严格无菌操作，避免胸腔感染。

（2）穿刺中患者应避免咳嗽及转动身体，必要时可事先服用可待因，以免穿刺过程中因咳嗽而使针头上下移动，刺破肺组织和血管；术中如发生连续咳嗽或出现头晕、胸闷、面色苍白、出汗，甚至昏厥等胸膜反应时应立即停止抽液，给予患者平卧头低位吸氧，必要时遵医嘱皮下注射肾上腺素。

（3）抽液量：以诊断为目的患者，可抽液 50～200 mL；以减压为目的者，第 1 次不超过 600 mL，以后每次不超过 1 000 mL，并准确记录引流量。

（4）向胸腔内注入药物时，抽液完毕后接上抽有药液的注射器，抽积液少许与药液混合，再行注入，以确保药液注入胸腔。注入药物后嘱患者稍活动，以使药液在胸腔内混匀。

（5）留取抽出液标本，仔细观察其性状，置入有抗凝剂的容器中，立即送检。

三、腹腔穿刺术

腹腔穿刺术是借助穿刺针直接从腹前壁刺入腹膜腔的一项诊疗技术。用于腹腔积液的诊断，各种腹腔给药以及腹腔减压治疗。

（一）适应证与禁忌证

1. 适应证

（1）诊断未明的腹部损伤、腹腔积液，可做诊断性穿刺。

（2）大量腹腔积液导致腹部胀痛或呼吸困难时，可穿刺放液以缓解症状。

（3）某些疾病，如腹腔感染、肿瘤、结核等可以腹腔给药治疗。

（4）行人工气腹作为诊断和治疗手段。

2. 禁忌证

（1）严重肠胀气。

（2）妊娠。

（3）既往手术或炎症，腹腔内有广泛粘连者。

（4）躁动、不能合作或有肝性脑病先兆者。

（二）穿刺前准备

1. 健康宣教

向患者做好解释工作，消除顾虑，告知检查的内容、目的、可能发生的危险、配合方法等，取得患者同意及配合。

2. 患者准备

协助患者取半坐卧位、平卧位或侧卧位，嘱患者放松，并排尿，以免刺伤膀胱。如放腹腔积液，背部先垫好腹带。

3. 物品准备

（1）腹腔穿刺盘：备无菌持物钳、无菌纱布、棉签1包，中心静脉导管1套、腹腔穿刺包1个、无菌手套2副、孔巾1包、50 mL注射器1个、2 mL注射器1个、无菌试管数支（留送常规、生化、细菌、病理标本，必要时加抗凝药）；备胶布、透明敷料、75%乙醇、2%碘酊、弯盘1个、靠背椅或靠背架1个。

（2）药品准备：2%利多卡因10 mL或按医嘱准备。

（三）操作步骤及术中配合

（1）穿刺部位多取脐与髂前上棘连线的中外1/3处或两髂前上棘的中外1/3处，此穿刺部位不易伤及内脏和血管，也利于取液，非游离性腹腔积液可在超声定位下穿刺。

（2）术者洗手，戴口罩、无菌手套，配合者应戴口罩并显露患者穿刺部位，打开腹腔穿刺包。术者以碘酊、乙醇消毒穿刺部位，在穿刺处铺以无菌孔巾后局部逐层麻醉，以左手固定穿刺部位皮肤，右手持针经麻醉部位垂直刺入腹壁；针锋抵抗感突然消失提示针头已刺入腹腔，如果腹腔积液多时，即可见液体流出，积液少时，可用注射器抽吸取样。术者取开注射器时，护士随时夹闭乳胶管，以防空气进入腹腔内。

（3）抽液完毕，拔出穿刺针，用碘酊棉签消毒穿刺点，上盖无菌纱布止血，并将透明无菌敷料以穿刺点为中心固定好，注明敷料的使用时间。大量放液后，需束多头腹带，以防腹压骤降，引起休克。嘱患者卧床休息。

（4）术中询问患者有无头晕、恶心、心悸等症状，注意观察患者的面色、心率、血压及腹痛情况，如出现出冷汗、面色苍白，应立即停止放液，并做相应处理。

（5）记录抽出液体的颜色、性质和量，及时送检标本。

（四）穿刺后护理

（1）腹腔穿刺术后嘱患者平卧4小时，应经常巡视患者，询问有无不适，一旦发现病情变化，及时报告医生，并给予对症处理。

（2）随时观察穿刺部位有无渗液、渗血情况；观察穿刺部位及周围皮肤有无发红、发痒等症状。如有渗液，给予更换敷料，并用纱布加压或用蝶形胶布固定。

（3）加强健康宣教，嘱患者注意休息，限制钠盐摄入，配合医生的各项治疗，以达到检查或治疗的最佳效果。

（五）注意事项

（1）严格按照无菌技术操作规程，防止感染。

（2）穿刺点应视病情及需要而定，急腹症时穿刺点最好选择在压痛点及肌紧张最明显的部位。

（3）勿在腹部手术瘢痕部位或肠袢明显处穿刺，妊娠时应在距子宫外缘1 cm处穿刺。

（4）少量腹腔积液进行诊断性穿刺时，穿刺前患者先侧身于拟穿刺侧3～5分钟。对腹腔积液量多者，进行腹腔穿刺时，穿刺针应自穿刺点附近先斜行刺入皮下，再将穿刺针在穿刺点处与腹壁成垂直方向刺入腹腔，以防腹腔积液自穿刺点外溢。

（5）大量放腹腔积液可能引起电解质紊乱、血浆蛋白大量丢失，除特殊情况外一般不予大量放液。初次放液不宜超过3 000 mL（如有腹腔积液回输设备则不在此限）。血性腹腔积液留取标本后应停止放液。

（6）腹带不宜过紧，以免造成呼吸困难。

（7）大量放液者，应卧床休息8～12小时，并密切观察病情变化。

四、骨髓穿刺术

骨髓穿刺术是一种常用诊疗技术，目的是：①采取骨髓液做骨髓象检查，用以观察骨髓内细胞形态及分类，以协助诊断血液病；②做骨髓涂片或细菌培养，用以检查某些传染病和寄生虫病；③采集供者骨髓，以备骨髓移植。

（一）适应证与禁忌证

1. 适应证

（1）用于各类白血病、再生障碍性贫血、恶性组织细胞病、多发性骨髓瘤、骨髓转移瘤等诊断。

（2）化疗和免疫抑制药治疗效果和不良反应的观察。

（3）骨髓给药或骨髓移植。

2. 禁忌证

（1）有出血倾向者，慎做骨髓穿刺。

（2）血友病患者和穿刺局部感染。

（二）穿刺前准备

1. 用物准备

常规消毒治疗盘1套；无菌骨髓穿刺包1个（内有弯盘1个、14 cm止血钳1把、骨髓穿刺针1枚、洞巾1条、纱球3个、纱布2块等）；其他用物（无菌5 mL注射器1个、20 mL注射器1个、消毒棉签1包、2%利多卡因、无菌手套2副、载玻片及推玻片若干、培养基、酒精灯等）。

2. 患者准备

向患者解释穿刺目的及注意事项，并简要说明穿刺过程，以消除顾虑，取得合作。①告知患者骨髓穿刺是一种微小的有创性的检查操作，医师在局麻下操作，全过程约数分钟。②正常人体的骨髓总量约为2 600 g，骨髓穿刺仅抽取0.2 g，不足总量的1/10 000，不会影响健康。③骨髓穿刺后，穿刺局部有轻微疼痛，属正常情况，很快即可恢复。④操作过程中应保持体位不变。

3. 辅助检查和药敏试验

术前做血小板、出血时间、凝血时间检查。了解患者有无相关麻醉药过敏史，必要时做药敏试验或改用其他麻醉药，以免发生意外。

（三）穿刺术中的配合

（1）选择穿刺部位：髂前上棘穿刺点、髂后上棘穿刺点、胸骨穿刺点、腰椎棘突穿刺点。

（2）采取适当的体位：选用髂前上棘穿刺者取仰卧位；选用胸骨部位穿刺者，取仰卧位且于后背垫以枕头；选用髂后上棘穿刺者，取侧卧位或俯卧位；选用腰椎棘突穿刺者，则取坐位，尽量弯腰，头俯屈于胸前使棘突显露。

（3）常规消毒局部皮肤，术者戴无菌手套、铺无菌洞巾，用1%普鲁卡因或2%利多卡因行局部皮肤、皮下及骨膜麻醉。

（4）将骨髓穿刺针的固定器固定于距针尖1.5 cm处（胸骨穿刺者固定于距针尖1 cm处），用左手拇指和示指固定穿刺部位，以右手持穿刺针垂直刺入，当针尖接触骨膜后则将骨刺针左右旋转缓缓钻刺骨质，当阻力突然消失，穿刺针固定在骨内不再晃动时，表明针尖已进入骨髓腔，此时可拔出针芯，以20 mL无菌干燥注射器接穿刺针座吸取骨髓液0.1～0.2 mL滴于玻片上，立即制成均匀薄片。如需做细菌培养，可再抽取骨髓液1.5 mL，并应将注射器针座及培养基开启处通过酒精灯火焰灭菌。

（5）标本取得后，套入针芯，拔出穿刺针，消毒穿刺部位，覆盖无菌纱布，局部按压 1～2 分钟，用无菌敷料覆盖穿刺点。

（四）护理

（1）穿刺时应严格执行无菌操作，以免发生骨髓炎。

（2）穿刺后平卧休息 4 小时。

（3）拔针后局部加压，血小板减少者至少按压 3～5 分钟，并观察穿刺部位有无出血。

（4）穿刺后局部覆盖无菌纱布，并保持局部干燥，若纱布被血液或汗液浸湿，要及时更换。

（5）穿刺后 3 天内禁沐浴，以免污染创口。

（五）注意事项

（1）注射器和穿刺针必须干燥，以免发生溶血。

（2）吸出骨髓液应立即涂片，以免发生凝固。

（3）抽出骨髓时，抽吸压力不应过大，抽取骨髓液量不应过多（除细菌培养外），以免混入太多的周围血，影响结果判断。

（4）胸骨部位穿刺时，应注意力度适当，刺入不能过深，以免伤及纵隔器官。

（5）注意皮肤消毒和无菌操作，严防骨髓感染。

（6）在骨髓中造血组织不是绝对均匀分布，有时需要多次、多部位穿刺抽取骨髓液才能明确诊断。

五、腰椎穿刺术

腰椎穿刺术是一种常用的诊疗技术，目的是：①通过检查脑脊液的性质，协助诊断是否有血液及非血液系统疾病的中枢损害，如出血、中枢神经系统白血病等；②测定颅内压力，了解蛛网膜下腔有无阻塞，进行鞘内注射化疗药，以预防或治疗恶性血液病对中枢神经系统的损害。

（一）适应证与禁忌证

1. 适应证

（1）中枢神经系统炎性病变，包括各种原因引起的脑膜炎和脑炎。临床怀疑蛛网膜下腔出血而头颅 CT 尚不能证实时或与脑膜炎等疾病鉴别有困难时。

（2）脑膜瘤病的诊断。

（3）中枢神经系统血管炎、脱髓鞘疾病及颅内转移瘤的诊断和鉴别诊断。

（4）脊髓病变和多发神经根病变的诊断及鉴别诊断。

（5）脊髓造影和鞘内药物治疗等。

（6）怀疑颅内压异常者。

2. 禁忌证

（1）颅内压升高伴有明显的视盘水肿者和怀疑颅后窝肿瘤者。

（2）穿刺部位有化脓性感染灶或脊椎结核者、脊髓压迫症的脊髓功能已处于即将丧失的临床状态者。

（3）血液系统疾病有出血倾向者、使用肝素等药物导致的出血倾向者，以及血小板 <50 000/L 者。

（4）开放性颅脑损伤等。

（二）穿刺前准备

（1）做好解释工作，消除患者顾虑，嘱患者排空大小便。

（2）患者取侧卧位，躯体及下肢向前弯曲，使腰椎后凸。

（3）按步骤配合医生穿刺。

（三）操作过程

（1）选择穿刺部位。取第 3～4 腰椎间隙或第 4～5 腰椎间隙。

(2) 采取适当的体位。患者去枕侧卧，背部齐床沿，铺好无菌巾，头向胸前弯曲，双手抱膝，双膝向腹部弯曲，腰背尽量向后弓起，使椎间隙增宽，有利穿刺。

(3) 常规消毒局部皮肤。术者戴无菌手套、铺无菌洞巾，用1%普鲁卡因或2%利多卡因行局部皮肤、皮下及骨膜麻醉。

(4) 术者以左手固定皮肤，右手持腰穿针，沿腰椎间隙垂直进针，推进4～6 cm深度时，或感到阻力突然消失，表明针头已进入脊膜腔。拔出针芯，脑脊液自动流出，接上压力管，可见液面缓缓上升，到一定平面后可见液平面随呼吸而波动，此读数为脑脊液压力，正常为0.78～1.76 kPa；然后用无菌标本瓶收集脑脊液1～2 mL，做细胞计数和球蛋白试验，再用另一无菌瓶收集3 mL脑脊液，做生化检查或病理、细菌学检查。如果压力明显增高，针芯则不能完全拔出，使脑脊液缓慢滴出，以防止脑疝形成。

(5) 收集完标本，插入针芯，然后将要注入椎管内的药物用无菌生理盐水2～3 mL溶解稀释，并与地塞米松5 mg混合均匀后，缓慢注入蛛网膜下腔，整个推注过程的时间不得少于10分钟。药物推注完毕后，取下针管，插入针芯，拔出穿刺针，局部以复合碘消毒，以无菌敷料覆盖。

(四) 护理措施

(1) 术前向患者详细介绍腰椎穿刺术的目的和操作过程，减轻患者的恐惧与不安，取得其合作，并减少人员流动。为防止出现脑疝并发症，如颅内压高者必须腰穿才能明确诊断时，一定遵医嘱在穿刺前先用脱水药。

(2) 操作者严格遵守无菌原则。

(3) 术后为防止并发症采取以下措施。①头痛：通常是脑脊液放出过多造成颅内压减低，牵拉三叉神经感觉支支配的脑膜及血管组织所致。故术后嘱患者去枕平卧，鼓励患者大量饮水，必要时遵医嘱静脉输入生理盐水。②出血：通常量少，一般不引起明显的临床症状，需多观察。③感染：较少见，故嘱患者禁止沐浴3天，避免污染穿刺处。

(4) 术后护理：嘱患者去枕平卧4～6小时，高颅内压者可不去枕；患者多饮水，遇有腰痛或局部不适者多卧床休息；腰椎穿刺后注意患者排尿情况及原发病有无加重；按时巡视患者，密切观察病情变化。

(五) 注意事项

(1) 严格掌握禁忌证，凡疑有颅内压升高者必须先做眼底检查，如有明显视盘水肿或有脑疝先兆者，禁忌穿刺；凡患者处于休克、衰竭或濒危状态以及局部皮肤有炎症、颅后窝有占位性病变者均禁忌穿刺。

(2) 穿刺时患者如出现呼吸、脉搏、面色异常等，应立即停止操作，并做相应处理。

(3) 穿刺针进入椎间隙后，如有阻力不可强行再进，需将针尖退至皮下，再调整进针方向。

(4) 穿刺用力应适当，用力过猛易损伤组织，并且体会不到阻力消失感。

(5) 如用粗针头穿刺，需注意有无脑脊液外漏所引起的低颅压综合征。如发生低颅压综合征可嘱患者多饮水或静脉滴注0.5%氯化钠低渗溶液。

(6) 鞘内给药时，应先放出等量脑脊液，再等量转换注入药液。

(7) 如患者颅内压升高，术前可静脉滴注甘露醇脱水，减轻水肿，降低颅内压。

(8) 有躁动不安不能配合者，术前应给予镇静药。

六、肺穿刺术

医学影像设备和技术的发展，尤其是高分辨率电子计算机断层扫描（CT）的应用，对胸部病变的显示越来越精细，但有些病变仍然不能确定其性质，需作进一步的组织病理学检查证实。CT引导下经皮肺穿刺活体组织检查（活检）在很大程度上满足了病理学诊断的需求，对常规检查不能确诊的周围型肺占位病变正确诊断率达74%～99%，恶性病变的敏感性在90%以上。自1976年首次应用CT引导下经皮肺穿刺活检术以来，该技术已广泛应用于临床，并有极高的临床诊断价值。采用 CT 导向经皮肺穿刺活检对肺内占位性病变的病理诊断及鉴别诊断是目前最有效的方法之一。做好此项活检的护理配合，是提高穿刺成功率、减少并发症的重要因素。

（一）适应证与禁忌证

1. 肺穿刺活检的适应证

（1）肺部结节尤其是痰细胞学检查阴性者。

（2）支气管外中央型肺部占位。

（3）胸膜或胸壁肿块。

（4）肺部弥漫型病灶。

（5）放疗、化疗前取得病理学诊断。

2. 肺穿刺活检的禁忌证

（1）患者不能控制咳嗽或不配合者。

（2）有出血倾向的患者。

（3）穿刺针经过的部位有大疱性肺气肿者。

（4）患有严重的肺动脉高压者。

（5）一侧已经做过全肺切除或一侧为无功能肺，而另一侧肺内病变做穿刺活检者。

（6）肺内阴影怀疑棘球囊肿、动脉瘤或动静脉畸形者。

（7）其他，如心肺储备功能极差的垂危患者等。

（二）操作方法

（1）患者携带已有的检查资料，如 X 线平片、体层摄影片、CT 片等。酌情让患者取仰卧位、侧卧位或俯卧位。扫描定位片，确认定位准确后，在皮肤上用色笔做标记，确认穿刺点。测量穿刺点的原则是皮肤至病变的最短距离，设计最安全的进针路线（避开肋骨、大血管和重要脏器）和最佳进针角度。再次将体表进针部位置于扫描中心确认定位是否准确。

（2）穿刺方法：常规消毒，铺无菌巾，2% 利多卡因局部麻醉，令患者屏住呼吸进行穿刺，进入病灶后，活检针按确定穿刺角度和进针距离迅速进针至病灶内，然后放枪、切取活检组织，活检标本以 1% 甲醛溶液固定后行组织学检查并细胞学涂片。患者术后立即行一次平扫检查，了解有无气胸发生。让其卧床休息 24 小时，减少活动，严密观察呼吸、脉搏、血压，避免剧烈咳嗽。

（三）并发症

虽然 CT 引导下经皮穿刺肺活检相当安全，但仍为有创检查。其并发症的发生多与病灶大小、病灶与胸壁距离、肺功能相关。最常见的并发症是气胸，国外文献报道气胸发生率为 11.7% ~40.0%，绝大多数气胸在术后 2 天左右便可完全自愈。其次为肺出血。纵隔气肿较少见，但后果严重，需引起注意。空气栓塞很少见，在穿刺时应避免剧烈咳嗽，防止刺入肺静脉。

（四）穿刺前护理

1. 心理护理

大多数患者对此项技术不很了解，有不同程度的疑虑、恐惧和紧张等负性心理。术前应向患者说明穿刺的目的和注意事项。

2. 呼吸训练

术前需训练患者呼吸，要求呼吸平稳，每次呼吸幅度基本相同，在术前每次行扫描及进针穿刺病变组织时需嘱患者屏息，目的是使病灶定位及穿刺时均处于相对固定位置，以免因受呼吸运动的影响而造成胸膜划伤或一次进针穿刺失败，进而导致并发症尤其是气胸的发生。指导患者术中配合，教会患者在穿刺中保持呼吸均匀、体位制动，禁止咳嗽及运动。稳定患者情绪，积极配合治疗。

3. 常规护理

常规行血液学检查（包括乙肝五项、丙肝抗原抗体、艾滋病抗体、梅毒抗体、出凝血功能检测，肝肾功能、血常规及心电图检查）以确定适应证及禁忌证。指导患者做好屏气训练，即深吸一口气后，停止呼吸10~15秒，然后缓慢呼出。备好一切物品和药品。

（五）穿刺中配合

（1）准备手术中所需药品及心电监护仪，提前30分钟进入手术间，将各种仪器、抢救药品配备妥当。

（2）患者进入手术室后，应立即建立静脉补液通路，连接好心电监护仪，密切观察患者生命体征。

（3）根据病灶大小、部位协助患者取合适体位（仰卧、侧卧或俯卧），既要方便治疗，又要使患者舒适安全，嘱患者保持呼吸均匀、体位制动，禁止咳嗽及运动。

（4）手术治疗中应询问患者有无不适之处，鼓励患者，增强其对治疗的信心，消除其焦虑情绪，以便能够顺利完成手术。

（5）加强病情观察，积极对症处理术中并发症。

（六）穿刺后护理

1. 常规护理

术后患者平静休息2小时，尽量保持平静呼吸，禁止用力咳嗽及激烈运动或走动。

2. 病情观察

监测生命体征的变化，尤其是在术后4~6小时，每1~2小时测一次。注意观察早期有无胸闷、气急、胸痛情况，穿刺部位有无出血症状，避免剧烈活动。一旦发生胸痛、呼吸困难等，立即给氧，配合医生积极处理。注意观察呼吸频率和幅度，必要时行胸腔闭式引流术。

3. 并发症的观察及护理

（1）气胸：气胸的临床表现有突然出现的胸闷、胸痛、气促，不能平卧，烦躁。特别注意在术后24小时内密切观察患者的呼吸频率和深浅度变化，随时了解患者的自觉症状。根据患者肺压缩的程度结合临床症状给予相应的处理。如肺压缩在20%以下，可予低流量吸氧2~3L/min，并绝对卧床4~6小时。如肺压缩在50%或以上时可在无菌操作下行胸腔闭式引流术。

（2）出血：一般痰中带血或少量咯血。可予吸氧、镇静、止血治疗。护理上注意对患者进行耐心解释，消除紧张情绪，认真观察咯出血的色、质、量。中度咯血可以行内科保守治疗，如肌内注射巴曲酶或静脉滴注垂体后叶素等。严重出血要考虑大血管损伤，必要时应紧急手术止血。

（七）健康教育

指导患者注意休息，避免劳累，适当地进行体育锻炼，增强体质，加强营养，促进身体康复。饮食以高热量、高蛋白、高维生素为宜，如鱼类、蛋类、肉类及新鲜蔬菜、水果等，少量多餐。

七、乳腺穿刺术

乳腺癌是女性最常见的恶性肿瘤之一。检查方法包括钼靶乳腺摄影、超声、CT和MRI等，有时仅靠影像学诊断仍十分困难，需依靠乳腺活检来确诊。

（一）适应证与禁忌证

1. 乳腺穿刺活检的适应证

（1）乳腺肿块良性、恶性的鉴别。

（2）提供乳腺病变的进一步情况，供制订治疗方案时参考。

（3）对临床上未能触及的乳腺病变，做细针穿刺定位。

2. 乳腺穿刺活检的禁忌证

（1）乳腺炎症。

（2）有出血倾向的患者。

（二）操作方法

（1）患者携带已有的检查资料，如X线平片、体层摄影片、CT片等。

（2）穿刺方法：患者取坐位或俯卧位，矩形框压迫乳腺平片上的病变部位，分别自上而下进行正位、左右24度扫描共3次。根据以上图像，选择穿刺活检部位并输入计算机，自动活检装置根据此数据在X、Y、Z轴方向调整进针位置及深度，根据需要可选14号（外径2.1 mm）、16号（外径1.7 mm）乳腺专用穿刺核心针。皮肤消毒，局部麻醉，用自动活检枪将乳腺检针通过穿刺孔刺入病灶后立即进行扫描，以确定针尖位置是否位于设定穿刺点，快速开枪取出活体组织标本，用甲醛或95%乙醇溶液固定做病理检查。根据需要可多次多点取材。对可触及的乳腺肿块，穿刺前对照X线片，选择距皮肤最近处为进针点，常规消毒，局部麻醉，将穿刺针直接刺入肿块，穿刺取出组织块，根据需要可不同方向取3~8块。穿刺后，局部常规加压止血，包扎，隔天检查伤口，术后常规口服抗生素3天。当穿刺活检未能触及乳腺病变时，则依CT扫描定位测出皮肤进针点，允许进针的最大深度和进针角度采取标本即可。

（三）并发症

乳腺活检的并发症有血肿、感染和局部疼痛等，气胸较少见。

（四）穿刺前护理

1. 心理护理

大多数患者对此项技术不很了解，有不同程度的疑虑、恐惧和紧张等负性心理。术前应向患者说明穿刺的目的和注意事项。稳定患者情绪，积极配合治疗。

2. 常规护理

常规行血液学检查（包括乙肝五项、丙肝抗原抗体、艾滋病抗体、梅毒抗体、出凝血功能检测，肝肾功能、血常规及心电图检查）以确定适应证及禁忌证。

3. 穿刺前准备

备好一切物品和药品。

（五）穿刺中配合

（1）根据病灶部位协助患者取合适体位，既要方便治疗，又要使患者舒适安全，嘱患者保持呼吸均匀、体位制动，禁止咳嗽及运动。

（2）手术治疗中应询问患者有无不适，并不断与患者沟通，鼓励患者，增强其对治疗的信心，消除其焦虑情绪，以便能够顺利完成手术。

（3）加强病情观察，积极对症处理术中并发症。

（六）穿刺后护理

1. 常规护理

（1）穿刺点的护理：穿刺完毕后无菌纱布包扎穿刺伤口，并加压10分钟，严密观察穿刺部位有无出血和渗血，并保持敷料清洁干燥，如有渗血、渗液及时更换。

（2）预防感染：操作过程中要严格执行无菌操作，避免感染。

2. 不良反应的观察及护理

（1）血肿：观察穿刺部位皮肤情况，穿刺完毕后纱布包扎穿刺伤口，并加压10分钟，以防止出血。

（2）疼痛：做好心理疏导，消除忧虑；密切观察疼痛的部位、性质、程度以及伴随症状；必要时使用止痛药物。

（3）气胸：操作过程中要严格控制穿刺方向和深度，尽可能与胸壁平行，以免发生气胸等并发症。

（七）健康教育

指导患者应注意休息，避免劳累，适当地进行体育锻炼，增强体质，加强营养，促进身体康复。饮食以高热量、高蛋白、高维生素为宜，如鱼类、蛋类、肉类及新鲜蔬菜、水果等，少量多餐。

八、胰腺穿刺术

胰腺癌是消化道常见肿瘤之一，其发病率近年来在国内外都有上升趋势，在美国其发病率近30年间上升了3倍。而我国根据上海2003年统计资料，胰腺癌已从过去恶性肿瘤发病率的第20位上升到第8位。由于早期诊断比较困难，确诊时75%以上患者已属晚期，而且病情进展迅速，手术切除率低，病死率居高不下。近年来随着介入超声学的快速发展，对胰腺癌早期诊断的方法也在不断地深入研究。超声或CT导引穿刺活检是诊断和鉴别诊断胰腺病变的重要手段之一。CT扫描既可清楚显示病变大小、位置以及病变与相邻结构的空间关系，又可精确地确定进针点、进针路径、角度和深度，具有明显优点。做好胰腺穿刺术的护理配合，对提高穿刺成功率和安全性，避免并发症的发生具有重要意义。

（一）适应证与禁忌证

1. 适应证

（1）超声或其他检查发现的胰腺实质性、囊性或囊实性肿块。

（2）胰腺囊实性病变的定性诊断。

（3）胆总管下段壶腹区梗阻的良、恶性鉴别诊断。

2. 禁忌证

（1）并发急性胰腺炎或慢性胰腺炎急性发作者。

（2）有严重出血倾向者。

（3）伴有中等量以上腹腔积液者。

（4）全身衰竭、腹胀明显和不能合作者。

（二）操作方法

穿刺时令患者取仰卧位，取剑突下作为穿刺部位，患者取仰卧位，常规CT扫描，结合活检术前的胰腺CT增强扫描，选择最佳穿刺路径后，常规消毒，铺洞巾，局部麻醉后，把穿刺针沿探头引导槽刺入腹壁，嘱患者屏气，在CT扫描监控下核实针尖位置和方向，确认针尖到达靶区。拔除针芯接20 mL注射器负压下反复提插3次后退针，穿刺物涂片，病理科医生在场确定有肿瘤细胞颗粒，无颗粒者将进行再次穿刺。涂片后乙醇固定，行HE染色镜检。

（三）并发症

胰腺穿刺的主要并发症有疼痛、出血、化学性腹膜炎、胰腺炎、穿刺道肿瘤种植等。

（四）穿刺前护理

1. 心理护理

穿刺前心理护理能有效改善患者紧张情绪。向患者及其家属介绍穿刺的方法及优点，并根据患者的个性、职业、文化修养的不同，向其讲解成功的经验。讲明该方法安全简单，痛苦少，使患者及其家属充分了解穿刺的安全性和优势，消除其心中疑虑和紧张情绪，提高患者主动配合意识，必要时请已穿刺后的患者现身说法。向患者及其家属既要说明有利的一面，如经过此穿刺可以为临床诊断提供依据，明确诊断后可制订正确的治疗方案，也应指出穿刺后可能出现的不适及并发症，使患者有心理准备。

2. 环境及物品的准备

穿刺前手术室紫外线空气消毒2小时，保证环境清洁，操作空间宽阔。准备好穿刺操作所用物品，备好21 G抽吸活检针，中性甲醛组织固定液5 mL和2张玻片。准备好急救器材和物品。

3. 穿刺前应行相关检查

如出凝血时间、血小板计数、胰腺CT、肝功能及心电图和血压等。

4. 患者准备

嘱咐患者穿刺当天禁食4小时以上，指导患者术中控制呼吸，配合穿刺的进行。对于情绪紧张、焦虑的患者可以肌内注射地西泮5 mg，可使患者安静，有利于检查顺利进行。

5. 穿刺前局部区域准备

局部清洗，更换衣物。

（五）穿刺中配合

（1）协助患者取平卧位，面向术者，嘱患者深呼吸，以减轻紧张情绪，指导患者调整呼吸配合穿刺。

（2）帮助患者暴露穿刺部位，协助医生进行局部消毒，严格无菌操作，积极配合医生传送术中用物。

（3）应严密观察患者的生命体征，包括血压、脉搏、呼吸；观察患者意识状态，一旦出现异常立即停止操作进行抢救。

（4）穿刺结束后用沙袋压迫穿刺点，并且用多条长胶布固定好。

（六）穿刺后护理

1. 常规护理

（1）检查完后将患者用平车推入病房，协助平卧休息 24 小时，腹部沙袋加压时间不少于 6 小时。

（2）术后 4 小时内密切观察生命体征并做好监测记录，观察有无腹痛、呕吐、出血等情况。

（3）向患者交代术后的注意事项，如术后 3 天之内不可洗澡，24 小时之内不做剧烈活动，尽量减少咳嗽，保持大便通畅等，避免用力增加腹压的动作。禁食 24 小时，如血尿淀粉酶结果无异常可进流食。患者自觉症状缓解后，逐渐过渡到高热量、高维生素、适量蛋白、低脂肪的半流食或普食。

（4）根据医嘱用药。

（5）整个穿刺过程做好护理记录和交班。

2. 并发症的观察与护理

（1）疼痛：穿刺后部分患者有不同程度的穿刺点疼痛和活动时腹部不适、疼痛。绝大多数患者在 1 ~2 天内自行消失，无须特殊处理，疼痛剧烈者观察有无其他异常情况，必要时给予镇痛剂。

（2）出血：应密切观察患者生命体征，如出现腹痛、心慌、出冷汗等情况，应建立静脉通路，积极配合抢救。

（3）化学性腹膜炎、胰腺炎：穿刺时可能造成胰液外漏到腹膜腔导致化学性腹膜炎和医源性胰腺炎。观察患者有无腹痛以及疼痛的性质和程度，有无局部或全腹压痛、反跳痛、肌紧张等症状。必要时行血常规、血尿淀粉酶检查。予生长抑素持续静脉滴注 12 小时，以预防急性胰腺炎的发生。

（七）健康教育

指导患者注意休息，饮食以清淡、易消化、少刺激、低脂肪、适量蛋白为宜，避免吸烟、饮酒、暴饮暴食。

九、肾脏穿刺术

经皮肾穿刺活检术（简称肾穿刺）是目前国内外普及的肾活检方法，对原发性疾病、继发或遗传性肾脏疾病的诊断具有重要意义，具有明确诊断、指导治疗、判断预后、节约经费等重要作用。做好肾脏穿刺活检的护理对减少并发症起着至关重要的作用。

（一）适应证、禁忌证

1. 适应证

（1）肾脏实质性和囊肿性肿块的鉴别诊断。

（2）腹部肿块不排除来自肾脏者。

（3）肾良、恶性肿瘤的诊断。

（4）肾转移瘤，原发灶不明者。

（5）肾病的诊断、分型和鉴别诊断。

（6）取活检组织做组织培养，研究免疫、化学药物和放射性敏感度。

2. 禁忌证

（1）明显出血倾向或正在应用抗凝药物治疗的患者。

（2）肾功能不全患者。

（3）孤立肾，老年人有严重动脉硬化、高血压者。

（4）全身状况不允许者，如妊娠、大量腹腔积液、过度肥胖、衰弱、精神异常不能合作者。

（二）操作方法

根据病变部位，患者取俯卧位。结合术前CT增强扫描选好穿刺层面和进针点，穿刺行径区最短垂直线。穿刺时嘱患者屏住呼吸。穿刺行径和深度要避开肾窦和肾门，因肾门处有肾动脉和肾静脉。

（三）并发症

肾脏穿刺活检并发症有血尿、尿潴留、肾周围血肿、腰痛和气胸等。肾脏活检发生严重并发症不到1%。

（四）穿刺前护理

（1）心理护理：肾穿刺术是一种有创性诊断方法，患者及其家属对穿刺术会有一定的顾虑，对穿刺能否成功表示怀疑，对术后并发症不了解。因此必须向患者及其家属解释穿刺的必要性，穿刺的优点及可能出现的并发症，减轻患者对穿刺的紧张和焦虑情绪。

（2）呼吸训练：指导患者俯卧位，进行深呼吸及屏气动作的训练，以使肾脏下移并固定，减少肾脏的损伤。

（3）准备好便器，训练床上排尿。

（4）常规行血液学检查（包括乙肝五项、丙肝抗原抗体、艾滋病抗体、梅毒抗体、出凝血功能检测，肝肾功能、血常规及心电图检查）以确定适应证及禁忌证。

（5）备齐所有用物和用物，遵医嘱床边注射止血药物。

（五）穿刺中配合

（1）协助患者俯卧于操作台上，腹下垫一枕，以便肾脏顶向背部并固定，并做好患者心理护理，以减轻患者紧张情绪。

（2）配合医师消毒，充分麻醉后，嘱患者深呼吸，屏气。

（3）密切观察患者意识、呼吸、脉搏、血压、面色，认真倾听患者主诉。

（4）术后穿刺点敷无菌纱布并按压15分钟，胶布固定，协助医生固定腹带。协助患者取平卧位，平车推至病房。

（六）穿刺后护理

1. 常规护理

（1）术后俯卧于硬板床上，绝对卧床8小时，卧床休息24小时。目的是利用身体的压力压迫穿刺点，无肉眼血尿可取下腹带，下床活动，否则应延长卧床时间，至肉眼血尿消失。近期内限制剧烈运动及上下楼梯，避免剧烈咳嗽、打喷嚏。

（2）每半小时测血压、脉搏一次，4小时后血压平稳可停止测量。若患者血压波动大或偏低应测至血压平稳，并给予对症处理。

（3）平卧24小时后，若病情平稳，无肉眼血尿，可下地活动。若患者出现肉眼血尿，应延长卧床时间至肉眼血尿消失或明显减轻。必要时给静脉输入止血药或输血。

（4）术后嘱患者多饮水，以尽快排出少量凝血块。同时留取尿标本3次常规送检。

（5）卧床期间，嘱患者安静休息，减少躯体的移动，避免引起伤口出血，同时应仔细观察患者伤口有无渗血并加强生活护理。

（6）应密切观察患者生命体征的变化，询问有无不适主诉，发现异常及时处理。

2. 并发症的观察及护理

（1）血尿：60% ~80%的患者出现不同程度的镜下血尿，部分患者可出现肉眼血尿，为了使少量出血尽快从肾脏排出，除绝对卧床外，应嘱患者大量饮水，观察每次尿颜色的变化以判断血尿是逐渐加重还是减轻。血尿明显者，应延长卧床时间，并及时静脉输入止血药，必要时输血。

（2）尿潴留：肾穿刺术后尿潴留常与平卧位肢体制动所致的排尿姿势改变、担心穿刺处出血、不习惯床上小便等多种因素有关。护理措施：术前3天开始指导患者在床上练习平卧位排尿，每天3次，直到患者自己感觉排尿自然、顺利、舒适为止；术后做好心理护理，消除其紧张心理；排尿时应用屏风遮挡，提供独处的环境；出现尿潴留时用温水冲洗会阴部以诱导排尿；诱导排尿无效，在无菌技术操作下给予留置导尿，次日拔除导尿管，自行排尿。

（3）肾周围血肿：肾活检后24小时内应绝对卧床，若患者不能耐受，应及时向患者讲解清楚绝对卧床的重要性及剧烈活动可能出现的并发症，以取得患者的配合。在无肉眼血尿且卧床24小时后，开始逐渐活动，切不可突然增加活动量，以避免没有完全愈合的伤口再出血。此时应限制患者的活动，生活上给予适当的照顾。术后超声检查发现肾周围血肿的患者应延长卧床时间。

（4）腰痛及腰部不适：多数患者有轻微的同侧腰痛或腰部不适，一般持续1周左右。多数患者服用一般止痛药可减轻疼痛，但并发有肾周围血肿的患者腰痛剧烈，可给予麻醉性止痛药止痛。

（5）腹痛、腹胀：个别患者肾活检后出现腹痛，持续1 ~7日，少数患者可有压痛及反跳痛。由于生活习惯的改变加之腹带的压迫，患者大量饮水或可出现腹胀，一般无须特殊处理，对腹胀、腹痛明显者可给予乳酶生及解痉药等以缓解症状。

（6）发热：伴有肾周围血肿的患者，由于血肿的吸收，可有中度发热，应按发热患者护理，并给予适当的药物处理。

（七）健康教育

术后1周内避免重体力劳动或剧烈运动，禁洗热水澡，以防出血。

（丁相瑜）

第五节　造口护理

消化系统或泌尿系统的肿瘤通过外科手术将肠管移至腹壁所形成的开口，以利肠道或尿道的排泄物输出，促进疾病的痊愈，挽救患者的生命。

一、操作准备

1. 患者准备

落实相关健康教育，充分暴露造口。

2. 用物准备

合适的造口袋（一件式或二件式）、剪刀、温水、擦手纸、手套、小毛巾、造口量尺，如有需要可备防漏膏与护肤粉。

3. 环境准备

室温适宜，注意保护隐私，防止患者受凉感冒。

4. 工作人员准备

服装、鞋、帽整洁，洗手、戴口罩并确认医嘱。

二、操作关键步骤与要点

1. 揭除旧造口袋

揭除造口袋时必须做到动作轻柔，注意皮肤的保护，一手用纸巾按压皮肤，另一手揭除底板。如有困难时可边撕边用生理盐水棉球湿润。

2. 清洗造口

清洁时可先用擦手纸或温毛巾擦拭，顺序必须先外后内，不可使用乙醇等刺激皮肤的消毒液，一旦出血可用棉球或软纸轻压。

3. 观察和测量造口

（1）观察造口血运状况：造口为肠黏膜，应为粉红色，平滑而湿润。如造口色泽苍白，则可能存在贫血；如造口色黯红或淡紫色，则说明有缺血情况；如造口发黑，则提示肠管有缺血坏死的存在。

（2）观察造口高度：应维持造口高度为 1 ~2 cm，方便造口袋的粘贴，造口高度过低，造口袋容易发生渗漏；造口高度过高，容易因摩擦而导致糜烂，对美观也有影响。

（3）测量造口大小：可用皮尺或造口测量板测量，以方便比较造口的大小。

（4）观察造口周围皮肤：观察造口周围皮肤是否完好，如有过敏反应需要及时处理。

4. 裁剪造口袋

一般造口袋底板开口比造口的实际尺寸大 2 mm，如造口的开口过小，会影响造口的血运；如造口的开口过大，消化液易漏出而损伤皮肤。

5. 粘贴新造口袋

（1）如造口周围皮肤有损伤时，可在擦干造口周围皮肤后再撒上护肤粉。

（2）如造口周围皮肤不够平整时，可使用防漏膏，将防漏膏涂于底板或可直接涂于不平整的皮肤上。防止发生渗漏。

（3）粘贴底板时要做到由下而上，先轻压内侧周围，再由内向外压。

三、并发症的预防与处理

1. 造口狭窄

指造口紧缩至直径小于 1. 5 cm，具体预防与处理措施如下。

（1）将润滑剂涂于小手指后，轻轻插入造口，深度为 2 ~3 cm，保留 5 ~10 分钟，每周 1 次，如小指无法进入则可考虑手术。

（2）注意保持大便通畅，避免摄入不易消化的食物。

（3）如造口狭窄并发肠梗阻，应禁食并就诊。

2. 造口回缩

指造口内陷低于皮肤，具体预防与处理措施如下。

（1）造口回缩者可选用凸面的底板，以抬高造口基底部。

（2）可选用护肤粉、防漏膏等以保护造口周围的皮肤。

（3）如患者过度肥胖，可考虑减轻体重。

3. 造口水肿

指造口肿大，呈淡粉色，质地结实。具体预防与处理措施如下。

（1）轻度水肿时卧床休息，重度水肿时可用硫酸镁湿敷。

（2）造口袋底板开口要略大于造口尺寸。

（3）使用腹带的患者不可过紧。

4. 造口缺血坏死

指由于造口部位肠管血液循环障碍，48 小时内肠黏膜缺血、坏死。具体预防与处理措施如下。

（1）轻度坏死：指坏死组织的范围不超过造口外中 1/3，可等坏死组织自行脱落愈合。

（2）中度坏死：指坏死组织的范围不超过造口外中 2/3，如不再扩展，可清除坏死组织，待肉芽生长。

（3）重度坏死：指造口黏膜全部漆黑，需行急诊手术，重建造口。

5. 造口出血

指术后 72 小时内，造口黏膜与皮肤连接处的毛细血管及小静脉出血。具体预防与处理措施如下。

（1）清洁造口时需选用软质布料。

（2）一旦发生造口出血，可用纱布压迫止血，出血量大时可缝扎止血。

6. 造口脱垂

指造口肠袢自腹部皮肤过度突出，超过 3 cm。具体预防与处理措施如下。

（1）患者可戴手套平卧，用生理盐水纱布盖住造口，将脱垂的造口缓缓回纳入腹腔。

（2）避免剧烈运动及提重物。

7. 造口周围粪水样皮肤炎

造口周围的皮肤因接触粪水导致发红、破溃、有渗液，常伴有疼痛。具体预防与处理措施如下。

（1）造口黏膜要高出皮肤，有回缩者选用凸面底板，减少粪水的渗漏。

（2）底板内圈大小要适宜，不可过大，以免导致造口周围的皮肤暴露和损伤。

（3）如造口下方皮肤不平坦，粘贴造口袋后保持 10 ~ 15 分钟，并用手轻压，利用体温增加粘贴的牢固度。

（4）底板的使用一般不超过 7 天。

8. 造口旁疝

由于各种原因使小肠或结肠经造口旁脱出，造口旁出现肿胀，站立可见，平卧消失。具体预防与处理措施如下。

（1）可用造口腹带加强支持，佩戴时可将旁疝回纳，进餐时及餐后 1 小时可除去不用，以减轻饱胀感。

（2）治疗慢性咳嗽，咳嗽时可用手按压造口进行保护。

（3）避免提重物等增加腹压的动作。

9. 造口周围尿酸结晶形成

为泌尿造口所特有，指造口周围皮肤形成褐色或灰色的结晶附着，可伴轻微出血。具体预防与处理措施如下：

（1）更换底板时先用白醋与水 1 ∶ 1 的溶液擦洗，后用清水清洗干净。

（2）让患者摄入充足水分，每天饮水 2 000 ~ 2 500 mL。

（3）可服用维生素 C（每天 4 g），酸化尿液。

四、健康教育

1. 饮食

均衡饮食，补充适量的膳食纤维和水分，避免高脂饮食。尝试某种新的食物时，应先少吃些，无腹泻等不适再加量。不吃易产生气味及产气的食物，进食时做到细嚼慢咽，避免进食太快而吞入大量空气。回肠造口患者由于水分丢失严重，故饮食上要注意水的摄入，每天饮用 8 ~ 12 杯水，粗纤维食物要煮烂。泌尿造口患者要注意每日饮水量≥2 000 mL，并多喝红莓汁、牛奶以减少异味。

2. 穿着

建议穿着柔软舒适的衣物，避免穿紧身衣裤，腰带不能紧压造口。

3. 淋浴

最好选择淋浴，若年老体弱可考虑坐着淋浴。粘贴造口袋者或去除造口袋者均可淋浴，但最好安排在更换造口袋之前。

4. 社交活动

造口患者可正常社交，但参加社交活动前避免进食产气及有臭味的食物，准备好充足的造口用品，也可使用带碳片的造口袋。

5. 工作

造口患者体力恢复后可重返工作岗位，但应避免提举重物，预防造口旁疝或造口脱垂的发生。

6. 运动

可选择相对轻松的运动方式，如散步、游泳等，避免摔跤、举重等活动。

7. 旅游

旅途中要备足造口用品，并放在随身行李内；注意饮食卫生，防止腹泻。随身还应携带矿泉水，可补充水分，也可冲洗造口用。

8. 造口

患者应选择防逆流的造口袋，以防止逆行性感染。晚上睡觉时应用引流袋，以保证睡眠质量。

（王雪娇）

第六节　各类引流管的护理

一、胃肠减压护理

胃肠减压可有效减少胃肠道穿孔者胃内容物流入腹腔，并可抽出肠梗阻患者梗阻近端的气体和液体，以减轻对肠壁的压力，缓解腹胀症状。对于胃肠道手术的术后患者，术前放置胃肠减压有利于手术野的暴露，术后有利于减轻吻合口张力，促进愈合，在外科应用广泛。

（一）操作准备

1. 患者准备

落实相关健康教育，充分暴露导管，尽量靠左侧平卧。

2. 用物准备

弯盘、棉签、无菌巾、液态石蜡、别针、橡皮筋、血管钳、胃肠减压装置、松节油、清水。

3. 环境准备

请患者家属离开，拉好分隔帘。

4. 工作人员准备

洗手、戴口罩并确认医嘱。

（二）操作关键步骤及要点

1. 夹管、铺巾、置弯盘

夹管时血管钳夹于胃管开口处上方 5 cm 处，治疗巾铺于接口下方，弯盘凹面朝向患者。

2. 更换、固定胶布

撕除胶布时应先撕脸颊处，后撕鼻翼处，并用松节油擦除胶布痕迹。固定时应先固定鼻翼处，后固定脸颊处。注意整个过程中一手应扶住胃管，防胃管意外脱出。

3. 清洁润滑鼻腔

用棉签蘸水清洁双侧鼻腔，先清洁对侧后清洁近侧，用液态石蜡润滑留置胃管侧鼻腔。

4. 观察胃管是否通畅

置管后应观察是否有胃液流出，如未见胃液流出，可做离心方向挤压。操作中需注意避免橡胶管扭曲、受压，胃管与引流管衔接处玻璃管口径要大。

5. 妥善固定

用橡皮筋和别针双固定于床单上，防止胃管上下移动与衔接处脱落。固定时注意留给患者足够的活动长度。

6. 处理用物及胃液

治疗盘用含 1 000 mg/L 有效氯的消毒剂擦拭，血管钳及弯盘浸泡于含2 000 mg/L的消毒剂中 1 小时。如医院有污水处理系统可将胃液直接弃去，如无污水处理系统则需将胃液配置成含 2 000 mg/L 有效氯的消毒剂，静置 1 小时后弃去。

7. 胃管留置期间的其他注意事项

（1）每天用生理盐水 10 ~ 20 mL 冲洗胃管，但胃大部切除术后，冲洗液容量最好在 10 mL 以下，并且回抽冲洗液，防止因吻合口张力过大导致的吻合口瘘发生。

（2）观察胃液的色、质、量，并准确记录 24 小时引流总量。如短时间内引流出鲜红色液体，每小时超过 200 mL 者，提示有活动性出血，应停止吸引，立即报告医师及时处理。

（3）胃管内如需要注入药物，注入药物后应停止吸引 1 小时，以免将药物吸出。

（三）并发症的预防及处理

1. 声音嘶哑

（1）根据患者年龄、性别、个体差异选择型号适宜的胃管，减少对局部的刺激。

（2）发现有声音嘶哑发生，应嘱咐患者少说话，保证声带的休息，并加强口腔护理，保持局部湿润，必要时遵医嘱给予雾化吸入等治疗促进康复。

（3）病情允许的情况下应尽早拔除胃管。

2. 恶心

（1）留置胃管期间每天要做好口腔护理，操作时动作要轻柔，血管钳不可放入过深，以免引起刺激，操作前后清点棉球数量，避免遗留在口腔内。

（2）固定胃管在最舒适位置，不要频繁移动胃管，以减少对咽部的刺激。

3. 咽、食管黏膜损伤与出血

（1）对长期留置胃管者，选用质地软、管径小的胃管，可减少置管过程对黏膜的刺激。

（2）向患者做好解释说明，以取得患者的充分合作。

（3）置管时，动作要轻柔、快捷，以减少患者的不舒适过程。

（4）长期留置胃管者，应每天用液态石蜡滴鼻，防止鼻黏膜干燥、糜烂。每日做好口腔清洁，以保持口腔湿润、清洁。

（5）必要时，遵医嘱使用适宜的药物予以对症处理。

二、T 管护理

T 管可减轻胆管压力，防止胆汁外漏、感染及胆管狭窄的发生，并可通过 T 管做胆管造影，也可通过其形成的窦道处理胆道内残余的结石等。

（一）操作准备

1. 患者准备

落实相关健康教育，充分暴露导管，右手上举，保证无菌区域。

2. 用物准备

治疗盘、弯盘、无菌巾、引流袋、血管钳、小药杯内放乙醇棉球数只、别针、橡皮筋。

3. 环境准备

请患者家属离开，拉好分隔帘并注意保暖。

4. 工作人员准备

洗手、戴口罩并确认医嘱。

（二）操作关键步骤与要点

1. 摆放体位、暴露 T 管

注意保护患者隐私，要拉分隔帘或放置屏风。将患者身体移向左侧，嘱其右手抬高，暴露 T 管，使操作范围足够大，以保证无菌要求。

2. 乙醇棉球消毒

乙醇棉球消毒接口处，第一遍消毒后弃去棉球，第二遍消毒时，边擦棉球边松接口，消毒完毕用另一棉球垫于接口下。

3. 更换引流装置

在更换引流装置的过程中，保证污染引流袋接口始终处于清洁引流袋接口下方。

4. 妥善固定

引流袋双固定于床单上，下床时可固定于衣服上，长度要合适，保证患者活动舒适。

5. 处理用物及胆汁

治疗盘用含有 1 000 mg/L 有效氯的消毒液擦拭，血管钳及弯盘浸泡于含有 2 000 mg/L 有效氯的消毒液内 1 小时。如医院有污水处理系统可将胆汁直接弃去，如无污水处理系统则需将胆汁配置成含 2 000 mg/L 有效氯的消毒液，静置 1 小时后弃去。

6. T 管留置期间的其他注意事项

（1）避免引流管弯曲、受压、扭曲或被血块堵塞，必要时用无菌生理盐水低压冲洗。

（2）引流袋位置要低于胆管，防止逆行性感染，更换引流袋时严格执行无菌操作。

（3）引流管周围皮肤用凡士林纱布保护，防止皮炎。

（4）鼓励患者进食适量蛋白质、维生素，低脂肪饮食，以免发生脂肪泻。

（5）夹管方法：遵医嘱在饭前、饭后各夹管 30 分钟开始，如未出现夏柯三联症，也无不适主诉，则可逐渐至全天夹管。

（6）T 管拔除前需通过胆管造影观察胆总管下端是否通畅。造影后应嘱咐患者开放 T 管引流 1 ~ 2 天，以利于造影剂及时排出体外，预防碘剂过敏反应的发生。

（7）拔除 T 管后观察有无胆汁外漏，若有反应及时通知医师处理。

（三）并发症的预防及处理

1. T 管瘘口周围的感染

（1）注意 T 管周围皮肤的清洁与消毒，并保持干燥。

（2）局部有红肿者，加强换药，一旦有渗出应立即通知医师处理瘘口。

（3）对长期带管者，应告知其需定期随访，始终保持瘘口周围皮肤的干燥，如不慎弄湿，要用软毛巾或纱布擦拭。

2. T 管破损

（1）减少器械对 T 管的损伤，更换引流袋时所用的血管钳要用保护套保护。

（2）减少药物或化学物质对 T 管的腐蚀。

3. 胆汁性腹膜炎

（1）妥善固定导管，防止因 T 管滑脱造成胆漏，从而引起胆汁性腹膜炎的发生。

（2）一旦患者出现胆汁性腹膜炎的临床表现，除加强对患者生命体征和腹部体征的监测外，还需遵医嘱予以处理。一旦患者出现感染性休克，立即抗休克治疗，并做好急诊手术的准备。

三、腹部引流管护理

腹部引流管可有效引流出腹腔内的液体，预防或减轻腹腔内感染，是常用的治疗方法之一。临床使用的腹腔引流管可分为单腔引流管、双腔负吸管、三腔冲洗管等。

（一）操作准备

1. 患者准备

落实相关健康教育，充分暴露导管，右手尽量上举，保证无菌区域。

2. 用物准备

治疗盘、弯盘、无菌巾、引流袋（瓶）、血管钳、小药杯内放乙醇棉球数只、别针、橡皮筋。

3. 环境准备

请患者家属离开，拉好分隔帘并注意保暖。

4. 工作人员准备

洗手、戴口罩并确认医嘱。

（二）操作关键步骤与要点

1. 摆放体位、暴露引流管

注意保护患者隐私，要拉分隔帘或放置屏风。将患者身体移向左（右）侧，嘱其右（左）手抬高，以暴露引流管，使操作范围足够大，以保证无菌要求。

2. 乙醇棉球消毒

乙醇棉球消毒接口处，第一遍消毒弃去棉球，第二遍消毒时边用棉球擦边松接口，消毒完毕用另一棉球垫于接口下。

3. 更换引流装置

在更换引流装置的过程中，保证污染引流袋（瓶）接口始终处于清洁引流袋（瓶）接口下方，且更换引流装置的过程中应先关闭负吸。

4. 妥善固定

引流袋（瓶）双固定于床单上，下床时可固定于衣服上，长度要合适，保证患者活动舒适。

5. 记录液体量

三腔冲洗管除记录引流瓶中吸出液体量外，还需同时记录冲入的液体量，两者数值上要保持平衡，如数据相差较多则应及时查找原因，并通知医师处理。

6. 处理用物及引流液

治疗盘用含 1 000 mg/L 有效氯的消毒液擦拭，血管钳及弯盘浸泡于含 2 000 mg/L 有效氯的消毒液内 1 小时。如医院有污水处理系统可将引流液直接弃去，如无污水处理系统则需将引流液配置成含 2 000 mg/L 有效氯的消毒液，静置 1 小时后弃去。

（三）并发症的预防及处理

1. 引流管瘘口周围的感染

（1）注意引流管周围皮肤的清洁与消毒，并保持干燥。

（2）局部有红肿者，加强换药，一旦渗出应立即通知医师处理瘘口。

（3）对长期带管者，要定期随访，始终保持瘘口周围皮肤干燥，如不慎弄湿，要用软毛巾或纱布擦拭。

2. 引流管破损

（1）减少器械对引流管的损伤，更换引流袋（瓶）时所用的血管钳要用保护套保护。

（2）减少药物或化学物质对引流管的腐蚀。

3. 出血

（1）要注意勿用力牵拉引流管，以免损伤腹腔小血管。

（2）更换床单时翻身动作要缓慢轻柔，以减少摩擦损伤。

（3）一旦发生出血，应立即停止负吸（冲洗），通知医师，遵医嘱予止血药或压迫止血，必要时做好急症手术准备。

4. 腹腔感染

（1）保持引流管的通畅，避免液体及坏死组织积聚于腹腔，造成感染。三腔冲洗管冲洗皮条应每日更换。

（2）引流管接口勿高于瘘口位置，防止逆行性感染。

（3）严格遵守无菌操作技术。

四、胸腔闭式引流管护理

胸腔闭式引流管可以引流出胸腔内的渗液、渗血以及气体。保持胸腔内负压环境，维持纵隔的位置正常，并能促进肺的膨胀。

（一）操作准备

1. 患者准备

落实相关健康教育，充分暴露导管，右手上举，保证无菌区域。

2. 用物准备

治疗盘、弯盘、无菌巾、一次性胸腔引流瓶、血管钳 2 把、小药杯内放乙醇棉球数只、别针、橡皮筋、负压连接管 1 根（根据医嘱增加负压时需要）。

3. 环境准备

请患者家属离开，拉好分隔帘并注意保暖。

4. 工作人员准备

洗手、戴口罩并确认医嘱。

（二）操作关键步骤与要点

1. 摆放体位、暴露引流管

注意保护患者隐私，要拉分隔帘或放置屏风。将患者身体移向左（右）侧，嘱其右（左）手抬高，暴露引流管，使操作范围足够大，以保证无菌要求。

2. 乙醇棉球消毒

乙醇棉球消毒接口处，第一遍消毒后弃去棉球，第二遍消毒边擦棉球边松接口，消毒完毕用另一棉球垫于接口下。

3. 夹管

更换引流装置或搬运患者前，必须用两把血管钳交叉夹住引流管近患者端，以防止空气进入。

4. 更换引流装置

更换引流装置的过程中，保证污染引流瓶接口始终处于清洁引流瓶接口下方。

5. 松钳，观察引流是否通畅

松开血管钳，观察水柱是否有波动，引流管开口处是否有液体或气体引出，保证有效引流。

6. 妥善固定

引流管双固定于床单上，引流瓶两侧挂钩挂于床档（低于胸腔穿刺点 60 cm）。

7. 记录液体量

对使用一次性引流瓶的患者，护士只需每日在引流平面做标记。记录患者的引流液量外，无须将液体倒出，待引流瓶引流满时再更换新的引流瓶。

8. 处理用物及引流液

治疗盘用含 1 000 mg/L 有效氯的消毒液擦拭，血管钳及弯盘浸泡于含2 000 mg/L有效氯的消毒液内 1 小时。如医院有污水处理系统可将引流液直接弃去，如无此系统则需将引流液配置成含 2 000 mg/L 有效氯的消毒液，静置 1 小时后弃去。引流瓶作为一次性医疗废弃物需按要求集中处理。

9. 胸腔闭式引流管留置期间的其他注意事项

（1）保持管道的封闭，引流管周围要用凡士林纱布包裹严密。搬动患者时要用 2 把血管钳双重夹闭引流管，若引流管意外脱出，立即用手捏闭皮肤伤口，消毒后用无菌纱布遮盖。

（2）保持引流的通畅，注意水柱的波动应为 4 ~6 cm，若无波动应立即通知医师，并协助医师沿着离心方向挤压胸腔闭式引流管，防止引流管被血块堵塞；并鼓励患者进行深呼吸、咳嗽等以利于胸腔内液体排出，促进肺扩张。

（3）护士在协助医师拔除胸腔闭式引流管时，应嘱患者深吸气，在吸气末拔管，并立即用凡士林纱布和无菌纱布封闭伤口，外加包扎固定。在拔管后注意观察有否胸闷、呼吸困难、皮下气肿、出血等情况，如有异常及时通知医师处理。

（三）并发症的预防及处理

1. 皮下气肿

（1）引流管粗细应适宜，切口大小应适当。

（2）局限性皮下气肿者，不需特殊处理可自行吸收。

（3）广泛性皮下气肿者，会出现疼痛、呼吸困难等症状，需即刻通知医师行皮下切开引流，或粗针头穿刺，以排出气体减轻症状。

2. 胸腔内感染

（1）胸腔闭式引流瓶放置位置应低于胸腔 60 cm。

（2）搬动患者时，切勿将引流瓶提至高于引流管的胸腔出口水平面；应先用 2 把血管钳夹闭引流管，再搬动患者，待搬运完毕后，再松开血管钳以防引流液倒流入胸膜腔。

（3）更换引流瓶时应严格无菌操作，引流管如有脱落或污染应及时更换。引流管一旦脱落，绝不能将原引流管再次插入，应通知医师，根据患者的病情决定是否需要再次置管。

（4）在胸腔引流管置管期间，需密切观察患者体温，一旦出现体温升高、胸痛加剧等症状，应及时报告医师，并予以处理。

（陆莉莉）

第七章

康复科专科护理

第一节　康复护理概述

一、康复护理的定义

康复护理是护理学的一部分，它是针对损伤、慢性病和残疾患者在其生理功能、心理功能、家庭与社会生活、经济状况、职业等方面发生功能障碍或改变时，能及时而有效地提供专业知识和技能的服务，预防并发症，并满足患者的需求，使其能恢复自我照顾的能力，支持和教育这些患者以及他们的家属在较长时间内合理使用康复服务，并能维持其理想的健康功能状态。

二、康复护理的特性

康复护理具有以下 4 个主要特性。

（一）动态性

它是动态的护理过程，常因患者以及家庭成员的需要而不断变化，以促进护理人员、残疾患者及其家属之间互动的过程。

（二）连续性

它贯穿于患者住院期间以及回到家庭与社区后的护理全过程。

（三）整体性

它主要针对慢性病、残疾患者以及家属，关注其身体、精神心理、社会、文化 4 个方面的内容。

（四）可操作性

它采用护理程序的工作方法，注重对病、伤、残者生理功能、心理功能、家庭社会适应状态过程中现存或潜在的各种健康问题做出全面而系统的评估，制定护理计划，拟订短期和长期护理目标，执行护理措施和完成护理评价。

三、康复护理的工作范围

康复护理工作的范围可划分为预防性、治疗性和康复性，分别说明如下。

（一）预防性

康复护理预防性的目标就是促进和提高社区居民康复意识，预防伤、残、慢性病的发生。其主要内容包括加强社区居民康复知识的健康教育，指导人们预防意外伤害事故的发生，学会紧急处理措施（如搬运过程中注意事项，预防颈椎、脊髓损伤等），提高人们对保障和促进健康生活方式的认识（如合理饮食、体重管理、压力管理等）。工作地点可以选择在各单位卫生所、各级地方卫生院及社区康复服务中心等。

（二）治疗性

康复护理治疗性的目标就是早期发现、早期诊断和早期治疗。主要是在住院期间为患者采取必要的医疗措施，提供良好的身心照顾，以减轻残疾和慢性病对个体造成的伤害，预防并发症的发生。

（三）康复性

主要体现在医院康复医疗中心和出院后社区康复医疗机构为伤、残、慢性病患者提供身体、心理和社会的全面康复服务。将功能训练内容与日常生活密切结合，将治疗性沟通和咨询与患者的心理功能改变相结合，将健康教育计划与患者及其家庭成员共同参与结合在一起，以提高患者家庭对慢性病和残疾带来的损害的认识，协助患者及其家庭成员在出院后，学会利用社区康复医疗资源，获得最大的适应能力。

四、康复护理人员的角色与功能

康复护理专业人员的角色主要有照顾者、协调者、健康教育者、代言人、领导者、合作者、促进者、咨询者、出院前计划者和研究者。

（一）照顾者

在护理患者的过程中，根据病情发展的不同阶段，康复护理人员扮演着各种不同的角色，例如，刚入院时的双亲替代角色，满足患者日常生活的基本需要（如皮肤清洁、饮食照顾、排泄管理、床上翻身等），以及医疗与护理照顾角色（如静脉输液、给药、关节活动、预防跌倒等）。

（二）协调者

康复护理人员有责任协调康复团队小组中各康复专业人员之间的关系，帮助患者及其家属按照康复治疗计划有效地进行，了解康复护理计划是否符合患者当前身心状况需求，判断是否实现康复治疗目标，并协助患者早日重返家庭和社会生活。

（三）健康教育者

根据患者及其家庭成员的精神和心理需要，提供与疾病相关的预防、治疗、康复护理知识，并给予积极的支持与鼓励。

（四）代言人

康复护理人员是患者权益的维护者，有责任解释并维护患者权益不受侵犯，并能及时而正确地提供信息，成为康复专业人员和非专业人员（如保险公司）之间沟通的桥梁，协助解决患者由于残疾所面临的困难。

（五）领导者

康复护理人员应成为康复团队小组的领导者，领导患者、患者家属和其他小组成员，协助其实现康复的理想目标。

（六）合作者

康复护理人员与康复团队小组的其他成员，要团结患者及其家庭成员，建立平等、信任、尊重、合作的相互关系，实现最佳的康复治疗与护理目标。

（七）促进者

协助患者尽快实现康复目标。如果患者功能恢复的水平没能达到其所期待的目标，患者心理就会出现沮丧、挫折，这时康复护理人员在帮助患者最大限度恢复日常功能水平的基础上，还要在心理上给予鼓励和支持，减少其焦虑或忧郁情绪，建立积极向上的生活态度。

（八）咨询者

对患者以及家庭照顾者提供指导，以协助他们解决残疾和家庭照顾等相关的常见问题。康复护理人员扮演着疑难问题咨询者的重要角色，以提高居民保护身体健康的意识，预防各种伤害和慢性病的发生。例如，如何监测血压的变化，高血压药物的合理使用，各种慢性病的饮食指导与合理营养，功能锻炼的注意事项等。

（九）出院前计划者

患者及其家属在即将出院时会面临各种问题，在提出疑问时，康复护理人员应该主动提供咨询，协助患者理解和接受各种康复医疗措施，指导自我照顾的护理方法，帮助患者重建积极、健康的自我概念，为重返家庭和社会做好准备。

（十）研究者

康复护理人员应积极主动地开展康复护理研究，研究残疾、损伤、慢性疾病对患者以及家庭健康所带来的影响，找出影响因素，采取有效的方法去除危险因素，将研究的结果与康复治疗小组成员共同分享，并广泛应用于临床、康复医疗中心、社区康复服务机构，以改善康复护理服务质量，提高康复护理效果。

五、康复团队工作

患者在康复治疗中心或机构治疗期间，不仅要注重身体功能方面的恢复，还应包括心理适应、家庭与社会生活功能的全面恢复。因此，康复医疗服务应特别注重康复团队合作。康复小组的团队成员有：患者及其家属、内科医师、康复科医师、护理人员、物理治疗师、作业治疗师、心理治疗师、娱乐治疗师、语言治疗师、营养师、社会工作者、其他成员（如矫形技师、医学工程师等）。

在这个团队小组成员中，患者及其家属是小组内最重要的成员，因为康复小组专业成员所制定的康复计划必须依靠患者及其家属的积极主动参与，一方面必须按照专业人员制订的、持续的再学习和再教育计划去执行康复活动，另一方面患者及其家属更应采取积极学习的态度去适应生活上的巨大改变。

康复护理人员是整个团队中重要的协调者，即在完成医嘱的基础上，经常与康复小组的其他成员保持联系，针对患者及其家属的需要和各种问题，如患者有心理、社会（家庭、职业、经济困难）等方面问题，康复护理人员应该积极与心理治疗师、社会工作者、患者家属或其所在工作单位及社区等有关部门共同协商解决。因此，护理人员在讨论康复计划的具体实施过程中，能起到有效的协调作用，在康复小组团队工作中能发挥关键的桥梁作用。

六、康复护理工作重点与目标

康复护理工作的重点是以患者及其家庭为中心，通过康复团队小组成员合作与协调，协助、支持与教育患者及其家属早日重返家庭与社区的健康生活。康复护理人员的职责就是维持患者现存功能水平，促进健康，预防身体结构和功能的进一步损伤，预防残疾，恢复社会角色。

在医疗环境中，康复护理人员主要是通过收集资料，提出护理问题，制订护理目标、计划和措施。同时康复护理人员本身就是一个治疗性工具，通过运用治疗性沟通技巧，与患者建立治疗性人际关系，将其被动、消极接受参与康复治疗和护理的过程转变成为主动、积极的自我照顾过程，并引导患者重新认识和接纳自我，并通过不断再学习、再实践，重建良好的生活适应模式。同时满足伤、病、残患者基本生活功能需要，预防并发症发生。

七、康复护理内容

临床康复护理工作应该以康复护理理论为依据，以康复护理程序为工作方法，为患者提供有效的康复护理服务。康复护理程序分为以下 5 个步骤，即评估、诊断、计划与目标、实施、评价。首先，通过收集资料并提出护理诊断或问题，并根据护理诊断的具体问题，制订护理计划和目标，采取具体的护理活动，对护理对象提供具体的护理措施，并在护理活动结束后，再对患者的身体、心理、社会等方面的改变进行判断，以确定护理目标的实现和护理效果。

（一）护理评估

护理评估是护理程序的第一步，评估阶段是提供高质量的个体化护理的基础，也为确定患者的护理诊断、制定目标、实施护理计划和评价护理效果提供依据。除了在入院时的总体评估外，在护理程序的全过程中，还应不断对其进行评估，发现患者住院期间出现的新问题，并根据这些资料决定是否需要修改、中断或继续原有的护理措施。因此，护理评估是连续地、系统地、全面地收集护理对象身体状况以及心理、社会、文化、经济等方面的资料，并以护理理论为指导，对所收集的资料进行组织、整理、核实、分析、归纳、推理和记录。收集资料的方法包括交谈法、观察法、身体评估法和查阅病历法等。

根据康复护理理论来确定收集资料的内容和范围，如以奥伦的自理理论为依据，收集资料可以从一般性自我照顾需求、发展性自我照顾需求和健康不佳时的自我照顾需求 3 个方面来进行；如以适应理论模式为依据，收集资料可以从生理功能适应方式、自我概念适应方式、角色功能模式和相互依赖的适应方式 4 个方面来考虑。

（二）护理诊断

根据美国护理协会和康复护理协会 1986 年制订的康复护理实践标准，康复护理是护理工作范围内的一个专业领域。它是诊断和治疗人们对功能活动和生活方式发生改变时所出现的现存的或潜在健康问题的反应。

根据以上所收集的资料，如果按照奥伦的自理理论框架，可以得出护理诊断为自理能力缺陷，而缺陷的水平可以分为：①完全缺陷，即患者完全丧失了自我照顾的能力，需要护理人员提供全部的帮助才能维持日常生活能力，如昏迷、高位截瘫患者，老年痴呆患者等；②部分缺陷，即患者有能力完成一部分自我照顾需要，另一部分需要护理人员协助完成以满足日常生活能力需要，如中风、骨折患者等；③支持和教育缺陷，患者及其家属由于相关知识不足，不能满足自我照顾的需要，需要护理人员提供正确的指导、咨询、健康教育，以更好地了解疾病的发生、发展过程，从而达到最佳健康状态，预防并发症，如肢体功能运动指导，药物依从性（抗抑郁症、抗高血压、糖尿病管理）等。

如果按照罗伊的适应理论模式，得出的护理诊断就为：①无效生理改变；②无效自我概念改变；③无效角色改变，即角色缺乏、角色冲突；④家庭社会关系适应不良。

针对护理诊断制定措施来预防、减轻或解决有关问题。制定计划的目的是为了使患者得到适合于个人的护理，保持护理工作的连续性，促进医护人员的交流和利于评价。

（三）建立目标

目标是理想的护理结果。其目的是指导护理措施的制定，衡量措施的有效性和实用性。为此，护理目标应具备下述特点：首先，必须以患者为中心，反映患者的行为；其次，必须现实，要以能够实现为目的；再次，是能够观察和测量，并有具体的检测标准和时间限度；最后，特别注意护理目标应由护理人员与患者以及家属双方共同来制定，以确保目标的可行性和个性化特征。

同时，目标还有短期（近期）和长期（远期）之分。短期目标是当前需要解决的主要矛盾，长期目标是需要较长时间才能实现的，范围也比较广泛。如中风偏瘫患者，其护理诊断为躯体移动障碍，短期目标（近期目标）是“第一周床上躯体的被动运动”“第二周床上躯体练习翻身”“第三周床上躯体的主动运动”；远期目标是“一个月内恢复床上躯体自主运动功能”。短期目标应与长期目标互相配合、互相呼应。

（四）制订措施

护理措施是进行解释，帮助患者达到预期目标的行为，是护士为患者提出的特定护理工作项目，是确定护理诊断与目标后的具体实施方案。重点是满足人的基本需要，预防功能缺损，维持功能正常，预防、减少并发症发生，促进功能最大限度恢复。

护理措施可分为依赖性、相互依赖性和独立性 3 类。

1. 依赖性的护理措施

即康复护理人员执行医嘱的具体方法，它描述了贯彻医疗措施的行为。如医嘱“按时服用降高血压药物，每天两次”。护士执行如下：每天早、晚各服药1次。

2. 相互依赖性的护理措施

这类护理措施包括医生、护士、物理理疗师、作业治疗师之间的合作，共同完成。如中风偏瘫患者出现活动无耐力时，在进行耐力训练时，护理人员与物理治疗师以及患者家庭成员一起，共同制订的措施为：①床上抬腿训练，左、右腿各10次；②双腿一前一后站立训练，各10次为一组；③行走训练，10步一组，共两组；④上、下午各1次。

3. 独立性的护理措施

这类护理措施完全由护士设计并实施，不需要医嘱。护士凭借自己的知识、经验、能力，根据护理诊断来制订，是在其职责范围内，独立思考、判断决定的措施。如床边合理膳食指导、功能训练时间、运动量大小、训练方式选择、采用合适的体位（卧位、坐位、站位）、为预防各种并发症而采取的护理措施等。

（五）护理实施

实施是为达到护理目标而将计划中各项措施付诸行动的过程。包括康复护理人员所采用的各种具体的护理活动，以解决康复护理问题，并记录护理活动的结果及患者反应。重点放在促进健康，维持功能正常，预防功能丧失，满足人的基本需要，预防、降低或限制不良反应。实施由计划者亲自执行或指定他人执行，但必须有患者及其家属共同积极地参与。

在具体实施阶段，护理的重点是着手落实已制订的措施。根据依赖性、合作性和独立性护理措施的原则，以解决患者存在的主要护理问题。在实施中需进行健康教育，以满足患者的学习需要，内容包括获取知识、学习操作技术、改变个人心理和情感状态。实施过程原则应遵循个性化和安全性原则。实施的质量如何与护士的知识、人际关系技巧和操作技术三方面的水平有关。实施是评估、诊断和计划阶段的延续，须随时注意评估患者的生理、心理状态，了解患者对措施的承受能力、反应及效果，努力使护理措施满足患者的生理、心理需要，促进疾病的康复。实施过程中的情况应随时用文字记录下来，力求完整性、准确性、前后一致性，以反映护理效果，为评价做好准备。

（六）护理评价

评价是将患者的健康状况与原先确定的护理目标进行有计划、系统的比较过程。评价是贯穿于护理全过程的活动，其中护理诊断是评价的依据，护理目标是评价的标准。进行评价的最主要目的是确定患者康复功能恢复的程度，同时也判断康复护理措施的制订和实施的效果。

评价的方法是将护理效果与原定目标相比较，以鉴定护理效果，找出新的问题。经分析可得出3种结果：①达到目标；②部分达到目标；③未能达到目标。如未达目标，应考虑下述问题：原始资料是否充足，护理问题是否确切，所定目标是否现实，所用护理措施是否有效等。评价是护理程序循环中的一步，评价后还须进一步再收集资料、修订计划，以期达到患者最佳身心状况。一般急性期每3天评价1次，慢性康复患者酌情2~4周评价1次。康复护理人员应及时准确记录评价的结果，及时发现存在的问题，为下一阶段制订进一步护理计划和目标做好准备。

（郑　雪）

第二节　帕金森病患者的康复护理

一、概述

帕金森病（PD）又称震颤麻痹，是中老年常见的神经系统变性疾病，以静止性震颤、运动减少、肌强直和体位不稳为临床特征，主要病理改变是黑质多巴胺（DA）能神经元变性和路易小体形成。而高血压、脑动脉硬化、脑炎、外伤、中毒、基底核附近肿瘤以及吩噻嗪类药物等所产生的震颤、强直等症状，称为帕金森综合征。

帕金森病的病因包括年龄老化，环境因素和遗传因素。本病多见于中老年人，60 岁以上人群的患病率高达 1%，而 40 岁以前发病者甚少，年龄老化可能与发病有关。流行病学调查显示，长期接触杀虫剂、除草剂或某些工业化学品可能是 PD 发病的危险因素，本病在一些家族中呈聚集现象，有报道 10% 左右的 PD 患者有家族史，包括常染色体显性遗传或常染色体隐性遗传。

PD 的国内临床诊断标准为：至少具备 4 个典型症状和体征（静止性震颤、少动、僵直和位置性反射障碍）中的 2 个。临床有些疾病容易与原发性 PD 相混淆，例如，锥体束征、失用性步态障碍、小脑症状、意向性震颤、凝视麻痹、严重的自主神经功能障碍、明显的痴呆伴有轻度锥体外系症状。一般而言特发性震颤有时与早期原发性 PD 很难鉴别，特发性震颤多表现为手和头部位置性和动作性震颤，而无少动和肌张力增高。

二、主要功能障碍

（一）运动功能障碍

1. 震颤性功能障碍

震颤是多数 PD 患者最常见的首发症状，常表现为静止性震颤，多数患者在活动中也有震颤，多从一侧上肢远端开始，呈现有规律的拇指对掌和手指屈曲的不自主震颤，类似“搓丸”样动作。具有静止时明显震颤，动作时减轻，入睡后消失等特征，随病程进展，震颤可逐步涉及下颌、唇、面和四肢。15% 的患者在病程中可无震颤，尤其是发病年龄在 70 岁以上者。震颤在早期常影响患者的书写、持物、精细动作等，严重的患者丧失劳动力和生活自理能力。

2. 强直所致的功能障碍

强直引起主观上的全身僵硬和紧张，多从一侧的上肢或下肢近端开始，逐渐蔓延至远端、对侧和全身的肌肉。这也是 PD 患者的常见主诉，但是患者的主诉与强直程度并不一定平行。强直限制了 PD 患者的活动程度，在早期即出现明显的笨拙，患者心理上有残疾感，后期患者以全身肌肉僵硬为主要问题，逐渐发展最终呈现木僵甚至植物状态。

3. 运动迟缓

患者随意动作减少、减慢。多表现为开始的动作困难和缓慢，如行走时启动和终止均有困难。面肌强直使面部表情呆板，双眼凝视和瞬目动作减少，笑容出现和消失减慢，造成“面具脸”。手指精细动作很难完成，系裤带、系鞋带很难进行；有书写时字越写越小的倾向，称为“写字过小征”。

4. 步态异常

早期走路拖步，迈步时身体前倾，行走时步距缩短，上肢协同摆动的联合动作减少或消失；晚期由坐位、卧位起立困难。迈步后碎步、往前冲、越走越快，不能立刻停步，称为“慌张步态”。

5. 姿势不稳定

PD 患者逐渐发展的肌张力增高引起颈、躯干和肢体的屈曲性姿势，上臂保持在躯干的两侧，肘和腕轻度弯曲，与前冲或后冲相关的平衡缺失，患者缺乏正常的姿势反射。姿势障碍是 PD 患者的一个特征性表现，这是引起患者行走中容易跌倒的主要原因。由于在起步时患者的躯干、髋部不能协调地向前或左右摇摆而引起“僵步现象”。

6. 冻结现象

其特征是动作的起始或连续有节奏的重复性动作（如语言、书写、行走等）困难，这是引起 PD 患者运动功能障碍的一个重要问题。“冻结现象”是一个独立的表现，它不依赖于运动迟缓和强直。

（二）认知功能障碍

随着疾病的进展，逐渐出现认知功能损害。具体表现为抽象思维能力下降，洞察力及判断力差，理解和概括形成能力障碍，对事物的异同缺乏比较，言语表达及接受事物能力下降，以及学习综合能力下降。视空间能力障碍是 PD 患者最常见的认知功能障碍，早期即可出现，发生率高达 93%，表现为观察问题能力及视觉记忆下降，图像记忆下降，缺乏远见、预见和计划性，结构综合能力下降，视觉分析综合能力、视觉运动协调能力和抽象空间结合技能减退，记忆障碍，智力障碍等。

（三）语言障碍

语言是一种高度复杂的讲话机制参与的活动，受人的呼吸、唇、舌、下颌运动的影响。由于PD肌肉的强直和协调功能异常，多数患者逐渐出现言语障碍而影响正常的生活交流。多数患者被语言问题所困惑，常出现语言浑浊、缺乏语调、节奏单调等。还会出现下列症状：①音量降低，通常是较早的症状，随着时间的推移，音量严重降低至难以听见；②语调衰减，在开始讲话时音量较强，而后逐渐衰减；③单音调，声音维持在同一水平上，缺乏表情和重音变化；④音质变化，声音像气丝，发颤或高音调或嘶哑等；⑤语速快，从句子的开始到句尾吐字逐渐加速，无任何停顿；⑥难以控制的重复，无意识和难以控制的单字、词组和句子的重复；⑦模糊发音，吐字不清。

（四）精神和心理障碍

震颤和渐进的运动迟缓引起患者在社会活动中的窘迫心理；异常的步态、易跌倒、语言和发音困难等将增加患者的精神压力，还有可能导致严重的残疾；患者害怕将出现生活自理能力的缺失。在PD长达数年的病程中，患者表现出一种较典型的人格类型。患者脑内黑质细胞进行性变性，脑内DA减少，势必造成患者的智能和行为改变。患者常有抑郁、幻觉、认知障碍、痴呆等表现。

（五）吞咽困难

PD患者喉部肌肉运动功能障碍，导致吞咽困难，表现为不能很快吞咽，进食速度减慢，食物在口腔和喉部堆积，当进食过快时会引起噎塞和呛咳。

（六）膀胱功能障碍

膀胱功能障碍的问题很常见，尿动力学研究发现主要原因是（75%的患者）逼尿肌的过度反射性收缩和（17%的患者）外括约肌的功能丧失，当逼尿肌不能克服膀胱的排除阻力时，患者有类似前列腺肥大的表现，常见尿频、尿急、尿流不畅等症状。5%～10%的男性患者有尿失禁。虽然患者有类似前列腺肥大的表现，但是做前列腺切除的效果不明显，而且术后有20%的患者出现尿失禁。

三、康复护理评估

（一）运动功能评定

1. 关节活动范围测量

关节活动范围（ROM）是指远端骨所移动的度数，即关节的远端向着近端或离开近端运动，远端骨所达到的新位置与开始位置之间的夹角。关节活动范围测量远端骨所移动的度数，而不是两骨之间所构成的夹角。常用的仪器通常为：通用量角器、电子量角器、指关节测量器等。

2. 肌力评定

常采用手法肌力检查法来评估肌肉的力量。

3. 肌张力评定

多数采用Ashworth痉挛量表或改良Ashworth痉挛量表。

4. 平衡能力评定

主要分为观察法、功能性评定及平衡测试仪评定等方法。

5. 步行能力评定

分为临床分析和实验室分析两个方面，临床分析主要通过观察法和测量法，实验室分析需要借助步态分析仪。

（二）认知功能评定

应用Beton视觉形状辨别测验、线方向判断测验、人面再认测验、视觉组织测验等评估视空间能力；采用韦氏记忆量表评价患者的记忆力和智力。

（三）言语障碍评定

评定言语障碍主要是通过交流、观察、使用通用的量表以及仪器检查等方法，了解被评者有无语言障碍，判断其性质、类型及程度等。

（四）精神和心理障碍评定

1. 常用的智力测验量表

有简明精神状态检查法和韦氏智力量表。

2. 情绪评定

临床中最常见的消极情绪有抑郁与焦虑。

（1）常用的抑郁评定量表：Beck 抑郁问卷、自评抑郁量表、抑郁状态问卷及汉密尔顿抑郁量表。

（2）常用的焦虑评定量表：焦虑自评量表、汉密尔顿焦虑量表。

（五）吞咽困难评定

1. 反复唾液吞咽测试

患者坐位，检查者将手指放在患者的喉结及舌骨处，观察 30 秒内患者吞咽次数和活动度（即观察喉结上下移动状况），正常吞咽环甲骨（喉结）可上下移动 2 cm，约滑过一指距离。高龄患者 30 秒内完成 3 次即可。对于患者因意识障碍或认知障碍不能听从指令的，反复唾液吞咽测试执行起来有一定的困难，这时可在口腔和咽部用棉棒冰水做冷刺激，观察吞咽的情况和吞咽启动所需要的时间。

2. 饮水试验

1982 年由佳田俊夫提出，患者坐位，像平常一样喝下 30 mL 的温水，然后观察和记录饮水时间、有无呛咳、饮水状况等。

（六）膀胱功能障碍评估

评估患者有无尿潴留、尿失禁和尿路感染的症状和体征。

四、康复护理原则与目标

1. 原则

合理饮食、心理护理、康复训练、疾病相关知识和日常生活指导。

2. 目标

包括短期目标和长期目标。

（1）短期目标：患者能适应生活自理能力降低的状态，能采取有效的沟通方式表达自己的需要和感情，生活需要得到满足，情绪稳定，舒适感增强；能配合进行功能的康复训练，维持正常的营养供给，语言表达能力、躯体活动能力和吞咽功能逐步恢复正常。

（2）长期目标：通过实施物理疗法、作业疗法为主的综合措施，最大限度地促进功能障碍的恢复，防止废用和误用综合征，争取使患者生活自理，回归社会。

五、康复护理措施

（一）运动功能障碍

运动锻炼的目的在于防止和推迟关节强直与肢体挛缩。根据患者的震颤、肌强直、肢体运动减少、体位不稳的程度，尽量鼓励患者自行进食穿衣，锻炼和提高平衡协调能力的技巧，做力所能及的事情，减少依赖性，增强主动运动。患者可采取自己喜爱的运动方式，如散步、慢跑、跳舞、太极拳、导引养生功、舞剑等。

1. 上肢锻炼

上肢锻炼包括触摸下颏、胸部、头向后翘、头向右转向右看和向左转向左看，右肩向下，右耳向右肩上靠，左侧重复，缓慢地大范围地旋转头部，然后换方向。下颏前伸、内收各保持 5 秒。伸直手臂，高举过头向后，双手向后在背部扣住，往回拉，将手放在肩上，试用面部去接触肘部，双肘分开，挺胸，以上动作均各10秒。手臂置于头上，肘关节弯曲，左手抓住右肘，右手抓住左肘，身体向两侧弯曲，以上每项练习3~5次。

2. 下肢锻炼

下肢锻炼包括站立，曲身弯腰向下，手扶墙。右手抓住右脚向后拉，然后左腿重复。面向墙壁站立，双腿稍分，双膝紧靠，手掌贴墙，身体前倾，感觉小腿肌肉牵拉坐在地板上，一腿伸直，另一腿弯曲，屈腿紧靠直腿股部，另一脚重复。双腿盘坐，双脚掌相对，试将膝部靠向地板，保持重复，双腿呈"V"形坐下，头靠向右腿中间和左脚，每个位置维护5~10秒，以上每项练习3~5次。

3. 躯干锻炼

躯干锻炼包括双脚分开，双膝微曲，右臂前伸，向对侧交叉。平躺在地板上，一侧膝关节屈向胸部，另一侧重复。再双侧同时重复。平躺在地板上，双臂抱住双膝，缓慢地将头伸向膝关节。双手置于头下，一腿伸直。另一腿弯曲，交叉向身体的对侧，另一侧重复，腹部伸展，腿与骨盆紧贴地板，用手臂上捧，俯卧，手臂、双腿同时高举。以上动作维持10秒，每项练习重复3~5次。

4. 重心锻炼

先进行从坐位到立位的重心移动训练和平衡训练，在关节活动范围内让患者移动重心引起体位反射和防御反应。

5. 行走锻炼

步行时让患者思想放松，尽量迈大步。向前走时让患者抬高脚，脚跟着地，尽可能两脚分开，背部挺直，让患者摆动双臂，目视前方，并让患者抬高膝部跨过想象中的障碍物。

（二）认知功能障碍

认知功能障碍常常给患者带来许多不便，所以认知训练对患者的全面康复起着极其重要的作用。主要通过记忆力训练、注意力训练、感知力训练、解决问题能力的训练（知道报纸中的信息、排列数字、物品分类）等方法进行锻炼。

（三）言语障碍

1. 音量的锻炼

目的是增加吸气的频率，限制呼气时所讲出的单词数量。正常的讲话是在中间适当的时候有停顿呼吸，而帕金森病患者对呼吸肌肉活动控制的能力降低，使得在单词之间就停顿，做频繁的呼吸，训练时要求患者在停顿呼吸以前，必须以常规的组词方式讲完一定数量的单词。

（1）感知呼吸的动作。双手放在腹部，缓慢吸气和呼气，感觉腹部的运动，重复几次。

（2）呼气练习。吸气然后呼气，呼气时持续发元音的声音（啊、喔、鹅、欧等）并计算每次发音的持续时间，要求能平衡发音10~15秒。

（3）发音感受。把手放在离嘴12 cm远的地方感受讲话时的气流。用力从1数到10，在每一个数字之间呼吸。

（4）朗读字词。首先深吸气，再分别讲出下列词语的每一个字：读/一本/书、刷/牙、刀/和/叉、高兴/得/跳、幸/运、一帮/男孩，朗读词组，注意每次读说词组前先吸气并做短暂的停顿。如：幸运、一碗汤、上床、写字等。

（5）练习呼吸控制，分节读出下列短语。到吃午饭/的时间了，在院子里/读书，我们需要/更多帮助。

2. 音词的练习

（1）每次发音前先吸气，然后发"啊"或"de，po"音，从轻柔逐渐调高声音至最大，重复数次"o"。

（2）在不同声级水平上重复一些简单的词语。

（3）连续讲下列词语两遍，每一遍音稍低，第二遍声音大而有力：安静/安静、别看/别看、走近点/走近点。

（4）练习读句子，注意句中的疑问词、关键词等重读。

3. 清晰发音锻炼

（1）舌运动练习，舌头重复地伸出和缩回；舌头在两嘴角间尽快地左右移动；舌尖环绕上下唇快速做环形运动；舌头伸出尽量用舌尖触及下颌，然后松弛，重复数次；尽快准确地说出“拉—拉—拉”，“卡—卡—卡”，“卡—拉—卡”，重复数次。

（2）唇和上下颌的练习，缓慢地反复做张嘴闭嘴动作；上下唇用力紧闭数秒钟，再松弛；尽快地张嘴和随之用力闭嘴，重复数次；尽快地说“吗—吗—吗—吗……”，休息后再重复。

（四）精神和心理障碍

PD患者早期多有抑郁心理，回避人际交往，拒绝社交活动，整日沉默寡言，闷闷不乐；随着病程延长，病情进行性加重，患者丧失劳动能力，生活自理能力也逐渐下降，会产生焦虑、恐惧甚至绝望心理。护士应细心观察患者的心理反应，鼓励患者表达并注意倾听他们的心理感受，与患者讨论身体健康状况改变所造成的影响、不利于应对的因素，及时给予正确的信息和引导，使其能够接受和适应自己目前的状态并设法改善。鼓励患者尽量维持过去的兴趣与爱好，多与他人交往；指导患者家属关心体贴患者，为患者创造良好的亲情氛围，减轻他们的心理压力。告诉患者本病病程长、进展缓慢、治疗周期长，而疗效的好坏常与患者精神情绪有关，鼓励他们保持良好心态。督促进食后及时清洁口腔，随身携带纸巾擦尽口角溢出的分泌物，注意保持个人卫生和着装整洁等，以尽量维护自我形象。

（五）吞咽困难

指导患者进行如鼓腮、伸舌、噘嘴、龇牙、吹吸等面肌功能训练，可以改善面部表情和吞咽困难，协调发音；进食或饮水时保持坐位或半卧位，注意力集中，并给予患者充足的时间和安静的进食环境，不催促、打扰患者进食；对于流涎过多的患者可使用吸管吸食流质；对于咀嚼能力和消化功能减退的患者应给予易消化、易咀嚼的细软、无刺激性软食或半流食，少量多餐；对于咀嚼和吞咽功能障碍者应选用稀粥、面片、蒸蛋等精细制作的小块食物或黏稠不易反流的食物，并指导患者少量分次吞咽；对于进食困难、饮水反呛的患者要及时给予鼻饲，并做好相应护理，防止经口进食引起误吸、窒息或吸入性肺炎。护士协助和指导患者进行吞咽困难相关康复训练，主要为基础训练（口腔器官运动训练、冷刺激、呼吸训练和有效咳嗽训练）、摄食训练（进食体位、食物选择、喂食方法等）。

（六）膀胱功能障碍

对于尿潴留患者可指导患者精神放松，腹部按摩、热敷以刺激排尿；膀胱充盈无法排尿时在无菌操作下给予导尿和留置导尿。尿失禁患者应注意皮肤护理，必要时留置导尿，并应注意正常排尿功能重建的训练。

六、康复护理指导

PD为慢性进行性加重的疾病，后期常死于压疮、感染、外伤等并发症，应帮助患者及其家属掌握疾病相关知识和自我护理方法，帮助分析和消除不利于个人及家庭应对的各种因素，制订切实可行的护理计划并督促落实。

1. 用药指导

告知患者及其家属本病需要长期或终身服药治疗，让患者了解常用的药物种类、用法、用药注意事项、疗效及不良反应的观察与处理。告诉患者长期服药过程中可能会突然出现某些症状加重或疗效减退，让患者及其家属了解用药过程中的“开—关现象”以及应对方法。

2. 康复训练

鼓励患者维持和培养兴趣爱好，坚持适当的运动和体育锻炼，做力所能及的家务劳动等，可以延缓身体功能障碍的发生和发展，从而延长寿命，提高生活质量。患者应树立信心，坚持主动运动，如散步、打太极拳等，保持关节活动的最大范围；加强日常生活动作训练，进食、洗漱、穿脱衣服等应尽量自理；卧床患者协助被动活动关节和按摩肢体，预防关节僵硬和肢体挛缩。

3. 照顾者指导

本病为一种无法根治的疾病，病程长达数年或数十年，患者家属身心疲惫，经济负担加重，容易产生无助感。医护人员应关心患者家属，倾听他们的感受，理解他们的处境，尽力帮他们解决困难、走出困境，以便给患者更好的家庭支持。照顾者应关心体贴患者，协助进食、服药和日常生活照顾；督促患者遵医嘱正确服药，防止错服、漏服；细心观察，积极预防并发症和及时识别病情变化。

4. 皮肤护理

患者因震颤和不自主运动，出汗多，易造成皮肤刺激和不舒适感，皮肤抵抗力降低，还可导致皮肤破损和继发皮肤感染，应勤洗勤换，保持皮肤卫生；中晚期患者因运动障碍，卧床时间增多，应勤翻身勤擦洗，防止局部皮肤受压和改善全身血液循环，预防压疮。

5. 安全护理

指导患者避免登高和操作高速运转的机器，不要单独使用煤气、热水器及锐利器械，防止受伤等意外；避免让患者进食带骨刺的食物和使用易碎的器皿；外出时需人陪伴，尤其是精神、智能障碍者其衣服口袋内要放置写有患者姓名、住址和联系电话的“安全卡片”，或佩带手腕识别牌，以防丢失。

6. 就诊指导

定期门诊复查，动态了解血压变化和肝肾功能、血常规等指标。当患者出现发热、外伤、骨折或运动障碍、精神智能障碍加重时及时就诊。

（邹　运）

第三节　糖尿病患者的康复护理

一、概述

糖尿病（DM）是在遗传和环境因素相互作用下，因血中胰岛素分泌相对或绝对不足以及靶组织细胞对胰岛素敏感性降低，导致血糖过高，出现糖尿，进而引起蛋白质和脂肪代谢紊乱的一组临床综合征。

1997 年美国糖尿病协会（ANA）提出修改糖尿病诊断标准为：症状（多尿、多饮、多食和体重减轻）+ 随机血糖≥11.1 mmol/L（200 mg/dL），或 FPG（空腹血糖）≥7.0 mmol/L（126 mg/dL），或口服葡萄糖耐量试验（OGTT）中 2 小时血糖≥11.1 mmol/L（200 mg/dL）。

二、主要功能障碍

糖尿病可以造成眼、肾、心脑血管、神经、外周皮肤等组织器官的并发症，成为其致残甚至死亡的主要原因。

（一）生理功能障碍

1. 心功能障碍

糖尿病微血管病变累及心肌组织，引起心肌广泛性坏死损害，可诱发心力衰竭、心律失常、心源性休克和猝死。糖尿病大中动脉粥样病变，可引起冠心病，出现胸闷、胸痛、心悸等表现，甚至发生心肌梗死危及生命。

2. 神经功能障碍

糖尿病微血管病变可引起神经组织缺血、缺氧和营养不良。糖尿病大中动脉粥样硬化可侵犯大脑动脉，引起缺血性或出血性脑血管病。临床上可有黑矇、失语、偏盲、相应的运动和感觉障碍、意识障碍等表现，甚至危及生命。

3. 泌尿生殖功能障碍

糖尿病微血管病变和大中动脉粥样硬化均可累及肾脏，引起毛细血管间肾小球动脉硬化和肾动脉硬化。临床上出现肾功能减退，伴有高血压、水肿，最终发生氮质血症、肾衰竭。糖尿病自主神经病变可引起膀胱功能障碍，导致尿潴留并继发尿路感染。糖尿病也可引起月经失调和性功能障碍。

4. 运动功能障碍

糖尿病皮肤改变可多种多样，常见的有糖尿病性水疱病、糖尿病性皮肤病、糖尿病脂性渐进性坏死等。如果出现踝关节以下部位皮肤溃疡、肢端坏疽或感染，是致残、截肢的主要原因。晚期由于皮肤破损和感染，形成经久不愈的溃疡，深及肌腱，导致骨破坏，引起步行功能障碍。糖尿病可加速骨关节炎发生，根据临床表现分为4类，即神经病变、有软组织溃疡的皮肤病变、关节脱位、关节肿胀和畸形，影响患者的运动功能。

5. 感觉功能障碍

糖尿病大中动脉粥样硬化可引起肢体动脉硬化，以下肢病变常见，常常表现为下肢疼痛、感觉异常，严重时可导致肢端坏疽。糖尿病神经病变以周围神经病变最常见，通常呈对称性，由远至近发展，下肢病变较上肢严重，感觉功能较易受累，病情进展缓慢。

6. 视觉功能障碍

糖尿病微血管病变可以引起视网膜病变。病程超过10年，大部分患者并发不同程度的视网膜病变，轻者出现视力模糊，严重时可致失明。此外，糖尿病还可引起白内障、青光眼、黄斑病变等，导致视力障碍乃至失明。

（二）日常生活、活动功能障碍

糖尿病患者可出现的全身症状有乏力、易疲劳、生活工作能力下降等。若发生眼、脑、心、肾脏、大血管和神经并发症，则可出现日常生活活动严重受限。

（三）心理功能障碍

糖尿病是一种慢性代谢性疾病，患者需终身治疗且须严格地控制饮食，给患者生活带来了极大的不便，加重了医疗经济负担，使患者产生悲观情绪，失去生活乐趣，感到孤独无助。而对失明、脑梗死、截肢等严重并发症的担心，更是给患者带来了极大的精神心理负担，患者有抑郁、焦虑、消极情绪，缺乏自信，不能坚持治疗。因糖尿病可引起躯体痛苦甚至残疾威胁，患者产生沮丧、恐惧心理。

（四）参与能力障碍

由于糖尿病生理功能障碍或严重的心理障碍，不同程度地影响患者的生活质量以及劳动、就业和社会交往等能力。

三、康复护理评估

（一）生理功能评估

1. 血糖及胰岛β细胞功能评定

通过血糖、糖化血红蛋白、尿糖、胰岛素、C肽功能等的监测来评定糖尿病患者的病情。

（1）血糖。血糖升高是目前诊断糖尿病的主要依据，血糖测定是判断糖尿病病情和控制情况的主要指标。

（2）糖化血红蛋白A1c（GHbA1c）。红细胞在血液循环中的寿命约为120天，所以，GHbA1c测定可反映取血前4～12周血糖的总水平，成为糖尿病控制的重要监测指标之一，同时也是评价血糖控制方案的金标准。血糖控制未达到标准或治疗方案调整后，患者应每3个月检查一次。血糖控制达到标准后，应每年至少检查2次。

（3）其他。包括尿糖测定、胰岛素测定、C肽功能测定、糖尿病抗体测定、血脂及水电解质检测等。

2. 糖尿病慢性病变的评定

主要包括糖尿病眼部并发症、糖尿病肾病、糖尿病多发性神经病变、糖尿病足的评定。

（1）糖尿病眼部并发症。以糖尿病视网膜病变最为常见，是主要的致盲眼病，糖尿病患者的致盲率是普通人群的25倍。糖尿病患者应定期检查眼底，通过眼底检查和荧光血管造影来评估糖尿病视网膜病变。糖尿病视网膜病变分为增殖型、非增殖型和糖尿病性黄斑水肿。非增殖型糖尿病视网膜病变为早期改变，增殖型改变是一种进展型改变，黄斑水肿可以与上述两型同时存在。如果病变已进入增殖期或非增殖性病变出现有临床意义的黄斑水肿时，应及时采取激光治疗，使绝大多数糖尿病患者免于失明。

（2）糖尿病肾病。糖尿病肾病（DN）是糖尿病主要的并发症，也是1型糖尿病患者的主要死亡原因。尿微量蛋白（UAER）是诊断早期糖尿病肾病的重要指标，也是判断DN预后的重要指标。UAER<20 μg/min为正常白蛋白尿期；UAER 20~200 μg/min，即微量白蛋白尿期，临床诊断为早期糖尿病肾病；当UAER持续>200 μg/min或常规尿蛋白定量>0.5 g/24 h，即诊断为糖尿病肾病。

（3）糖尿病多发性神经病变。糖尿病对中枢和周围神经均可造成损害，最常见的是糖尿病多发性神经病变，其诊断必须符合下列条件：①糖尿病诊断明确；②四肢（至少双下肢）有持续性疼痛和感觉障碍；③双踇趾或至少有一踇趾的振动觉异常，用分度音叉在踇趾末关节处测3次振动觉的均值小于正常同年龄组；④双踝反射消失；⑤主侧（按利手测算）腓总神经感觉传导速度低于同年龄组正常值的1个标准差。

（4）糖尿病足。①神经病变评定，应用Semmes-Weinstein 5.07（10 g）的尼龙纤维丝进行检查，将尼龙丝垂直置于皮肤表面，沿着足的周边接触，整个按压尼龙丝，问患者是否有感觉，同一点重复两次，但是至少有一次是假接触，如果患者能在每一处都准确地感受到尼龙丝，能正确地回答3个问题中的2个，那么患者的保护性感觉正常，否则提示感觉异常；音叉测试双踇趾末关节处3次，3次中有2次答错，提示音叉感觉缺失。②血管评估，皮肤血液灌注压的测定，如踝的血流灌注可以采用标杆试验来评估，该方法是将腿部抬高后记录超声波信号点；趾部血压和跨皮肤的氧分压测定；胫后动脉和足背动脉的脉搏触诊；下肢体位试验可以了解静脉充盈时间的长短，为下肢缺血的重要指标之一；踝肱压力指数测定（ABI）=踝动脉收缩压/肱动脉收缩压，正常值为1.0~1.4，<0.9提示轻度缺血，0.5~0.7为中度缺血，<0.5为重度缺血，此时易发生下肢（趾）坏疽。③X线检查，可见肢端骨质疏松、脱钙、骨髓炎、骨质破坏、骨关节病变和动脉钙化，也可发现气性坏疽感染后肢端软组织变化，对诊断肢端坏疽有重大意义。④糖尿病足溃疡严重程度分级，根据美国Texas大学糖尿病足分级标准可分为0~3级。0级，有足溃疡病史，无感染、缺血；1级，下肢表浅溃疡、感染；2级，下肢深及肌腱溃疡、缺血；3级，坏疽影响下肢骨、关节，感染并缺血。

3. 心理功能评定

糖尿病患者的心理改变，主要指由于疾病知识缺乏而产生的焦虑、抑郁、睡眠障碍等。可采用相应的量表测试评定，如Hamilton焦虑量表、Hamilton抑郁量表、简明精神病评定量表、症状自评量表、睡眠自测AIS量表。

（二）日常生活、活动评定

糖尿病患者的日常生活、活动评定可采用Barthel指数评定。

（三）生活质量评定

糖尿病患者由于慢性并发症导致生理功能和心理功能障碍，不同程度地影响生活质量和职业能力。生活质量评价是对患者进行疾病、体力、心理、情绪、日常生活及社会生活等综合评价。目前国际上缺乏统一的生活质量评定量表，常用的量表是诺丁汉健康评定表（NHP）。

四、康复护理原则与目标

1. 原则

糖尿病患者的康复护理应遵循早期诊治、综合康复、个体化方案及持之以恒的原则。

（1）早期诊治。明确糖尿病的临床表现、并发症、诊断方法，及早选择正确的治疗方案。

（2）综合康复。糖尿病患者应进行饮食疗法、运动疗法、药物疗法、血糖监测和康复教育的全面康复护理。

（3）个体化方案。依据糖尿病的不同类型、不同并发症设计不同的康复护理方案。

（4）持之以恒。糖尿病患者的康复护理不仅局限于急性发作期，而且应长期坚持改善功能。

2. 目标

分为短期目标和长期目标。

（1）短期目标。①控制血糖，纠正各种代谢紊乱，促进糖、蛋白质、脂肪代谢功能的正常化，消除临床症状。②控制病情，防治并发症，减轻各种并发症所致的功能障碍程度，降低患者的致残率和病死率。③保证育龄期妇女的正常妊娠、分娩和生育。④巩固和提高糖尿病患者的饮食治疗和药物治疗效果。

（2）长期目标。①通过糖尿病教育，使患者掌握糖尿病的防治知识、必要的自我保健能力和自我监测技能。②改善糖尿病患者的生活质量，使之正常参与社会劳动和社交活动，享有正常人的心理和体魄状态。③保证儿童、青少年的正常生长、发育。④维持糖尿病患者基本的体能和运动量，提高他们的生活和工作能力。

五、康复护理措施

迄今为止，糖尿病尚无根治方法。康复护理的任务是：①观察患者进行运动疗法期间的各种反应和效果；②协助康复医师和治疗师执行和调整糖尿病运动处方；③协调好饮食、运动、药物治疗的关系，及时反馈；④加强患者的皮肤保护，尤其注意对足的保护；⑤重视对糖尿病患者的心理康复，协助医生开展宣传教育。

（一）运动疗法

1. 适应证和禁忌证

（1）适应证，轻度和中度的 2 型糖尿病患者；肥胖的 2 型糖尿病患者为最佳适应证；1 型糖尿病患者只有在病情稳定、血糖控制良好时，方能进行适当的运动，以促进健康和正常发育。

（2）禁忌证，急性并发症，如酮症酸中毒及高渗昏迷；并发各种急性感染；心力衰竭或心律失常；严重糖尿病肾病；严重糖尿病足；严重糖尿病视网膜病变；新近发生的血栓；空腹血糖 >15.0 mmol/L 或有严重的低血糖倾向。

2. 2 型糖尿病患者的运动处方

2 型糖尿病的发病与环境因素相关，如肥胖，高脂肪、高热量饮食结构，运动减少，吸烟等。此型糖尿病患者的治疗应以改善患者生活方式和运动疗法为基础，同时配合药物治疗。

（1）运动方式。适用于糖尿病患者的运动方式是一种中等或中等偏低强度的有氧运动，或称耐力运动，通常是由机体较多肌群参与的持续性运动。这种运动对增强心血管和呼吸功能，改善血糖、血脂代谢都有显著的作用。运动方式有步行、慢跑、登楼、游泳、划船、阻力自行车、中等强度的有氧体操、适当的球类活动、太极拳。原地跑或登楼梯也是简单可行的运动方法。

（2）运动量。运动量的大小由运动强度、运动时间和运动频率 3 个因素决定。

1）运动强度：如果运动强度过低，只能起到安慰作用，达不到治疗效果。高强度的运动可在运动中和运动后的一段时间内增高血糖水平，并有可能造成持续性的高血糖，因此糖尿病患者应采取中等或中等偏低强度的有氧运动。由于在有效的运动范围内，运动强度的大小与心率的快慢呈线性相关，因此常采用运动中的心率作为评定运动强度大小的指标。临床上将能获得较好的运动效果，且能确保安全运动的心率称靶心率。靶心率的确定可以通过运动试验或公式计算，即运动试验中最高心率的 60% ~ 80% 作为靶心率。一般先从低强度运动，最大耗氧量（VO_2 max）的 40% 左右开始，当患者感觉良好并能继续适应运动的情况下，可逐渐进入中等强度运动（VO_2 max 的 50% ~60%）。中重度肥胖者可进行中等甚至更强（VO_2 max 的 60% ~80%）的运动。如果无条件做运动试验，最高心率可通过下列公式获得，即靶心率 =170 − 年龄（岁）或靶心率 = 安静心率 + 安静心率 ×（50% ~70%）。可用心率监测仪，还可通过自测脉搏的方法来检测。一般是在停止运动后立即测 10 秒脉搏数，然后乘以 6 即为 1 分钟脉率，与运动中的心率比较接近。

2）运动时间：运动时间包括准备活动、运动训练和放松活动 3 部分的时间总和。达到靶心率的运动训练时间以 20 ~30 分钟为宜。因为运动时间过短达不到体内代谢效应，而运动时间过长，加上劳动强度过大，容易产生疲劳，诱发酮症酸中毒，加重病情。训练时间从 10 分钟开始，适应后逐渐增至

30～40分钟，其中可穿插必要的间歇时间。在运动量一定的情况下，年轻或体力好的糖尿病患者训练强度较大时，训练时间可相应缩短，而老年糖尿病患者训练强度一般较低，可相应延长训练时间。

3）运动频率：运动频率每天一次或每周3～4次为宜。次数过少，运动间歇超过3～4天，则运动训练的效果及运动蓄积效应将减少，已获得改善的胰岛素敏感性将会消失，这样就难以达到运动的效果，故一般认为，每周运动3～5次是最适宜的。

（3）运动训练的实施。包括3个部分，即准备活动、运动训练和放松活动。

1）准备活动：通常包括5～10分钟四肢和全身的缓和伸展运动，多为缓慢步行或打太极拳等低强度运动。

2）运动训练：为达到靶心率的中等强度或略低于中等强度的有氧运动。

3）放松活动：包括5～10分钟的慢走、自我按摩或其他低强度活动。合适的运动量应为运动时略感气喘但不影响对话，心率在运动后5～10分钟恢复到运动前水平，运动后轻松愉快，食欲和睡眠良好，即使有疲乏、肌肉酸痛，短时间后也可消失。

3. 1型糖尿病患者的运动处方

1型糖尿病一旦确诊应首先实施胰岛素治疗和饮食控制，待血糖控制良好后再实施运动疗法。

1型糖尿病患者多见于儿童和青少年，运动可促进患儿的生长发育，增强心血管功能，维持正常的运动功能，还可提高外周组织对胰岛素的敏感性，有利于血糖控制。在制定1型糖尿病患者的运动方案时，应注意儿童和青少年特点，不断变换运动的方法和内容，提高运动的兴趣性和直观性，并使运动能够长期坚持，达到促进生长发育的目的。

运动方式可根据患者的兴趣爱好及运动能力选择，如游泳、踢球、跳绳、舞蹈等娱乐性运动训练，以提高他们对运动的积极性。强度以50%～60%最高心率为宜，运动时间从20分钟开始，每周运动3～4次。随着运动能力的提高，逐渐增加运动时间和运动次数，做到每次运动适度，不过度劳累，以免加重病情。

4. 运动注意事项

无论何种类型的糖尿病患者，运动训练时都应注意下列事项。①制定运动方案前，应对患者进行全面的检查，详细询问病史及进行体格检查，并进行血糖、血压、血脂、血酮、肝肾功能、心电图、运动负荷试验、胸片、关节和足等的检查。②运动训练应严格坚持个体化、循序渐进和持之以恒的原则。③运动应适量，如果运动结束后10～20分钟心率仍未恢复，且出现心悸、疲劳、睡眠不佳、食欲减退等症状，说明运动量过大，易发生糖尿病酮症酸中毒。如果运动后身体无发热感、无汗，脉搏无明显变化或在2分钟内迅速恢复，表明运动量小。④注意运动时的反应，密切监测心率、血压、心电图和自我感觉等，如有不适应及时采取措施，修改运动方案，调整运动量。⑤存在糖尿病并发症时，尤其要重视运动可能带来的危险。如冠心病患者发生心绞痛、心肌梗死或心律失常的危险性增高，最初应在心电图监护及医务人员的指导下进行。增殖性视网膜病变的患者发生晶状体出血的可能性增高，应避免进行剧烈运动、低头动作或闭气动作等。如果自主神经功能紊乱，可引起汗腺功能障碍，热天时运动出汗多，应注意补充水分。如果患者存在感觉异常，宜穿合适的袜子和软底运动鞋。足底有轻度破损时，应停止运动，及时处理，防止破损扩大。⑥运动前后必须要有热身运动和放松运动，以避免心脑血管事件发生和肌肉关节损伤。⑦胰岛素注射部位应避开运动肌群，以免加快该部位的胰岛素吸收，诱发低血糖，注射部位一般选择腹部为好。运动训练的时间应选择在餐后1～3小时，必要时减少口服降糖药和胰岛素的剂量。如果患者正在接受胰岛素治疗，应避免胰岛素作用高峰期运动，防止发生低血糖。运动中应适当补充糖水或甜饮料，预防低血糖发生。

（二）饮食疗法

饮食疗法是所有糖尿病治疗的基础，是糖尿病任何阶段预防和控制手段中不可缺少的组成部分。它按照生理需要定出总热量和均衡的营养成分，定时、定量、定餐，以促进胰岛功能的恢复。

1. 控制总热量

糖尿病饮食治疗的首要措施是控制每日的总热量。成人糖尿病患者每天每千克标准体重所需的热量见表7-1，标准体重可用公式：标准体重（kg）=身高（cm）-105 粗略计算。

表7-1 成人糖尿病每天每千克标准体重所需热量｛单位：kJ/(kg·d)［kcal/(kg·d)］｝

劳动强度	消瘦	正常	肥胖
轻体力劳动	147（35）	126（30）	84~105（20~25）
中体力劳动	160（38）	147（35）	126（30）
重体力劳动	160~210（38~50）	160（38）	147（35）

2. 营养素的热量分配

碳水化合物应占糖尿病患者膳食总热量的50%~60%，提倡食用粗制米、面和一定量的杂粮。一般糖尿病患者（无肾病及特殊需要者）蛋白质的摄入量占膳食总热量的15%~20%，其中动物蛋白占1/3，以保证必需氨基酸的供给。脂肪的摄入量占膳食总热量的20%~25%，限制食物中的脂肪量，少食动物脂肪，尽量用植物油代替。

3. 制定食谱

三餐热量分布大概为1/5、2/5、2/5或1/3、1/3、1/3，或分成四餐为1/7、2/7、2/7、2/7，可按患者的生活习惯、病情及配合治疗的需要来调整。

4. 维生素和矿物质等微量元素的适当补给

健康状况良好且膳食多样化的糖尿病患者很少发生维生素和矿物质等微量元素的缺乏。高纤维素饮食可吸附胆固醇，延缓葡萄糖在肠道的吸收，降低餐后血糖，缓解或减轻胰岛素抵抗，增加胰岛素敏感性，并具有降脂减肥作用。因此提倡糖尿病患者食用荞麦、燕麦、玉米、豆类、海藻类、绿色蔬菜等高纤维素食物。

5. 限盐和忌酒

糖尿病患者每日的摄盐量不应超过7 g，伴有肾病者应小于6 g，有高血压者应小于3 g。糖尿病患者应忌酒，饮酒可以干扰血糖控制和饮食计划的执行，而且大量饮酒还可诱发酮症酸中毒发生。

（三）药物疗法

糖尿病的药物疗法主要指口服降糖药物和胰岛素的应用等。

（四）血糖监测

血糖监测是糖尿病管理中的重要组成部分。坚持长期监测对了解病情，掌握控制治疗的主动权，预防或延缓并发症非常重要。近年来糖尿病患者管理方法的主要进展之一是自我血糖监测，为医护人员和糖尿病患者提供了调整治疗方案的依据。监测频率取决于治疗方法、治疗目标、病情和个人的经济条件，监测的基本形式是患者的自我血糖监测。应定期到医院接受医生检查，每2~3个月复查HbA1c，每年1~2次全面复查，了解血脂、心、肾、眼底和神经功能等情况，以便尽早发现并发症。平时做好自我监测，包括血糖、尿糖、血压及足部等。

（五）康复教育

康复教育是贯穿糖尿病治疗始终的一项重要措施。糖尿病患者及其家属必须接受康复教育，与医护人员密切配合，自己管理自己，长期自觉地执行康复治疗方案，才能取得良好的治疗效果。医护人员可组织各种类型的糖尿病患者学习班，如安排患者集体讨论、交流经验、讲解糖尿病的基础知识。可在集体辅导的基础上开展个别咨询工作。康复教育的目的是使患者了解糖尿病的基本知识，认清并发症的危害，积极应用饮食控制和运动疗法，达到理想体重，少用甚至不用降糖药。血糖控制良好，可延缓和减轻糖尿病慢性并发症。

（六）心理康复

加强护患沟通，及时讲解糖尿病基本知识、治疗的价值，以解除焦虑、紧张心理，提高治疗的依从性。与患者家属共同商讨制订饮食、运动计划，鼓励患者亲属和朋友多给予患者亲情和温暖，使其获得感情上的支持。鼓励患者参加各种糖尿病病友团体活动，增加战胜疾病的信心。

常用的方法有：①精神分析法，通过与患者进行有计划、有目的的交谈，帮助患者对糖尿病有完整的认识，树立战胜疾病的信心；②生物反馈疗法，借助肌电或血压等反馈训练，放松肌肉，消除紧张情绪，间接控制血糖；③音乐疗法，通过欣赏轻松、愉快的音乐，消除烦恼和心理障碍；④其他，举办形式多样的糖尿病教育、生活指导座谈会和观光旅游等活动，帮助患者消除心理障碍。

（七）糖尿病并发症的康复护理

1. 糖尿病足的康复护理

糖尿病足指与下肢远端神经异常和不同程度的周围血管病变相关的足部感染、溃疡和（或）深层组织破坏。其高危因素是：①有溃疡或截肢史；②伴保护性感觉受损的周围神经病变；③非神经病变的足部生物力学改变；④包括足部压力增加的证据（如皮肤红斑，胼胝下出血）和骨骼变形；⑤周围血管病变（足背动脉搏动减弱或消失）；⑥严重的趾甲病变和足畸形；⑦振动感觉受损；⑧跟腱反射阙如；⑨不适当的鞋袜和缺乏教育。糖尿病足一般采取综合康复护理措施。

（1）减轻足部的压力。①使用治疗性鞋袜，糖尿病患者穿的鞋宜柔软舒适，鞋尖有足够的空间让足趾活动，鞋内避免有粗糙的接线和缝口。根据足畸形和患者的活动水平设计开放型运动鞋或特制的矫正鞋。如足前部损伤时，可采用只允许足后部步行的装置减轻负荷，即“半鞋”和“足跟开放鞋”。②全接触式支具或特殊的支具靴，可以把足装入固定型全接触模型，减轻溃疡部分压力。③拐杖和轮椅的应用。

（2）运动治疗。①患者可做患肢伸直抬高运动、踝关节的伸屈运动、足趾的背伸跖屈运动等；②足部保护性感觉丧失的患者可推荐的运动有游泳、骑自行车、划船、坐式运动及手臂锻炼。③禁忌长时间行走、跑步和爬楼梯。

（3）局部治疗。①用锐器清创和用酶或化学清创。②敷料包扎。③局部用药和皮肤移植等。④足深部感染时，需住院治疗，包括应用广谱抗生素，控制好血糖后切开排脓、施行截肢术等。

（4）物理治疗。糖尿病足溃疡的物理治疗主要目的是控制感染，增加血供和促进溃疡面肉芽组织生长。常采用的方法有按摩、运动疗法、超短波、红外线、He-Ne 激光、气血循环仪、旋涡浴及高压氧治疗。值得注意的是，上述物理治疗可根据患者溃疡分级选择应用。糖尿病足 0 级时，可指导患者掌握按摩手法，鼓励患者进行适宜运动；1 ~3 级时，可选用无热量超短波及紫外线控制感染、促进溃疡愈合；2 ~3 级时，可加用气血循环仪和旋涡浴治疗。新鲜创面可运用红外线，He-Ne 激光和高压氧可促进肉芽生长。

（5）作业治疗。作业治疗可以改善糖尿病足患者的步行功能，提高患者日常生活活动能力。具体的方法包括 ADL 训练、矫形器具的正确使用和穿戴、假足步行训练、适合患者的职业训练、拐杖和轮椅操作技能训练等。

（6）心理治疗。糖尿病足部溃疡经久不愈以及对步行功能的影响，影响了患者的工作、生活和社会交往，加之对截肢恐惧，心理负担加重。适时的心理治疗不仅可以帮助患者树立战胜疾病的信心，同时可以增加疗效。

（7）其他治疗。包括控制血糖、抗感染、营养支持及更换创面敷料等，晚期可考虑血管重建、皮肤移植等，上述治疗无效而且严重缺血坏死的肢体可以考虑截肢。

2. 其他并发症的康复护理

（1）糖尿病冠心病的康复护理：参照冠心病的康复护理措施。

（2）糖尿病周围神经病变和脑血管病变：参照神经病变和脑血管病变的康复护理措施。

（3）糖尿病并发白内障、青光眼：可行手术治疗。

（4）糖尿病肾病：如导致肾功能障碍主要依靠透析治疗。

（5）糖尿病视网膜病变：视力残疾可采用超短波疗法、直流电离子导入疗法、助行器具的使用及家庭和环境适应性作业训练等。

六、康复护理指导

1. 用药指导

常用口服降糖药有磺脲类、非磺脲类胰岛素促泌剂、双胍类、葡萄糖苷酶抑制剂、胰岛素增敏剂。

患者可根据病情选用一种或两种药物联合治疗。护士应指导患者掌握口服降糖药的应用方法和不良反应的观察。对于使用胰岛素的患者，护士应向患者详细讲解胰岛素的名称、剂量、给药方法和时间，掌握正确的注射方法、不良反应的观察和低血糖反应的处理。

2. 饮食指导

指导患者掌握并执行饮食治疗的具体要求和措施。为患者准备一份常用食物营养素含量表和替换表，使之学会自我饮食调节。

3. 运动指导

使患者了解运动疗法的重要性，掌握运动疗法的具体方法和注意事项。运动时随身携带病情卡片和甜食，以备急需。如果出现头晕、心悸等症状，应立即终止运动。

4. 自我监测指导

指导患者学习监测血糖、血压、体重指数，了解糖尿病的控制目标。一般每 2 ~ 3 月复诊 GHbA1c。如原有血脂异常，每 1 ~ 2 个月监测 1 次，原无异常每 6 ~ 12 个月监测 1 次。体重每 1 ~ 3 个月监测 1 次，以便了解疾病控制情况，及时调整用药剂量。每 3 ~ 12 个月门诊定期复查，每年全身检查 1 次，以便尽早防治慢性并发症。

5. 并发症预防指导

患者应注意个人卫生，养成良好的卫生习惯。规律生活，戒烟戒酒，熟悉酮症酸中毒及高渗性昏迷等并发症的诱因、主要临床表现及应急处理措施。指导患者掌握糖尿病足的预防和护理知识。

6. 心理指导

说明精神压力和情绪对疾病的影响，指导患者正确处理疾病所致的生活压力，解除患者及其家属的思想负担，树立战胜糖尿病的信心。

（王思思）

第四节　骨质疏松患者的康复护理

一、概述

（一）分类

骨质疏松是骨代谢障碍的一种全身性骨骼疾病，依据病因可分为原发性骨质疏松、继发性骨质疏松和特发性骨质疏松。

1. 原发性骨质疏松

又分为：①妇女绝经后骨质疏松（Ⅰ型骨质疏松），一般发生在妇女绝经后 5 ~ 10 年内；②老年性骨质疏松（Ⅱ型骨质疏松），指 70 岁后的老人发生的骨质疏松，女性的发病率为男性的 2 倍以上。前者主要与绝经后雌激素不足有关，后者主要与衰老改变有关。

2. 继发性骨质疏松

它是由某些疾病或药物、病理性损害骨代谢所诱发的骨质疏松，如代谢性疾病、内分泌疾病、结缔组织疾病和影响骨代谢的药物等引起的骨质疏松，可由一种致病因素或多种致病因素引起。继发性骨质疏松的常见原因有内分泌性代谢疾病、骨髓疾病、结缔组织疾病、营养因素、药物因素、失用性因素等。

3. 特发性骨质疏松

主要见于青少年，无明确的原因，与遗传关系密切。此外，妇女在妊娠期和哺乳期钙常摄取不足，骨钙可流失 8% ~10%，因而易发生骨质疏松。

（二）诊断要点

骨强度反映了骨骼的两个主要方面，即骨矿密度和骨质量，目前尚缺乏直接测量骨强度的手段。用于评估骨质疏松的指标是：发生了脆性骨折和（或）骨密度低下。

1. 脆性骨折

骨强度下降的最终体现，有过脆性骨折即可诊断为骨质疏松。

2. 骨密度测定（BMD）

仅能反映大约70%的骨强度。BMD是目前诊断骨质疏松、预测骨质疏松性骨折风险、监测自然病程以及评价药物干预疗效的最佳定量指标。

（1）双能X线吸收法（DXA）。世界卫生组织（WHO）推荐的诊断骨质疏松的标准：①骨密度值低于同性别、同种族健康成人骨峰值不足1个标准差属正常；②降低1.0～2.5个标准差为骨量低下（骨量减少）；③降低程度大于或等于2.5个标准差为骨质疏松；④骨密度降低程度符合骨质疏松诊断标准同时伴有一处或多处骨折时为严重骨质疏松。用T值表示，即T值＞－1.0为正常；－2.5≤T值＜－1.0为骨量减少；T值≤－2.5为骨质疏松。常用的测量部位是腰椎$_{1-4}$（L_1～L_4）和股骨颈，DXA测定骨密度要严格按照质量控制要求。

（2）定量超声测定法（QUS）。QUS经济、方便，适用于筛查，尤其适用于妇女和儿童，在诊断骨质疏松及预测骨折风险时有参考价值。

（3）X线摄片法。X线摄片法是对骨质疏松所致骨折进行定性和定位诊断的一种比较好的方法。常用的摄片部位包括椎体、髋部、腕部、掌根、跟骨和管状骨。由于该法诊断骨质疏松的敏感性和准确性较低，只有当骨量下降30%才可以在X线摄片中显现出来，故对早期诊断的意义不大。

（4）实验室检查。包括血、尿常规，肝、肾功能，血糖、血钙、血磷、碱性磷酸酶、性激素和甲状旁腺激素等。此外，还有股转化指标：①骨形成指标，血清碱性磷酸酶（ALP）、骨钙素（OC）、骨源性碱性磷酸酶（BALP）、Ⅰ型前胶原C端肽（PICP）、N端肽；②骨吸收指标，空腹2小时尿钙/肌酐比值，或血浆抗酒石酸酸性磷酸酶（TPACP）及Ⅰ型胶原C端肽（S-CTX），尿吡啶啉（Pyr）和脱氧吡啶啉（d-Pyr），尿Ⅰ型胶原C端肽（U-CTX）和N端肽（U-NTX）。

二、主要功能障碍

1. 疼痛

患者可有腰背酸痛或周身疼痛，负荷增加时疼痛加重或活动受限，严重时翻身、起立、坐及行走都有困难。腰背痛是骨质疏松最常见的症状，初起时的腰部疼痛只在活动时出现，稍微休息即可缓解。随着时间的推移，骨质疏松程度加重，将出现持续的腰背部疼痛，虽经休息也容易缓解，有时还伴有多处骨关节痛、软组织抽搐痛或神经放射状痛。在腰背部疼痛的情况下，如果再长时间地保持某一种姿态不变如久站、久坐等都可促使疼痛加重，在用力或持拿重物时可以诱发疼痛加重。若伴有骨折（无论有明显外伤或不明显外伤史），原有的持续疼痛症状会有所加重。

2. 骨折

脆性骨折是指轻度外伤或日常活动后发生的骨折。发生脆性骨折的常见部位为肋骨、腰椎、髋部、桡、尺骨远端和股骨近端。①髋部骨折以老年性骨质疏松患者为多见，通常于摔倒或挤压后发生。②腰椎和胸椎压缩性骨折常导致胸廓畸形；后者可出现胸闷、气短、呼吸困难，甚至发绀等表现，易并发肺部感染。③脊柱压缩性骨折多见于绝经后骨质疏松患者。

3. 脊柱变形

骨质疏松严重者，可有身高缩短和驼背，这是骨质疏松的又一主要症状。人体的脊椎椎体本来是松质骨，很容易因骨质疏松而改变。当骨质疏松患者的内分泌紊乱，骨代谢异常，钙大量丢失，骨小梁萎缩，骨量减少，导致骨结构松散，骨强度减弱等种种因素，使脊椎的承重能力减退的情况下，即使承受本身体重的重力，也可使椎体逐渐变形，若在椎体前方压缩，即呈楔形变形。特别在胸$_{11}$到腰$_3$，由于这些节活动度大，其承受重力也相应地多于别的椎体，多个椎体变形后，脊柱随之前倾，腰椎生理前凸消失，出现驼背畸形，若驼背畸形继续发展则腰背疼痛症状会日益加重。

由于年龄增加和活动量少等因素，身体各组织、器官会出现退行性变，椎体间软组织的退行性变使椎体间的间隙变窄，因骨质疏松引起骨结构松散、强度减弱，原有呈立柱状的椎体，每个约高2 cm，受压变扁后，每个椎体可以减少 1 ~3 mm，24 节椎体的缩减和椎体间隙变窄，使人体的身高可以缩短约几个厘米，甚至更多。随着年龄的增长，骨质疏松程度加重，驼背曲度加大，增加了下肢各关节的负重，出现多关节疼痛，尤其是膝关节的周围软组织紧张、痉挛，膝关节不能完全伸展，疼痛更加严重。

三、康复护理评估

（一）危险因素

1. 年龄、性别、遗传

有研究表明，女性绝经期后多见骨质疏松，男性则 65 岁以后发病较多。遗传因素也是本病的重要危险因素。遗传因素决定个人的峰值骨量和骨骼大小，峰值骨量越高，骨骼越重，到老年发生骨质疏松的危险性就越小。一般认为，体型瘦小的人，峰值骨量也低于正常人，发生骨质疏松的危险性明显高于其他体型的人；不同人种的发病率也不相同，骨质疏松多见白种人，其次为黄种人，黑人较少；家族中患本病较多者，本人患此病的危险性明显增高。

2. 内分泌

老年人由于性功能下降，抑制骨吸收和促进骨形成的性激素水平明显降低，尤其是绝经后的女性。

3. 营养

老年人由于牙齿脱落及消化功能降低，进食少，多有营养缺乏，使蛋白质、钙、磷、维生素及微量元素摄入不足。

4. 活动

老年人户外运动减少，缺少阳光照射，尤其是长期卧床的老年人，骨骼缺乏负重及肌活动等刺激，使成骨细胞缺乏足够机械应力刺激，活性降低，而破骨细胞的活性增高，导致骨质脱钙，造成失用性骨质疏松。

5. 药物

长期使用类固醇激素、甲状腺素、肝素等，均可影响钙的吸收，尿钙排泄增加，促进骨量丢失。

（二）健康史

询问老年人日常饮食结构；运动及体力活动；有无腰痛及疼痛的性质；有无骨折，既往有无长期服用某些药物的情况。

四、康复护理原则与目标

1. 原则

减轻或消除患者的焦虑，减轻疼痛，做好疾病的预防工作，积极对症处理临床症状，降低骨折的发生率。

2. 目标

（1）短期目标：防治骨折，减少并发症，降低病死率。

（2）长期目标：提高疾病的康复水平，改善生存质量。

五、康复护理措施

（一）预防骨折的发生

骨折是骨质疏松最严重的并发症。降低骨折发生率是康复护理的最重要和最终目标。

1. 药物预防

对具高危的人群，包括轻微或无暴力的骨折，尤其存在骨质疏松的其他危险因素时，应给予药物防治。

（1）钙剂与维生素 D。①维生素 D，维生素 D_2 或维生素 D_3，400 ~800 IU（25 ~40 μg）/d。②骨化三醇［1，25（OH）$_2D_3$］，0. 25 ~0. 5 μg/d。

（2）降钙素（CT）。抑制骨吸收，减慢骨量丢失，增强骨强度，降低骨折发生率，具有镇痛作用。①密盖息注射剂（鲑鱼降钙素 SCT），50 ~100 IU，肌内注射，或皮下注射，每日或隔日 1 次，或每周注 2 次。②密盖息鼻吸剂，200 IU/滴，每日或隔日 1 次，或使用 3 个月停 3 个月，依从性好，不良反应小，可连续使用数年。③益钙宁注射剂（ECT，鳗鱼降钙素），20 IU/次，肌内注射，每周 1 次，疗效较密盖息差。

（3）二磷酸盐。抑制破骨细胞。①阿仑磷酸盐（福善美），10 mg/d 或 70 mg/周，空腹晨服，立位或坐位，半小时内不进食。②利塞膦酸钠，5 mg/d，同上。

（4）选择性雌激素受体调节剂（SERM）。雷诺昔芬：60 mg/d。

（5）促进骨形成药物。骨转换低者用。①依普黄酮，600 mg/d。②氟化钙类如特乐定、氟钙定。

（6）性激素替代疗法（HRT）。可延缓或防止骨量丢失。①尼尔雌醇（戊炔雌三醇），1 ~ 2 mg，每 2 周 1 次。②联合用甲羟孕酮，6 ~ 10 mg/d，每 3 ~ 6 个月用 7 ~ 10 天。③替勃龙（甲异炔诺酮），1. 25 ~ 2. 5 mg/d。

2. 有骨折者给予牵引、固定、复位或手术治疗

骨折患者要尽量避免卧床，多活动，及时给予被动活动，以减少制动或失用所致的骨质疏松。

3. 适当锻炼

任何过量、不适当活动或轻微损伤均可引起骨折。

（二）运动治疗

运动是防治骨质疏松最有效和最基本的方法。1989 年 WHO 明确提出防治骨质疏松的三大原则是补钙、运动疗法和饮食调节。运动要量力而行，循序渐进，持之以恒。应设计个人的运动处方。如患者正处于疼痛期，应先止痛及向有关医务人员查询，方可做运动。

1. 增加肌力和耐力的方法

（1）握力锻炼或上肢外展等长收缩，用于防治肱骨、桡骨的骨质疏松。

（2）下肢后伸等长运动，用于防治股骨近端的骨质疏松。

（3）防治胸腰椎的骨质疏松，可采用躯干伸肌等长运动训练，即在站位或俯卧位下进行躯干伸肌群、臀大肌与腰部伸肌群的肌力增强运动，每次 10 ~ 30 分钟，每周 3 次。

2. 有氧运动

以慢跑和步行为主要方法，每日慢跑或步行 2 000 ~ 5 000 m，防治下肢及脊柱的骨质疏松。

3. 改善平衡能力

增加平衡，预防摔倒。

（1）下肢肌力训练。①坐位，足踝屈伸。②坐位，轮流伸膝。③扶持立位，轮流向前提腿 45°（膝保持伸直）。④从坐位立起。⑤立位，原地高提腿踏步。

（2）平衡能力训练。①立位，摆臂运动。②立位，侧体运动。③立位，转体运动。

（3）步行训练。在平地上步行，每日多次，每次 50 ~ 100 m，逐渐增加距离，重点在锻炼步行稳定性和耐力，适当矫正步态，不要求走得快。

（4）练习太极拳。临床观察及研究已证实练习太极拳有助于改善平衡功能，减少摔倒。根据体能情况练习全套，或只练习几节基本动作。

（5）健足按摩。①按摩足底涌泉穴，早晚各做 1 次，以擦热为度。②按摩小腿足三里穴，每天 2 ~ 3 次，每次 5 ~ 10 分钟（自我按摩或由他人按摩）。

（三）物理因子治疗

1. 消炎止痛功效的物理因子

如低频及中频电疗法、电磁波及磁疗法、按摩疗法等。

2. 促进骨折愈合类的物理因子

可采用温热疗法、光疗法、超声波疗法、离子导入疗法及磁疗法。

（四）继发骨折的康复护理

1. 脊柱压缩性骨折

静卧期间可进行床上维持和强化肌力训练，主要进行腰背肌、臀肌、腹肌的等长运动训练，3 ~ 4

周后逐渐进行坐位、站立位的上述肌肉肌力和耐力训练。应坚持早期和以躯干肌等长训练为主的原则，禁止屈曲运动，以免引起椎体压缩性骨折，卧位坐起时应保持躯干在伸直位，经侧卧位坐起，或戴腰围后坐起，以防屈曲躯干而加重疼痛或加重椎体压缩。

2. 全髋关节置换术

分为术前（下肢程序训练，术前1周停止吸烟，深呼吸及腹式呼吸运动等）、术后（急性治疗期训练、早期柔韧性及肌力强化训练、后期恢复训练等）康复护理。

六、康复护理指导

（一）用药指导

补钙及维生素D时，注意复查血钙和尿钙，以免产生高钙血症和高尿钙症，以致发生尿路结石，若尿钙 >300 mg/d 和尿钙/尿肌酐比值 >0.3 时，应暂停服用。长期雌激素替代治疗，要密切衡量其利弊，因可能增加乳腺癌及子宫内膜癌的发生率，应定期行妇科及乳腺检查，并应注意防止血栓栓塞症发生的危险。由于有上述危险，现已较少应用此疗法。二磷酸盐治疗期间注意服药方法，防止药物对上消化道的损伤。

（二）饮食调理

骨质疏松患者的饮食需均衡，适量进食蛋白质及含钙丰富的食物、蔬菜和含有丰富维生素C的水果，如牛奶、鱼、豆制品、橙、柑、奇异果为佳，减少钠盐摄入及少吃腌制食物，如榨菜、腊味食品、罐头食品等，可减少钙质流失。

（三）保持正确姿势

保持良好的姿势，如正确的卧位和坐位姿势：卧位时用硬床垫和较低的枕头，尽量使背部肌肉保持挺直，站立时肩膀要向后伸展，挺直腰部并收腹；坐位时应双足触地，挺腰收颈，椅高及膝；站立时有意识地把脊背挺直，收缩腹肌增加腹压，使臀大肌收缩，做吸气的动作，使胸廓扩展，伸展背部肌肉；其次是面向前方，收回下颌，双肩落下。尽量做到读书或工作时不向前弯腰，尽可能地避免持重物走路。

（四）安全措施

跌倒是患者骨折及软组织创伤的主要因素，因此要注意家居安全。家里有充足的光线，地面要保持干燥，无障碍物，地毯要固定。患者的鞋需防滑，鞋底有坑纹而富于弹性，对站立不稳的患者，应配置合适的步行器。

（五）强调三级预防

1. 一级预防

从青少年开始，注意合理饮食，适当体育锻炼，养成健康的生活方式，如注意合理营养应多食蛋白质及含钙丰富的食物，如牛奶、豆制品、蔬菜及水果。钙是提高骨峰值和防治骨质疏松的重要营养素，WHO 指出钙剂是骨质疏松的膳食补充剂，补钙是预防骨质疏松的基本措施。我国营养学会认为：成人每日元素钙摄入推荐量是800 mg。避免嗜烟和酗酒，少喝咖啡和碳酸饮料。对骨质疏松的高危人群，要重点随访。防治影响骨代谢疾病，限制影响骨代谢药物的应用等。

2. 二级预防

对绝经后的妇女，应及早地采取对策，积极防治与骨质疏松有关的疾病，如糖尿病、甲状腺功能亢进症、慢性肾炎、甲状旁腺功能亢进症等。

3. 三级预防

对已患有骨质疏松的患者，应预防不恰当的用力和跌倒，对骨折者要及时进行处理。

（李文娟）

参考文献

[1]吴惠平，付方雪．现代临床护理常规［M］．北京：人民卫生出版社，2018.
[2]黄人健，李秀华．护理学高级教程［M］．北京：科学出版社，2018.
[3]谢萍．外科护理学［M］．北京：科学出版社，2018.
[4]潘瑞红．专科护理技术操作规范［M］．武汉：华中科技大学出版社，2016.
[5]于卫华，护理常规［M］．合肥：中国科学技术大学出版社，2017.
[6]李俊红，叶丽云．实用呼吸内科护理手册［M］．北京：化学工业出版社，2018.
[7]张静芬，周琦．儿科护理学［M］．北京：科学出版社，2016.
[8]黄人健，李秀华．妇产科护理学高级教程［M］.2 版．北京：科学出版社，2018.
[9]安力彬，陆虹．妇产科护理学［M］.6 版．北京：人民卫生出版社，2017.
[10]孟共林，李兵，金立军．内科护理学［M］．北京：北京大学医学出版社，2016.
[11]范玲，沙丽艳．儿科护理学［M］．北京：人民卫生出版社，2018.
[12]黄金月，夏海鸥．高级护理实践［M］．北京：人民卫生出版社，2018.
[13]陈玉瑛．儿科护理学［M］．北京：科学出版社，2018.
[14]许蕊凤．实用骨科护理技术［M］．北京：人民军医出版社，2015.
[15]李宝丽，刘玉昌．实用骨科护理手册［M］．北京：化学工业出版社，2018.
[16]何文英，侯冬藏．实用消化内科护理手册［M］．北京：化学工业出版社，2019.
[17]葛艳红，张玥．实用内分泌科护理手册［M］．北京：化学工业出版社，2019.
[18]李俊华，曹文元．成人护理（上册）——内外科护理［M］．北京：人民卫生出版社，2015.
[19]丁淑贞，丁全峰．消化内科临床护理［M］．北京：中国协和医科大学出版社，2016.
[20]丁淑贞，李平．肾内科临床护理［M］．北京：中国协和医科大学出版社，2016.